令和5年版

食 育 白 書

「食」の知識と選択する力を養う食育を目指して

農林水産省　編

食育白書の刊行に当たって

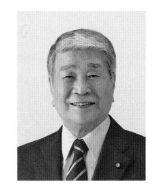

農林水産大臣

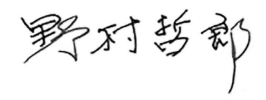

　食は命の源であって、人間が生きていく上で欠かせないものです。私たちの食生活は自然の恩恵の上に成り立っているとともに、食に関わる人々の様々な活動に支えられていることについて、感謝の念や理解が深まるよう食育を推進していくことが重要です。

　気候変動による世界的な食料生産の不安定化や、世界的な食料需要の拡大に伴う調達激化等に、ウクライナ情勢の緊迫化等も加わり、食料安全保障の強化が国家の喫緊の最重要課題となっています。食料安全保障は国民一人一人に関わる問題であり、その強化には、食料・農林水産業・農山漁村への国民の理解や、国産農林水産物の積極的な選択を促す消費面の取組が重要です。

　また、新型コロナウイルス感染症の影響下では、在宅時間や家族で食を考える機会が増え、食を見つめ直す契機ともなりました。そのような中、食育の分野においてもデジタル技術の活用が進められました。ポストコロナ、ウィズコロナ時代においては、これまでの対面での食育の取組に加え、デジタル技術を活用した食育の取組を効果的に組み合わせながら多様で広がりのある食育を推進していくことが望まれます。

　今回の白書では、冒頭に「我が国の食料安全保障と食育の推進」について取り上げています。また、「「新たな日常」やデジタル化に対応した食育の推進」を特集として、新型コロナウイルス感染症の影響下における食生活等の変化、デジタル技術を活用した食育に関する実践状況や取組の事例を紹介しています。

　食育の推進には、多様な関係者の連携・協働が不可欠です。社会経済情勢が目まぐるしく変化する中でも、生きる上での基本である食育を国民運動として展開していただくよう、一層の御協力をお願いいたします。

　この白書が、食育について国民の皆様に広く知っていただき、施策の推進に御理解をいただく一助となれば幸いです。

令和5年6月

この文書は、食育基本法（平成17年法律第63号）第15条の規定に基づき、食育の推進に関して講じた施策について報告を行うものである。

令和４年度食育推進施策

目　次

図 表 目 次

○各所にQRコードを掲載し、関連するウェブサイト等を参照できるようにしております。
○図表の数値は、原則として四捨五入しており、合計とは一致しない場合があります。
○本資料に記載した地図は、必ずしも、我が国の領土を包括的に示すものではありません。

はじめに　食育推進施策の基本的枠組み

1 食育基本法

　「食育基本法」（平成17年法律第63号）は、食育に関し、基本理念を定め、国、地方公共団体等の責務を明らかにするとともに、食育に関する施策の基本となる事項を定めることにより、食育に関する施策を総合的かつ計画的に推進し、もって現在及び将来にわたる健康で文化的な国民の生活と豊かで活力ある社会の実現に寄与することを目的として、平成17（2005）年6月に公布され、同年7月に施行されました（図表1）。

　同法においては、食育を、生きる上での基本であって、知育、徳育及び体育の基礎となるべきものと位置付けるとともに、様々な経験を通じて「食」に関する知識と「食」を選択する力を習得し、健全な食生活を実践することができる人間を育てる食育を推進することが求められています。

　また、食育の推進に当たっては、国民一人一人が「食」について改めて意識を高め、「食」に関して信頼できる情報に基づく適切な判断を行う能力を身に付けることによって、心身の健康を増進する健全な食生活を実践することが重要とされています。

　さらに、国民の食生活が、自然の恩恵の上に成り立っており、また、「食」に関わる人々の様々な活動に支えられていることについて、感謝の念や理解が深まるよう配慮されなければならないと定められています。

図表1　食育基本法の概要

食育基本法の概要

1．目的
　国民が健全な心身を培い、豊かな人間性をはぐくむための食育を推進し、施策を総合的かつ計画的に推進すること等を目的とする。

2．関係者の責務等
　(1) 基本理念及び国、地方公共団体、教育関係者、農林漁業者、食品関連事業者、国民等の責務を定める。
　(2) 政府は、毎年、食育の推進に関して講じた施策に関し、国会に報告書を提出する。

3．食育推進基本計画等
　(1) 食育推進会議は、以下の事項について食育推進基本計画を作成する。
　　①食育の推進に関する施策についての基本的な方針
　　②食育の推進の目標に関する事項
　　③国民等の行う自発的な食育推進活動等の総合的な促進に関する事項
　　④施策を総合的かつ計画的に推進するために必要な事項
　(2) 都道府県は都道府県食育推進計画、市町村は市町村食育推進計画を作成するよう努める。

4．基本的施策
　(1) 家庭における食育の推進
　(2) 学校、保育所等における食育の推進
　(3) 地域における食生活の改善のための取組の推進
　(4) 食育推進運動の展開
　(5) 生産者と消費者との交流の促進、環境と調和のとれた農林漁業の活性化等
　(6) 食文化の継承のための活動への支援等
　(7) 食品の安全性、栄養その他の食生活に関する調査、研究、情報の提供及び国際交流の推進

5．食育推進会議等
　(1) 農林水産省に食育推進会議を置き、会長（農林水産大臣）及び委員（関係大臣、有識者）25人以内で組織する。
　(2) 都道府県は都道府県食育推進会議、市町村は市町村食育推進会議を置くことができる。

2 食育推進基本計画

　食育基本法第16条では、農林水産省に設置される食育推進会議において、食育推進基本計画（以下「基本計画」という。）を作成することと定められています。

　これに基づき、令和3（2021）年3月には、それまでの食育に関する取組の成果と課題を踏まえ、「第4次食育推進基本計画」（以下「第4次基本計画」という。）が決定されました。この第4次基本計画は、令和3（2021）年度からおおむね5年間を対象とし、食育の推進に当たっての基本的な方針や目標を掲げるとともに、「食育の総合的な促進に関する事項」として取り組むべき施策等を提示しています。

　基本的な方針としては、3つの重点事項（（1）生涯を通じた心身の健康を支える食育の推進、（2）持続可能な食を支える食育の推進、（3）「新たな日常」やデジタル化に対応した食育の推進）が定められています（図表2）。

図表2　第4次食育推進基本計画（概要）

第4次食育推進基本計画（概要）
（令和3（2021）年度からおおむね5年間）

第1　食育の推進に関する施策についての基本的な方針
1. 重点事項
    (1) 生涯を通じた心身の健康を支える食育の推進
    (2) 持続可能な食を支える食育の推進
    (3) 「新たな日常」やデジタル化に対応した食育の推進
2. 基本的な取組方針
    (1) 国民の心身の健康の増進と豊かな人間形成
    (2) 食に関する感謝の念と理解
    (3) 食育推進運動の展開
    (4) 子供の食育における保護者、教育関係者等の役割
    (5) 食に関する体験活動と食育推進活動の実践
    (6) 我が国の伝統的な食文化、環境と調和した生産等への配慮及び農山漁村の活性化と食料自給率の向上への貢献
    (7) 食品の安全性の確保等における食育の役割

第2　食育の推進の目標に関する事項
1. 目標の考え方
    国民運動として食育を推進するにふさわしい定量的な目標値を設定
2. 食育の推進に当たっての目標
    (1) 食育に関心を持っている国民を増やす
    (2) 朝食又は夕食を家族と一緒に食べる「共食」の回数を増やす
    (3) 地域等で共食したいと思う人が共食する割合を増やす
    (4) 朝食を欠食する国民を減らす
    (5) 学校給食における地場産物を活用した取組等を増やす
    (6) 栄養バランスに配慮した食生活を実践する国民を増やす
    (7) 生活習慣病の予防や改善のために、ふだんから適正体重の維持や減塩等に気をつけた食生活を実践する国民を増やす
    (8) ゆっくりよく噛んで食べる国民を増やす
    (9) 食育の推進に関わるボランティアの数を増やす
    (10) 農林漁業体験を経験した国民を増やす
    (11) 産地や生産者を意識して農林水産物・食品を選ぶ国民を増やす
    (12) 環境に配慮した農林水産物・食品を選ぶ国民を増やす
    (13) 食品ロス削減のために何らかの行動をしている国民を増やす
    (14) 地域や家庭で受け継がれてきた伝統的な料理や作法等を継承し、伝えている国民を増やす
    (15) 食品の安全性について基礎的な知識を持ち、自ら判断する国民を増やす
    (16) 推進計画を作成・実施している市町村を増やす

第3　食育の総合的な促進に関する事項
1. 家庭における食育の推進
2. 学校、保育所等における食育の推進
3. 地域における食育の推進
4. 食育推進運動の展開
5. 生産者と消費者との交流の促進、環境と調和のとれた農林漁業の活性化等
6. 食文化の継承のための活動への支援等
7. 食品の安全性、栄養その他の食生活に関する調査、研究、情報の提供及び国際交流の推進

第4　食育の推進に関する施策を総合的かつ計画的に推進するために必要な事項
1. 多様な関係者の連携・協働の強化
2. 地方公共団体による推進計画に基づく施策の促進とフォローアップ
3. 積極的な情報提供と国民の意見等の把握
4. 推進状況の把握と効果等の評価及び財政措置の効率的・重点的運用
5. 基本計画の見直し

③ 食育に関する施策の推進体制

　農林水産省は、基本計画の作成及び推進に関する事務を担っています[1]。そして、食品安全委員会、消費者庁、文部科学省、厚生労働省等の関係府省庁等との連携を図りながら、政府として一体的に食育の推進に取り組んでいます。

　国、地方公共団体による取組とともに、地域においては、学校、保育所等、農林漁業者、食品関連事業者、ボランティア等の様々な立場の関係者の緊密な連携・協働の下、食育を国民運動として推進しています（図表3）。

図表3	食育推進体制

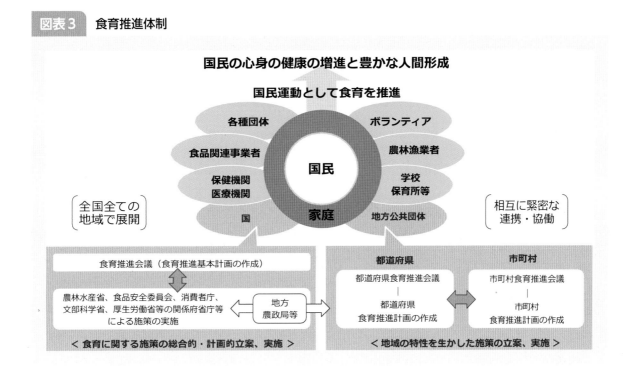

1　平成27（2015）年9月に公布、平成28（2016）年4月に施行された「内閣の重要政策に関する総合調整等に関する機能の強化のための国家行政組織法等の一部を改正する法律」（平成27年法律第66号）により、内閣府で担当していた基本計画の作成及び推進に関する事務は、平成28（2016）年4月1日に全て農林水産省に移管。

第1部

食育推進施策をめぐる状況

第1部 我が国の食料安全保障と食育の推進

1 我が国の食料安全保障と食育の推進

食育を推進することは、国民が生涯にわたって健全な心身を培い、豊かな人間性を育むことに資するとともに、国民の食生活が自然の恩恵の上に成り立ち、食に関わる人々の様々な行動に支えられていることへの感謝の念や理解を深めることにつながるものであり、持続可能な社会の実現に向けた重要な取組です。食育により、国民の健全な食生活の実現や、その実現を支える地域社会の活性化、豊かな食文化の継承及び発展、環境と調和のとれた食料の生産及び消費の推進並びに食料自給率の向上を図り、それらを通じて、国民の心身の健康の増進と豊かな人間形成を目指すとともに、社会全体で連携・協働して持続可能な食料システム（フードシステム）

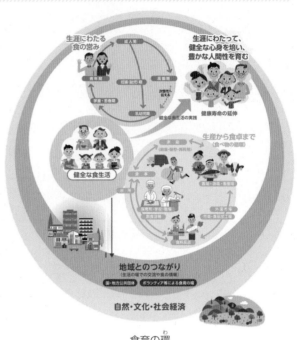

食育の環

を構築することが期待されています。また、食料は、人間の生命の維持に欠くことができないものであり、かつ、健康で充実した生活の基礎として重要なものであり、将来にわたって、良質な食料が合理的な価格で安定的に供給されることが必要です。

我が国の令和3（2021）年度の食料自給率は、カロリーベースで38％、生産額ベースで63％であり（図表1-1-1）[1]、食料、飼料等の多くを海外からの輸入に頼っています。我が国の農林水産業・農山漁村をめぐる状況として、農業者等の一層の高齢化・減少や農地等の生産基盤の脆弱化により食料自給力[2]も長期的に低下しています。くわえて、地域コミュニティの衰退や大規模自然災害の頻発といった課題にも直面しています。また、世界の食料需給は、人口の増加や経済発展等に伴う需要増加が進む一方、気候変動や家畜の伝染性疾病・植物病害虫の発生等が食料生産に影響を及ぼす可能性があり、中長期的にはひっ迫が懸念されます。さらに、ロシアによるウクライナ侵略等によっても、食料安全保障上のリスクが高まっています。このような中、将来にわたって食料の安定供給を確保するためには、食料自給力の構成要素でもある農地、農業者等を確保していくことの重要性について国民の理解を促していくとともに、食料自給率は食料消費の在り方等にも左右されるものであることを踏まえ、できるだけ多くの国民が、我が国の食料・農林水産業・農山漁村の持つ役割や食料自給率向上の意義を理解

1　食料自給率は、輸入飼料による生産分を国産から除いて計算している。畜産物の自給率は、カロリーベースで16％、生産額ベースで53％であるが、輸入飼料による生産分を含めた畜産物の国産率は、カロリーベースで64％、生産額ベースで69％である。

2　国内農林水産業生産による食料の潜在生産能力を示す概念。その構成要素は、農産物は農地・農業用水等の農業資源、農業技術、農業就業者、水産物は潜在的生産量と漁業就業者。現在の食生活に比較的近い「米・小麦中心の作付け」と供給熱量を重視した「いも類中心の作付け」の2パターンで国内生産のみで最大限供給可能な熱量を試算しており、その際、農地の制約に加えて、生産に必要な労働力の充足率を反映した供給可能熱量も試算。

する機会を持ち、自らの課題として将来を考え、それぞれの立場から主体的に支え合う行動を引き出していくことが重要です。

政府は、第4次基本計画に基づく基本的な取組方針として、「食に関する感謝の念と理解」や「食料自給率の向上への貢献」を掲げ、食料の生産から消費等に至るまでの食の循環において、生産者を始めとして多くの人々の苦労や努力に支えられていることを実感できるよう様々な体験活動や適切な情報発信を通じて、自然に感謝の念や理解が深まっていくよう配慮した施策を講じることや、我が国の食料需給の状況を理解し、生産者と消費者との理解を深め、消費者と生産者の信頼関係を構築していくことが必要であり、食料自給率・自給力の維持向上に資するよう施策を講じることとしています。これを踏まえ、農林水産省では、消費者が農林水産業・農山漁村を知り、触れる機会を拡大するために、生産者と消費者との交流の促進、地産地消の推進等、様々な施策を講じています。

| 図表1-1-1 | 我が国の食料自給率の推移 |

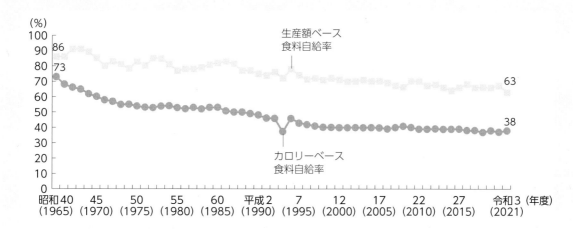

資料：農林水産省「食料需給表」

2 我が国の食料安全保障をめぐる状況／国民理解の醸成と国産農林水産物の積極的な選択等

（我が国の食料安全保障をめぐる状況と食料安全保障強化政策大綱の決定）

気候変動等による世界的な食料生産の不安定化や、世界的な食料需要の拡大に伴う調達競争の激化等に、ウクライナ情勢の緊迫化等も加わり、輸入する食品原材料や生産資材の価格高騰を招くとともに、産出国が偏り、食料以上に調達切替えが難しい化学肥料の輸出規制や、新型コロナウイルス感染症の感染拡大の影響に伴う国際物流の混乱等による供給の不安定化も経験するなど、食料安全保障の強化が国家の喫緊かつ最重要課題となっています。

これを受けて、政府は令和4（2022）年度に各般の対策を講じていますが、特に近年の急激な食料安定供給リスクの高まりを鑑みると、食料安全保障の強化に向けた施策を継続的に講ずることにより、早期に食料安全保障の強化を実現していく必要があります。このため、政

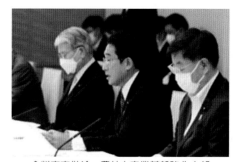

食料安定供給・農林水産業基盤強化本部
第1回会合のまとめを行う内閣総理大臣
資料：首相官邸ホームページ
URL：https://www.kantei.go.jp/jp/101_kishida/actions/202212/27nourin.html

府は、令和4（2022）年12月に「食料安定供給・農林水産業基盤強化本部」（本部長・内閣総理大臣）において、「食料安全保障強化政策大綱」を決定し、継続的に講ずべき食料安全保障の強化のために必要な対策とその目標を明らかにしました。また、現在進められている食料・農業・農村基本法の検証・見直しに向けた検討の結果を踏まえ、今後必要に応じて施策の見直しを行うこととしています。

（食料・農林水産業に対する国民理解の醸成と国産農林水産物の積極的な選択等）

食料安全保障は国民一人一人に関わる問題であり、その強化には、食料・農林水産業・農山漁村への国民の理解や、国産農林水産物の積極的な選択を促す消費面の取組が重要です。

令和4（2022）年に農林水産省が実施した「食生活・ライフスタイル調査」によると、食に関して重視していることとして、「できるだけ日本産の商品であること」を挙げた人が39.0％と最も多かった一方、「同じような商品であればできるだけ価格が安いこと」を挙げた人が38.1％でした。消費者の価値観やライフスタイルは様々ですが、農林水産省では、食料安全保障の確立への理解を深めるよう、食料需給に関する情報の収集・分析と消費者等への情報発信を強化するとともに、官民協働で推進する国民運動「食から日本を考える。ニッポンフードシフト」等を通じて、国産農林水産物の積極的な選択などの行動変容を促しています。

さらに、スマートフォンの普及により、消費者のデジタルメディアに接する時間は増え、SNS等での情報が消費や購買行動に影響を与えています。このような状況を踏まえ、農林水産省は、職員がYouTuberとなって、我が国の農林水産物や農山漁村の魅力等を伝える省公式YouTubeチャンネル「BUZZ MAFF」を令和元（2019）年度から開始し、令和4（2022）年度末時点で総再生回数3,800万回を突破し、チャンネル登録者数は16万9,000人を超えています。

そして、国民一人一人が我が国で唯一の自給可能な穀物である米を摂取していくことも食料自給率の向上につながります。第4次基本計画では、ごはんを中心に多様な副食を組み合わせ、栄養バランスに優れた「日本型食生活」の実践を推進することとしています。

このような中、米を原料とした米粉はパンやケーキ、麺等に使用することが可能であり、小麦粉等の代替ともなりうることから、米粉の利用は食料自給率の向上に寄与し、食料安全保障の観点からも極めて重要です。

このため、農林水産省では、米粉の利用拡大に向け、食品製造業者等に対して、米粉製粉施設の導入や米粉の特徴を活かした新商品の開発、パン・麺などの製造機械・設備の導入等への支援を行っています。また、米粉の利用方法等の拡大・普及も課題の一つとなっており、米の生産が盛んな宮城県では、県の栄養士会が中心となり、地域の大学生の協力も得ながら、地域の食材を使った料理などを掲載した米粉のレシピ集を作成し、栄養士等による米粉の普及に活用しています。

我が国の未来を担う子供への食育の推進も重要です。学校においては、学校給食を活用しつつ、学校の教育活動全体を通じて食育が行われていま

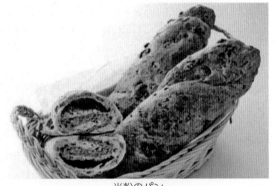

米粉のパン

米粉料理レシピ集（農林水産省東北農政局）
URL：https://www.maff.go.jp/tohoku/syokuryou/syokaku/komeko/recipe/index.html

す。学校給食では、地場産物を使用し、食に関する指導の「生きた教材」として活用することにより、地域の自然、文化、産業等に関する理解を深めるとともに、生産者の努力や食に関する感謝の念を育むことが重要とされています。都道府県産の農林水産物の供給が不足している場合、当該都道府県産に限らず国産の農林水産物を活用していくことも、我が国の自然や食文化、食料安全保障、自然の恩恵と農山漁村から都市までにおいて働く多くの人に支えられた食の循環等への関心を高めることにつながります。政府は、第4次基本計画において、「学校給食における地場産物・国産食材を使用する割合」を維持・向上させることを目標として定めており、学校や地域において取組が積極的に進められています。このような子供への食育は家庭への良き波及効果をもたらすことが期待できます。

また、農業生産資材の価格高騰は生産者等の経営コストの増加に直結し、最終商品の販売価格に適切に転嫁できなければ、食料安定供給の基盤自体を弱体化させかねません。このため、農林水産省を始めとした政府では、国民各層の理解と支持の下、生産・流通経費等を価格に反映しやすくするための環境の整備を図ることとしています。さらに、全ての消費者が、いかなる時にも食料を物理的・社会的・経済的に入手できる環境が維持されることが重要ですが、食品価格の高騰は、これに支障を与えるおそれがあります。

こうしたことを踏まえ、食料・農林水産業に対する国民理解の醸成を図るとともに、食品ロス削減の取組の強化、こども食堂・子供宅食へ食品の提供を行うフードバンクや、こども食堂・子供宅食による食育の取組に対する支援や多世代交流等の共食の場の提供支援等を実施し、農林水産省と関係省庁とが連携して価格高騰下で日常的に食料へのアクセスがしづらくなっている者への対策を実施することとしています。

---

column コラム　我が国の食料安全保障をめぐる状況

世界の食料需給は、人口の増加や経済発展に伴う需要増加等が見込まれる一方、気候変動や、家畜の伝染性疾病・植物病害虫の発生等が食料生産に影響を及ぼす可能性があり、中長期的にはひっ迫が懸念されます。

（農業生産資材の価格高騰について）

食料の安定供給に向けては、生産活動に必要な肥料や飼料といった農業生産資材を安定的に確保することも重要です。農業生産資材のうち、肥料や飼料など輸入依存度が高い農業生産資材については、肥料原料や穀物等の国際相場や為替相場の変動等の国際情勢の影響を受けるという特徴があります。

農業生産資材価格指数は、令和3（2021）年以降上昇傾向で推移しており、その騰落率は令和5（2023）年2月には、前年同月比で肥料は39.5%上昇、飼料は19.8%上昇しています（図表1）。さらに、原油価格はウクライナ情勢を背景に大きく上昇し、令和4（2022）年度は下落傾向にあるものの、高い水準で不安定に推移していること等を踏まえ、今後の価格動向を注視していく必要があります。

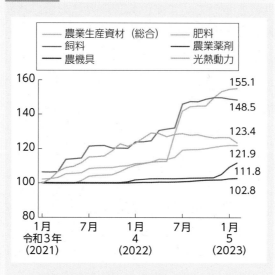

図表1 農業生産資材価格指数（総合・類別）

凡例：
- 農業生産資材（総合）
- 飼料
- 農機具
- 肥料
- 農業薬剤
- 光熱動力

155.1
148.5
123.4
121.9
111.8
102.8

1月 令和3年 (2021)　7月　1月 4 (2022)　7月　1月 5 (2023)

資料：農林水産省「農業物価統計調査」
注：1）農業生産資材（総合・類別）の令和2（2020）年の平均価格を100とした各年各月の数値
　　2）令和4（2022）、5（2023）年は概数値
　　3）光熱動力のうちガソリン及び灯油、農機具のうちパーソナルコンピュータは総務省「消費者物価指数」の公表値を利用

　主要な肥料原料であるりん酸アンモニウムや塩化加里はほぼ全量を、尿素は95％を輸入に依存しています[1]（図表2）。このため、肥料原料の安定化等に向け、畜産業由来の堆肥や下水汚泥資源の利用拡大を進めるとともに、輸入原料の安定調達に向け、肥料原料の備蓄や原料供給国への安定供給に向けた働き掛けの取組を進めることとしています。

図表2 化学肥料原料の輸入先国

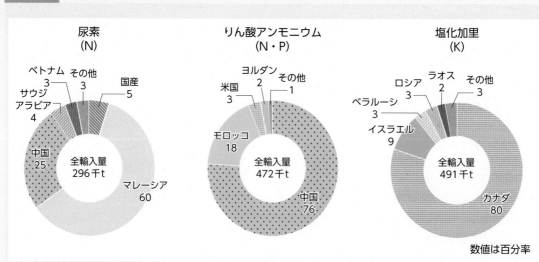

尿素（N）
ベトナム 3　その他 3　国産 5
サウジアラビア 4
中国 25
全輸入量 296千t
マレーシア 60

りん酸アンモニウム（N・P）
ヨルダン 2　その他 1
米国 3
モロッコ 18
全輸入量 472千t
中国 76

塩化加里（K）
ロシア 3　ラオス 2　その他 3
ベラルーシ 3
イスラエル 9
全輸入量 491千t
カナダ 80

数値は百分率

資料：財務省「貿易統計」及び肥料関係団体からの報告を基に農林水産省作成
注：令和3（2021）肥料年度（令和3（2021）年7月～令和4（2022）年6月）の数値

1　食料自給率の算定においては、肥料原料等の海外依存度は考慮していない。

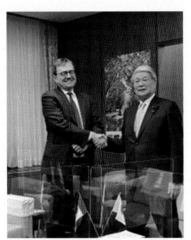
カナダに塩化加里の安定供給を
要請する農林水産大臣

（配合飼料の価格高騰について）

　家畜の餌である配合飼料は、その原料使用量のうち約５割がとうもろこし、約１割が大豆油かすとなっており、我が国はその大部分を輸入に頼っていることから、穀物等の国際相場の変動に価格が左右されます。令和４（2022）年２月のロシアによるウクライナ侵略や為替の動向の影響等からとうもろこしの価格は上昇しており、配合飼料の工場渡価格は、令和５（2023）年１月には10万円／トンと、前年同月の８万３千円／トンより20％上昇しています（図表３）。とうもろこしのバイオエタノール向け需要やウクライナ情勢等を背景に、国際相場は高い水準で推移しつつ、不安定な動きを見せていることから、引き続き、今後の動向を注視する必要があります。

図表３　**配合飼料価格**

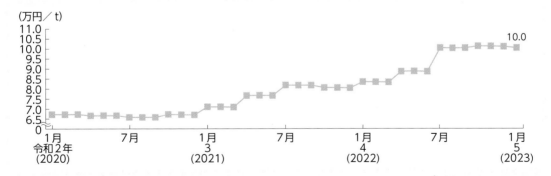

資料：公益社団法人配合飼料供給安定機構「飼料月報」を基に農林水産省作成
注：配合飼料価格は、工場渡の全畜種の加重平均価格

（主要農産物の輸入状況について）

　令和4（2022）年の我が国の農産物輸入額は9兆2千億円となりました。国別の輸入額を見ると、米国が2兆1千億円、次いで中国、豪州、カナダ、タイ、ブラジルと続いており、上位6か国が占める輸入割合は6割程度となっています（図表4）。また、令和3（2021）年度の我が国の供給熱量を見ると、米国、カナダ、豪州、ブラジルからの輸入が大部分を占め、これら4か国からの輸入と国産とを合わせると供給熱量の8割以上を占めています（図表5）。

図表4　我が国の農産物の国別輸入額

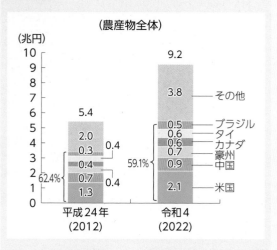

資料：財務省「貿易統計」を基に農林水産省作成

図表5　我が国の供給熱量の国・地域別構成（試算）

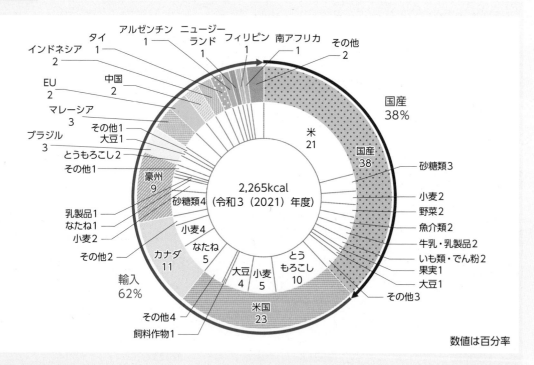

資料：農林水産省作成
注：1）輸入熱量は供給熱量と国産熱量の差とし、輸出、在庫分を除く。
　　2）主要品目の国・地域別の輸入熱量を、農林水産省「令和3年農林水産物輸出入概況」の各品目の国・地域ごとの輸入量で按分して試算
　　3）輸入飼料による畜産物の生産分は輸入熱量としており、この輸入熱量については、主な輸入飼料の国・地域ごとの輸入量（可消化養分総量（TDN）換算）で按分

（食料価格の上昇について）

　令和3（2021）年以降の穀物等の国際価格については、米国やカナダでの高温乾燥による不作や中国における飼料需要増加、ロシアによるウクライナ侵略が重なったことから、高水準で推移しています。国連食糧農業機関（FAO[1]）が公表している食料価格指数は、令和4（2022）年3月に食料品全体で159.7を記録しました（図表6）。また、小麦の国際価格は、令和4（2022）年3月に過去最高値を記録しました。その後穀物等の国際相場は、高い水準で推移しており、国内における食料の消費者物価指数（生鮮食品を除く）は、令和4（2022）年2月に109.4となり、前年同月比で7.8％上昇しました（図表7）。

図表6　FAOの食料価格指数

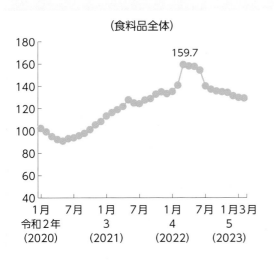
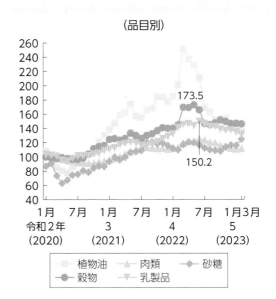

（食料品全体）

（品目別）

凡例：植物油　肉類　砂糖　穀物　乳製品

資料：FAO「Food Price Index」
注：平成26（2014）〜28（2016）年の平均価格を100とする指数
　　令和5（2023）年3月時点の数値

　こうした中、政府は、原材料費等の上昇分を適切に価格に転嫁し、中小企業等が賃上げの原資を確保する環境を整備するため、令和3（2021）年12月27日に決定した「パートナーシップによる価値創造のための転嫁円滑化施策パッケージ」に基づき、中小企業等が賃上げの原資を確保できるよう、取引事業者全体のパートナーシップにより、労務費、原材料費、エネルギーコストの上昇分を価格に適切に転嫁できる環境整備に取り組んでいます。

図表7　国内の消費者物価指数

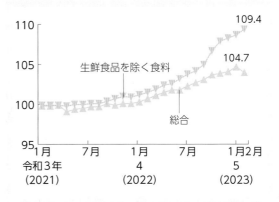

資料：総務省「消費者物価指数」（令和2（2020）年基準）

1　Food and Agriculture Organization of the United Nationsの略

事例　JAグループによる「国消国産」の推進

全国農業協同組合中央会（JA全中）（東京都）

　JAグループでは、食料安全保障の強化と食料自給率の向上などを目指し、「国民が必要として消費する食料は、できるだけその国で生産する」という考え方の重要性について、「国消（こくしょう）国産（こくさん）」という独自のキーメッセージを活用して発信しています。消費者の皆様から日本の「食」・「農」

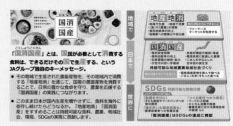

「国消国産」の意義等に関する概要説明

について理解と信頼・共感をいただき、最終的には、国産農畜産物を積極的に選択していただくための取組です。

　令和3（2021）年、JA全中は、国連が定めた10月16日の「世界食料デー」にあわせ、同日を「国消国産の日」として制定し、日本記念日協会に登録しました。また、今後の消費を担うZ世代[1]等を対象に、食と日本の農業の大切さ等を身近に感じてもらうイベント等を開催しました。

　そして、令和4（2022）年には、「国消国産の日」を基点に、10月を「国消国産月間」として定め、全国のJAグループ各組織がイベントやシンポジウム、広報誌、ウェブサイト・SNSなどを活用し、日本の食と農の大切さについて情報発信強化をすすめました。

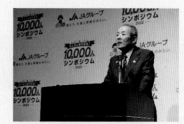

JA全中で実施した「国消国産」に関するシンポジウム

　未だ収束が見通せないロシアによるウクライナ侵略や円安の影響などにより、農業生産のための資材価格は高騰・高止まりしています。一方で、農畜産物への価格転嫁は十分とは言い難く、依然として、国内農業は厳しい状況にあります。こうした状況をふまえ、これからもJAグループは、「国消国産」の推進に向け、全国規模の取組をすすめていきます。

1　1990年代後半から2000年代に生まれた世代のこと

事例

JAバンクによる小学生向けの食農教育教材の寄贈

JAバンク（東京都）

　JAバンクでは、食農教育応援事業の一環として、平成20（2008）年度から、小学校高学年を対象とした補助教材を作成し、小学校に寄贈する活動を行っています。本教材は、子供の農業や食、自然環境、それらにかかわる金融や経済活動などに対する理解を育み、農業の拡大や地域の発展にも寄与することを願って作成しています。この食農教育・環境教育・金融経済教育を基本のテーマとした冊子で、私たちの生活を維持するために必要な「食」とこれを生み出す農業、環境と農業の関わり、安定した食の供給のための流通や農産物価格の決め方等について総合的に学習することで、児童・生徒が農業に対する理解を多面的に広げていくことができます。

　また、平成24（2012）年度からは特別な支援を必要とする児童・生徒の学習実態に配慮して、ユニバーサルデザインの考えに基づいた特別支援教育版も寄贈しています。

　さらに、わたしたちのくらしと農業の関わりについての動画を作成し、ホームページ上で紹介しています。動画では、農作物にはいろいろなものがあり、自分たちのところに届けられるまでには多くの人が関わっていることを紹介しています。

　今後も子供たちにより関心を持ってもらえる活動を進めてまいりたいと考えています。

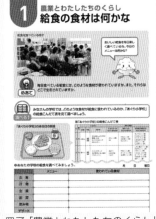

冊子「農業とわたしたちのくらし」

小学校における食農教育の取組

福島県喜多方市

福島県喜多方市では、平成19（2007）年に市内の3つの小学校において全国で初めて、教科として農業科の授業を開始し、「総合的な学習の時間」の授業の中で実施されています。現在では市内の全ての小学校で行われており、全国的にも前例のない取組です。児童が実際に農業体験を行うことにより、生産者の顔が見えるようになり食品ロス削減の意識や地産地消の理解を深める契機となっています。

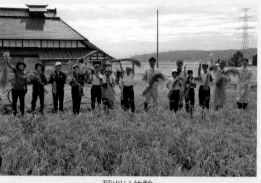
稲刈り体験

喜多方市立加納小学校の3年生以上の学年では、総合的な学習の授業（年間70時間）のうち35時間を農業科授業として実施しており、児童は農業科支援員の指導の下、稲作やジャガイモの栽培等を学んでいます。自らの手で苗の植付けから除草、収穫、販売までの一連の過程を経験することで、栽培することの難しさや楽しさを学ぶとともに、食の大切さを実感しています。また、小学校6年生が中心となり地域の住民の協力を得ながら、農業科ミュージアムも開設しています。本ミュージアムは、子供の農業体験や農業科授業を学習する場として、児童が自ら判断し表現ができるようにすることを目的に、児童が農具や授業で学んだことをまとめたパネル等を展示しています。

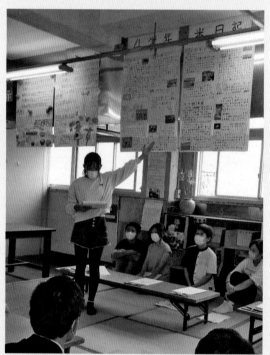
農業科ミュージアムの発表風景

今後も、農作業の実体験の活動を重視した教育を展開し、子供たちの豊かな心、社交性、主体性等育成が図られる食育を進めていきます。

column コラム 牛乳乳製品・酪農に関する国内の生産基盤を支える取組

　牛乳乳製品は栄養豊富でカルシウムの供給源等として重要であり、国民の健康的な食生活を支える食品の１つとなっています。近年、新型コロナウイルス感染症の影響等により、牛乳の需要が低迷し、生乳の需給ギャップの解消等、牛乳乳製品の安定供給についての課題が生じています。消費者一人一人が牛乳乳製品に親しみを持ち、気軽に手に取り、食事に取り入れることは国内の生産基盤を支えることにもつながります。農林水産省では一般社団法人Ｊミルクとともに、令和４（2022）年６月に「牛乳でスマイルプロジェクト」を立ち上げ、牛乳乳製品が国民の健康的な食生活を支えていることや、酪農が地域の資源循環に貢

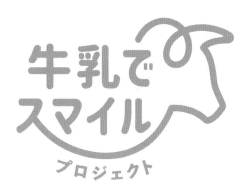

「牛乳でスマイルプロジェクト」
ロゴマーク

献していること等について情報発信を行っています。同プロジェクトは、酪農・乳業関係者だけでなく、様々な分野の企業・団体や地方公共団体等が参画しており、参加者同士のコラボレーションを促すための交流会等も開催されています。

　また、学校給食が実施されない土曜日や日曜日に子供たちがカルシウム不足となりがちであることに着目し、給食がある日と同じように「給食のない日」にも家庭で牛乳を飲むことの重要性を伝える「土日ミルク」の取組を学校、地域等の食育活動とも連携して実施しています。

　さらに、関係団体や食品関連事業者においては、こども食堂やフードバンクへの牛乳の無償提供等により、子供の食生活の支援に資する取組を行っています。

「新たな日常」やデジタル化に対応した食育の推進

1 第4次食育推進基本計画における位置付け

　令和3（2021）年度から開始した第4次基本計画では、「「新たな日常」やデジタル化に対応した食育の推進」が重点事項の1つとして掲げられています。

　新型コロナウイルス感染症は、人々の生命や生活のみならず、行動・意識・価値観にまで影響を与えました。人と人との接触機会低減のためのテレワークの増加、出張機会の減少等により、在宅時間が増加するとともに、外出の自粛等により飲食業が甚大な影響を受けるなど、我が国の農林水産業や食品産業にも様々な影響がありました。また、在宅時間が増え、家族で食を考える機会が増えることで、食を見つめ直す契機ともなっており、家庭での食育の重要性が高まっています。こうした「新たな日常」の中でも、食育がより多くの国民による主体的な運動となるためにはICT（情報通信技術）や社会のデジタル化の進展を踏まえ、デジタルツールやインターネットも積極的に活用していくことが必要です。新型コロナウイルス感染症の感染拡大前から、生活を支える多くの分野でICTやAI（人工知能）の活用等デジタル技術の進展・普及が加速していましたが、当該感染症の拡大により、デジタル技術の活用が一層進められています。

　このような状況を踏まえ、本特集では、「新たな日常」やデジタル化に対応した食育の取組に焦点を当て、デジタル技術を活用した食育に関する現状等を記述するとともに、取組の事例を紹介します。

2 新型コロナウイルス感染症の影響下における食生活等の変化

　ここでは、新型コロナウイルス感染症による影響が長期化する中での、国民の意識等の変化について、令和4（2022）年度「食育に関する意識調査[1]」結果を示します。

（1）新型コロナウイルス感染症の拡大前と現在を比較した食生活の変化

　新型コロナウイルス感染症の拡大前（令和元（2019）年11月頃）に比べて、現在の食生活が変化したかについて13の内容を挙げ、それぞれについて尋ねたところ、「増えた」と回答した人の割合が最も高いのは、「自宅で食事を食べる回数」（38.5%）で、次いで「自宅で料理を作る回数」（27.9%）、「持ち帰りの弁当や惣菜の利用」（21.1%）でした。

　「減った」と回答した人の割合が最も高いのは、「家族以外の誰かと食事を食べる回数」（67.0%）で、次いで「持ち帰りの弁当や惣菜の利用」（11.4%）でした。「変わらない」と回答した人の割合が最も高いのは、「朝食を食べる回数」（87.0%）で、次いで「規則正しい食生活リズム」（84.9%）、「栄養バランスのとれた食事」（82.5%）でした（図表1-2-1）。

1　全国20歳以上を対象に、令和4（2022）年11月に、郵送及びインターネットを用いた自記式で実施

図表1-2-1　新型コロナウイルス感染症の拡大前（令和元（2019）年11月頃）と現在を比較した食生活の変化

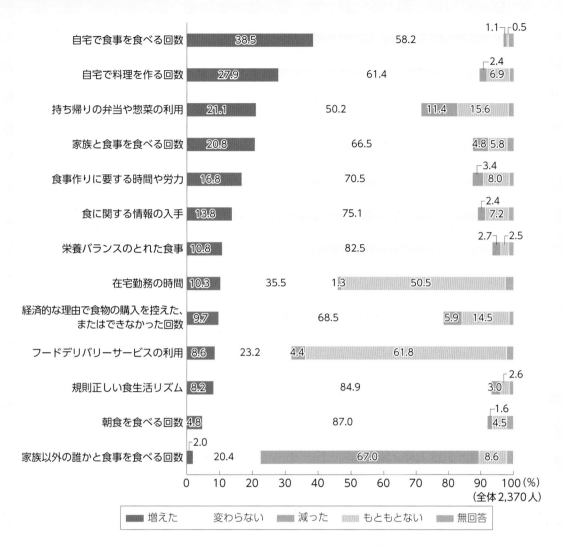

	増えた	変わらない	減った	もともとない	無回答
自宅で食事を食べる回数	38.5	58.2		1.1	0.5
自宅で料理を作る回数	27.9	61.4		2.4	6.9
持ち帰りの弁当や惣菜の利用	21.1	50.2	11.4	15.6	
家族と食事を食べる回数	20.8	66.5	4.8	5.8	
食事作りに要する時間や労力	16.8	70.5	3.4	8.0	
食に関する情報の入手	13.8	75.1	2.4	7.2	
栄養バランスのとれた食事	10.8	82.5	2.7	2.5	
在宅勤務の時間	10.3	35.5	1.3	50.5	
経済的な理由で食物の購入を控えた、またはできなかった回数	9.7	68.5	5.9	14.5	
フードデリバリーサービスの利用	8.6	23.2	4.4	61.8	
規則正しい食生活リズム	8.2	84.9	3.0	2.6	
朝食を食べる回数	4.8	87.0	1.6	4.5	
家族以外の誰かと食事を食べる回数	2.0	20.4	67.0	8.6	

0　10　20　30　40　50　60　70　80　90　100（%）
（全体2,370人）

資料：農林水産省「食育に関する意識調査」（令和4（2022）年11月実施）

　新型コロナウイルス感染症の拡大前（令和元（2019）年11月頃）に比べて、現在の食生活が変化したかについて、若い世代（20～30歳代）で見ると、「自宅で食事を食べる回数」（51.3%）、「自宅で料理を作る回数」（37.8%）が「増えた」と回答した人の割合が高くなっています（図表1-2-2）。

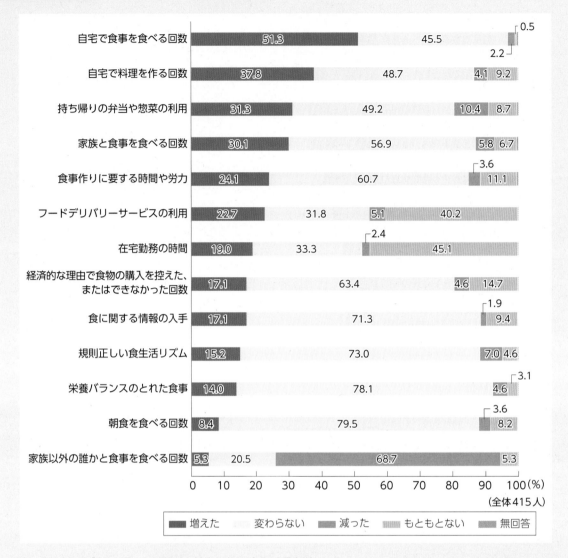

図表 1-2-2　20〜30歳代における新型コロナウイルス感染症の拡大前（令和元（2019）年11月頃）と現在を比較した食生活の変化

資料：農林水産省「食育に関する意識調査」（令和4（2022）年11月実施）

　若い世代については、第4次基本計画において、栄養バランスに配慮した食生活の実践について、その他の世代よりも割合が低く、男性は将来の肥満が懸念されることや女性はやせの者が多いことなど、食生活に起因する課題が多いとされており、若い世代が食育に関心を持ち、自ら食生活の改善等に取り組んでいけるよう、効果的に情報を提供すること等を行うこととしています。新型コロナウイルス感染症の影響により、自宅で料理を作ったり自宅で食事を食べたりする機会が増えたことで、若い世代を含めた幅広い世代が食育に関心を持ち、自ら食生活の改善等に取り組むきっかけになることが期待されることから、効果的な情報提供を一層進めることが重要です。

（2）共食に対する考え方や行動の変化

　共食は、会話やコミュニケーションが増えること、食事がおいしく楽しく感じられること等のメリットがあり、共食により食を通じたコミュニケーション等を図りたい人にとって、地域や所属するコミュニティ（職場等を含む。）等を通じて、様々な人と共食する機会を持つことは重要です。地域や所属コミュニティ（職場等を含む。）での食事会等の機会があれば「参加したいと思う」（「とてもそう思う」又は「そう思う」）と回答した人の割合は、令和元（2019）

年度は43.3%であったのに対して、令和2（2020）年度は30.8%に減少し、令和3（2021）年度は36.7%、令和4（2022）年度は36.9%にやや増加しました（図表1-2-3）。また、「参加したいと思う」と回答した人のうち、過去1年間に食事会等に「参加した」と回答した人の割合は、令和元（2019）年度は73.4%、令和2（2020）年度は70.7%であったのに対して、令和3（2021）年度は42.7%と大幅に減少しましたが、令和4（2022）年度は57.8%となり、令和3（2021）年度より増加しました（図表1-2-4）。

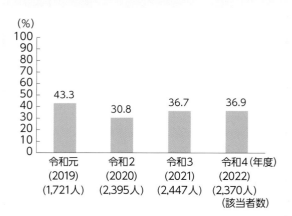

図表1-2-3 地域等で共食したいと思う人の割合の推移

資料：農林水産省「食育に関する意識調査」
注：地域や所属コミュニティ（職場等を含む。）での食事会等の機会があれば「参加したいと思う」（「とてもそう思う」又は「そう思う」）と回答した人の割合。
注：令和2（2020）年度以降の調査については、設問の冒頭に「新型コロナウイルス感染症の感染防止対策が十分にとられているという前提でお伺いします。」との文言を追記している。
注：令和元（2019）年度は「調査員による個別面接聴取」、令和2（2020）年度以降の調査は「郵送及びインターネットを用いた自記式」で実施。

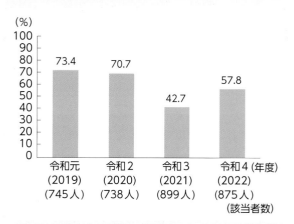

図表1-2-4 地域等で共食したいと思う人が共食する割合の推移

資料：農林水産省「食育に関する意識調査」
注：地域や所属コミュニティ（職場等を含む。）での食事会等の機会があれば「参加したいと思う」（「とてもそう思う」又は「そう思う」）と回答した人のうち、過去1年間に「参加した」と回答した人の割合。
注：令和2（2020）年度以降の調査については、設問の冒頭に「新型コロナウイルス感染症の感染防止対策が十分にとられているという前提でお伺いします。」との文言を追記している。
注：令和元（2019）年度は「調査員による個別面接聴取」、令和2（2020）年度以降の調査は「郵送及びインターネットを用いた自記式」で実施。

新型コロナウイルス感染症の影響下における食生活等について、新型コロナウイルス感染症の拡大前と現在の食生活等を比較した場合、「減った」と回答した人の割合が最も高いのは「家族以外の誰かと食事を食べる回数」（67.0%）でした。また、地域や所属コミュニティ（職場等を含む。）での食事会等に「参加したいと思う」と回答した人の割合は令和2（2020）年度に減少した後、増加しており、「参加したいと思う」と回答した人のうち、過去1年間に食事会等に「参加した」と回答した人の割合は、令和3（2021）年度に大きく減少した後、増加しており、新型コロナウイルス感染症の影響下で、人々の共食に対する考え方や行動が変化していることがうかがえます[1]。

1　共食に対する考え方や行動について、令和2（2020）年度から調査方法を変更したため、単純に比較することはできない。

3 デジタル技術を活用した食育に関する国民の実践の状況

令和4（2022）年度「食育に関する意識調査」で示されたデジタル技術を活用した食育[1]についての国民の実践の状況は以下のとおりです。

（1）デジタル技術を活用した食育の実践の状況

家族の中でデジタル技術を活用した食育を利用したことがあるか尋ねたところ、「利用したことがある」と回答した人の割合は22.2%で、利用したことがある人を年齢別に見ると、20～60歳代のいずれの世代においても2割程度でした（図表1-2-5）。

図表1-2-5　デジタル技術を活用した食育の利用状況（年齢別）

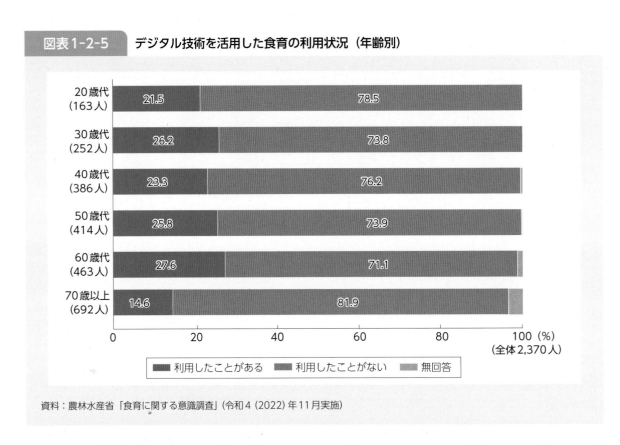

資料：農林水産省「食育に関する意識調査」（令和4（2022）年11月実施）

食育について「関心がある」（「関心がある」又は「どちらかといえば関心がある」）と回答した人の25.9%がデジタル技術を活用した食育を利用していました（図表1-2-6）。

図表1-2-6　食育への関心とデジタル技術を活用した食育の利用状況の関連

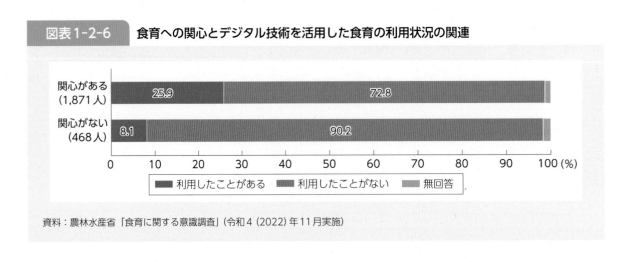

資料：農林水産省「食育に関する意識調査」（令和4（2022）年11月実施）

1　本調査において「デジタル技術を活用した食育」とは、インターネット等を通して食育に関する情報等を収集、視聴、活用、学習、体験することをいう。

（2）デジタル技術を活用した食育の内容

　家族の中でデジタル技術を活用した食育を「利用したことがある」と回答した人に、利用したことがある内容を聞いたところ、「料理レシピ動画など、調理に関する動画の視聴」を挙げた人の割合が88.8％と最も高く、次いで、「SNS等での料理レシピ等、食に関する情報の入手や収集」（61.9％）、「食育に関するアプリ[1]（料理レシピ、栄養バランス、フードロス削減など）の利用」（34.3％）でした（図表1-2-7）。

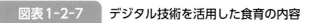

図表1-2-7　デジタル技術を活用した食育の内容

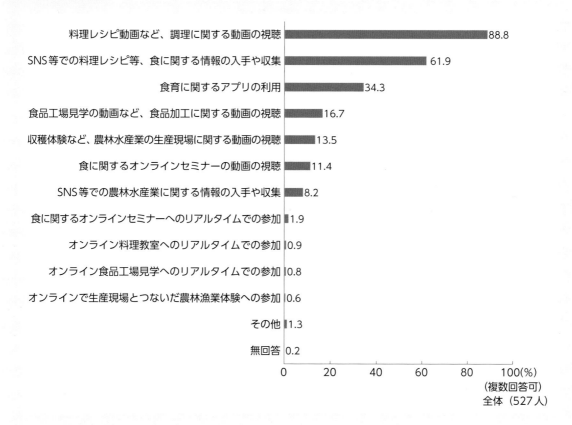

資料：農林水産省「食育に関する意識調査」（令和4（2022）年11月実施）

1　アプリケーションの略。スマートフォンの上で動くソフトウェアのこと。アプリをインストールすることで、スマートフォンに機能を追加できる。

　「料理レシピ動画など、調理に関する動画の視聴」、「SNS等での料理レシピ等、食に関する情報の入手や収集」、「食育に関するアプリ（料理レシピ、栄養バランス、フードロス削減など）の利用」について、いずれの年代においても利用されています（図表1-2-8～1-2-10）。

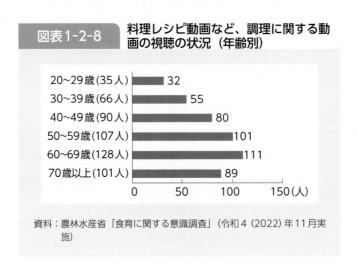

図表1-2-8　料理レシピ動画など、調理に関する動画の視聴の状況（年齢別）

20～29歳（35人）	32
30～39歳（66人）	55
40～49歳（90人）	80
50～59歳（107人）	101
60～69歳（128人）	111
70歳以上（101人）	89

資料：農林水産省「食育に関する意識調査」（令和4（2022）年11月実施）

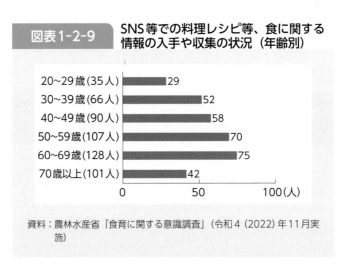

図表1-2-9　SNS等での料理レシピ等、食に関する情報の入手や収集の状況（年齢別）

20～29歳（35人）	29
30～39歳（66人）	52
40～49歳（90人）	58
50～59歳（107人）	70
60～69歳（128人）	75
70歳以上（101人）	42

資料：農林水産省「食育に関する意識調査」（令和4（2022）年11月実施）

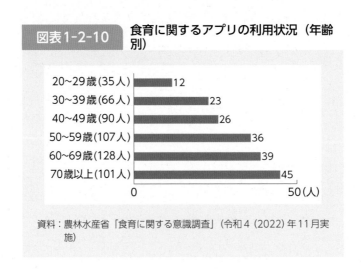

図表1-2-10　食育に関するアプリの利用状況（年齢別）

20～29歳（35人）	12
30～39歳（66人）	23
40～49歳（90人）	26
50～59歳（107人）	36
60～69歳（128人）	39
70歳以上（101人）	45

資料：農林水産省「食育に関する意識調査」（令和4（2022）年11月実施）

（3）新型コロナウイルス感染症拡大前と比べたデジタル技術を活用した食育の利用頻度の変化

　家族の中でデジタル技術を活用した食育を「利用したことがある」と回答した人に、新型コロナウイルス感染症拡大前と比べたデジタル技術を活用した食育の利用頻度の変化について、デジタル技術を活用した食育の利用状況の上位5つを見てみると、いずれも「増えた」と回答した人の割合が「減った」と回答した人の割合を上回っていました。「料理レシピ動画など、調理に関する動画の視聴」、「SNS等での料理レシピ等、食に関する情報の入手や収集」、「食育に関するアプリ（料理レシピ、栄養バランス、フードロス削減など）の利用」については、いずれも5割程度の人が「増えた」と回答しています（図表1-2-11）。

| 図表1-2-11 | 新型コロナウイルス感染症拡大前と比べたデジタル技術を活用した食育の利用頻度の変化 |

	増えた	変わらない	減った	無回答
料理レシピ動画など、調理に関する動画の視聴（468人）	49.6	45.5		0.4
SNS等での料理レシピ等、食に関する情報の入手や収集（326人）	52.5	43.3		0.6
食育に関するアプリの利用（181人）	45.9	47.0		1.1
食品工場見学の動画など、食品加工に関する動画の視聴（88人）	27.3	68.2		2.3
収穫体験など、農林水産業の生産現場に関する動画の視聴（71人）	35.2	60.6		1.4

資料：農林水産省「食育に関する意識調査」（令和4（2022）年11月実施）

コラム　スマートフォンのアプリを活用した食育の取組

　スマートフォンのアプリを使って、健康管理を実践したり、食品ロスの削減に協力したりすることで取り組む食育について紹介します。

　健康管理に関するアプリでは、毎日の食事を記録すると栄養バランスを考えた献立が提案されたり、歩数等の生活習慣が記録されたりすることで、健康増進に役立てられます。

　株式会社asken（アスケン）では、日々の食事を記録することで栄養バランスがとれた食事を自ら選ぶ力を育むことにつなげる、食生活改善のアプリを提供しています。何をどれくらい食べたかを

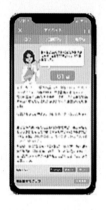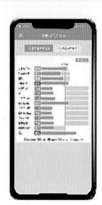

食生活改善アプリ

記録すると、摂取したエネルギーや栄養素量等が算出され、目標量に対する過不足がアプリの画面にグラフで表示されます。また、記録された食事内容に対して管理栄養士の助言が自動でスマートフォンに届き、食事の改善に生かすことができます。食べた料理や食材は、アプリ内にある15万件以上のデータから選択できるほか、スマートフォンで撮影した食事の写真や市販食品のバーコードからも登録可能で、簡単に食事記録が続けられる工夫がされています。新型コロナウイルス感染症の影響下ではアプリの利用者も大幅に増加し、生活時間の変化等についても把握することができました。引き続き、食を通じて人々の健康に貢献できるような活動を展開していきます。

　株式会社コークッキングでは、中食や外食の店舗において、美味しく安全に食べることができるにもかかわらず廃棄される食品を、消費者とつなげるアプリを平成30（2018）年から提供しています。

　消費者が食品ロスの発生する店舗をアプリで検索し食べたい物を見つけたら、受け取る時間を決めて店舗に行き、アプリの画面を提示することで食料を受け取る仕組みとなっています。アプリ内では「購入する」、「買う」という言葉を使用せずに「レスキューする」という表現を用いて、食品ロスを削減したいお店や余った食料を「助けに行く」という意識を利用者が持てるように工夫されています。アプリを利用している人たちが、日々の行動の中で環境配慮や持続可能性、エシカルといったことに少しでも関心を持ち、消費に関する行動や体験が積み上がっていくことで社会全体に広がっていくことが期待されます。

事例 デジタルツールを活用した、果物の遠隔収穫体験

株式会社パーシテック（京都府）

　株式会社パーシテックは、センサーシステムによる温度・日照量等のデータ収集、ドローンによる農作物の育成状態の確認、遠隔作業支援システムとスマートグラスを用いた遠隔操作による農業技術の伝承等、スマート農業の機器を導入した取組を行っています。また、平成29（2017）年からは遠隔操作技術を用いて、農園と消費者を結ぶ遠隔収穫体験を実施しています。

　遠隔収穫体験は、実家の果樹園を継ぐに当たって父親から収穫の作業に関する指導を受けるため、スマートグラス等の遠隔操作ができるツールを活用したことがきっかけで始まりました。

　遠隔収穫体験では、参加者はパソコンの画面を見ながら収穫の指示を出し、農家の方がスマートグラスを着けて農園で果物を収穫し、農園での収穫の映像を通して参加者は自分が指示した果物が目の前に現れるような視覚的な面白さを感じることができます。収穫された果物は参加者に送付されるため、参加者は自分が収穫した果物を実際に食べることができ、楽しさと美味しさを感じることができる仕組みとなっています。子供たちからは「柿はこんなに密に実がなるんだ。」、「りんごってこんな風に実がつくんだ。」と驚く声が聞かれます。

　今後も、子供たちが農業やデジタル技術に興味を持つきっかけを作るとともに、デジタルツールを活用して子供たちが楽しいと感じる体験を提供していきます。

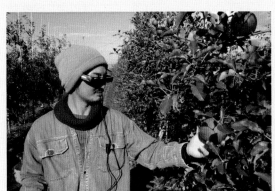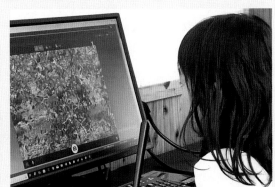

遠隔操作技術を用いた果物の収穫

事例 リモートを活用した工場見学、出前授業、体験型の食育の取組

一般財団法人　食品産業センター（東京都）

　一般財団法人食品産業センターは、食品産業（食料品・飲料製造業）や関連する業界を網羅する116団体、食品事業者等約124社、地方食品産業協議会等約31団体を会員とする業種横断的組織ですが、国民（特に子供たち）への食品に関する理解醸成等の観点から、各事業者の食育を支援しています。

　新型コロナウイルス感染症の影響下において、これまで行ってきた対面での様々な食育活動に制約が生じる中、令和2（2020）年から令和3（2021）年にかけて、各事業者は工場見学、出前授業、体験型食育等はオンラインに切り替えて実施しました。オンラインでの食育の取組の実施に当たっては、年齢に応じた食育プログラム、学習用教材を事前に送付し、体験しつつ学ぶコンテンツ等を作成するなど、事業者ごとに創意工夫がされています。

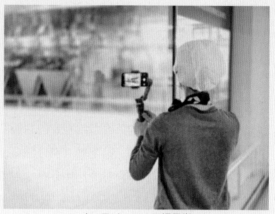
オンラインでの工場見学

　多くの参加者から「実際の工場見学では入れない所をオンラインで見ることができて嬉しかった。」、「オンラインにもかかわらず、臨場感がよく伝わり、実際に工場見学をしているように参加できた。」等の感想が聞かれました。

　オンラインでの食育は、場所にとらわれずに参加できるという良さがあり、対面での食育と並行して、画面を通して「体験」、「体感」

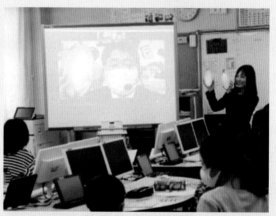
オンラインでの出前授業

を得られるコンテンツの作成に取り組んでいく予定です。今後も、食品事業者における食育に対する意識の向上を図るとともに、行政を始めとした様々な機関と連携して食育の活動に取り組んでいきます。

4 ポストコロナ、ウィズコロナ時代における食育の推進

　ここでは、令和4（2022）年度「食育に関する意識調査」の結果から見えてきた、デジタル技術を活用した食育の利点や課題等を示すとともに、農林水産省や食育関係者によるデジタル技術を活用した食育の取組を紹介します。

（1）デジタル技術を活用した食育を経験してよかったところ

　家族の中でデジタル技術を活用した食育を「利用したことがある」と回答した人に、デジタル技術を活用した食育を経験してよかった点を聞いたところ、「好きな時間や短時間に利用できる」を挙げた人の割合が80.6％と最も高く、次いで、「繰り返して利用できる」（66.6％）となっていました（図表1-2-12）。

図表1-2-12　デジタル食育を利用してよかった点

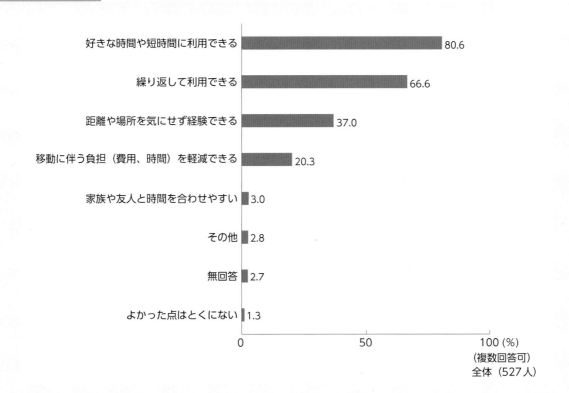

資料：農林水産省「食育に関する意識調査」（令和4（2022）年11月実施）

（2）デジタル技術を活用した食育を利用する場合の課題や障壁

　家族の中でデジタル技術を活用した食育を「利用したことがない」と回答した人に、デジタル技術を活用した食育を利用する場合に、どのような課題や障壁があるか聞いたところ、「どのような情報や体験があるかわからない」を挙げた人の割合が45.5％と最も高く、次いで、「利用方法がわからない」（42.2％）、「嗅覚や味覚等の五感を活かした体験が難しい」（37.8％）となりました（図表1-2-13）。

図表1-2-13　デジタル技術を活用した食育の実施の課題や障壁

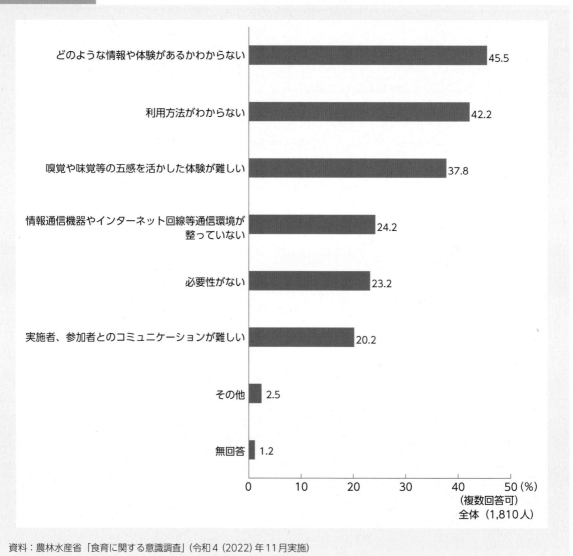

（複数回答可）
全体（1,810人）

資料：農林水産省「食育に関する意識調査」（令和4（2022）年11月実施）

（3）今後利用したいデジタル技術を活用した食育

新型コロナウイルス感染症の拡大が収まった後、利用したいデジタル技術を活用した食育を聞いたところ、「料理レシピ動画など、調理に関する動画の視聴」を挙げた人の割合が52.4%と最も高く、次いで、「SNS等での料理レシピ等、食に関する情報の入手や収集」（30.7%）、「食育に関するアプリ（料理レシピ、栄養バランス、フードロス削減など）の利用」（27.8%）となりました（図表1-2-14）。

図表1-2-14　今後、利用したいデジタル技術を活用した食育

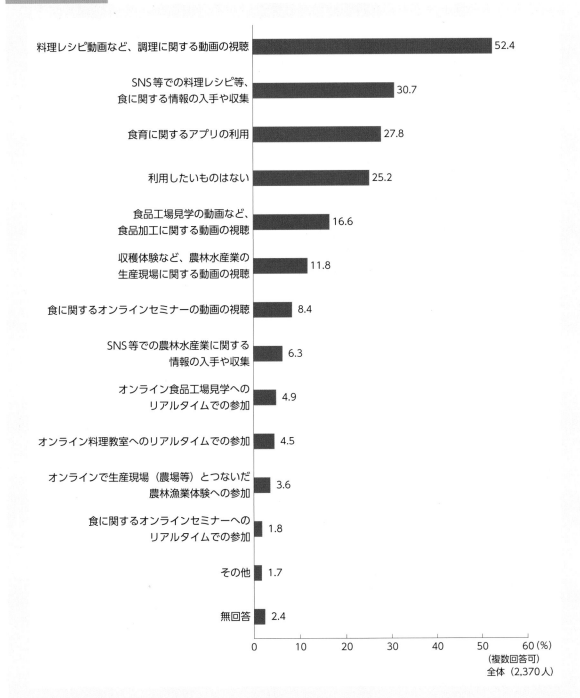

項目	%
料理レシピ動画など、調理に関する動画の視聴	52.4
SNS等での料理レシピ等、食に関する情報の入手や収集	30.7
食育に関するアプリの利用	27.8
利用したいものはない	25.2
食品工場見学の動画など、食品加工に関する動画の視聴	16.6
収穫体験など、農林水産業の生産現場に関する動画の視聴	11.8
食に関するオンラインセミナーの動画の視聴	8.4
SNS等での農林水産業に関する情報の入手や収集	6.3
オンライン食品工場見学へのリアルタイムでの参加	4.9
オンライン料理教室へのリアルタイムでの参加	4.5
オンラインで生産現場（農場等）とつないだ農林漁業体験への参加	3.6
食に関するオンラインセミナーへのリアルタイムでの参加	1.8
その他	1.7
無回答	2.4

（複数回答可）
全体（2,370人）

資料：農林水産省「食育に関する意識調査」（令和4（2022）年11月実施）

農林水産省では、「新たな日常」やデジタル化に対応した食育の推進に向けて、令和3 (2021) 年度に「デジタル食育ガイドブック（以下本項において「ガイドブック」という。)」を作成しました。ガイドブックは、新型コロナウイルス感染症の影響下で対面での食育活動が困難となった人や、デジタル化に対応した食育を今後実践してみたいと考えている個人、グループをターゲットとし、これからデジタル技術を活用した食育の推進を目指す農林漁業者、各種団体、企業等が行う「デジタル食育」の実践に役立つ内容としました。令和4 (2022) 年度には、ガイドブックを活用し、デジタル化に対応した食育を推進するため、地方公共団体職員等を対象にしたセミナー等を行いました。

また、「新たな日常」における食育体験やオンライン体験の可能性について考えるセミナーとして、令和5 (2023) 年2月に「食育推進フォーラム2023～食育キーパーソンに学ぶ！これからの食育とその実践～」を開催し、オンラインでの配信を実施しました。また、「こども霞が関見学デー」のウェブサイト「マフ塾」にて、乳牛の暮らしや煮干しの解剖など、食べ物・いのち・環境について学べる動画コンテンツを掲載しました。

令和4 (2022) 年度「食育に関する意識調査」の結果から、デジタル技術を活用した食育を利用したことがある人は2割程度にとどまっていることが明らかとなりました。その課題や障壁として「どのような情報や体験があるかわからない」、「利用方法がわからない」ことが挙げられています。このことは、デジタル技術を活用した食育の更なる普及啓発の必要性を示しており、今後、好事例の横展開等を含めた情報発信を行っていくことが重要であると考えられます。また、課題や障壁として「嗅覚や味覚等の五感を活かした体験が難しい」ことが挙げられており、これまでのリアルでの食育により得られる体験の重要性も示唆されています。

一方、デジタル技術を活用した食育の良かった点として「好きな時間や短時間に利用できる」、「繰り返して利用できる」ことが挙げられており、広がりのある食育活動を展開していくに当たって、これらの結果が参考になると考えられます。

新型コロナウイルス感染症の影響下では、接触機会や対面の機会が減少し、共食の機会等も減少しましたが、自宅で食事をする機会や自宅で料理を作ることが増えたこと等、食育への関心が高まるきっかけとなることが期待されます。健全な食生活の実践には、科学的知見に基づき合理的な判断を行う能力を身に付けた上で、食生活や健康に関する正しい知識を持ち、自ら食を選択していく必要があります。そのためには、消費者に的確な情報を分かりやすく提供することが重要です。

デジタル化された情報は、情報伝達が容易である反面、偽情報等も瞬時に流通することで社会的混乱を招くこともあり、情報の発信者・利用者双方が情報の真偽を見極めるリテラシーを向上させることが必要となります。

ポストコロナ、ウィズコロナ時代においては、これまでの対面での食育の取組に加え、デジタル技術を活用した食育の取組を効果的に組み合わせながら実施することにより、多様で広がりのある食育を推進していくことが望まれます。

事例

デジタル技術を活用した魚をおろす疑似体験
（第６回食育活動表彰　消費・安全局長賞受賞）

愛南町ぎょしょく普及推進協議会（愛媛県）

　愛南町ぎょしょく普及推進協議会は、魚の生産から消費、生活文化までを含む幅広い内容を広めるために、町全体で７つの「ぎょしょく教育」を実施しています。ぎょしょく教育とは、「魚食」へ到達することを目指し、魚に触れる「魚触」、魚の生態や栄養を学ぶ「魚色」、獲る漁業を学ぶ「魚職」、育てる漁業を学ぶ「魚殖」、伝統的な魚文化を学ぶ「魚飾」、魚を取り巻く環境を学ぶ「魚植」の一連の取組です。本取組は、平成17（2005）年度に開始し、平成22（2010）年度には町内の全ての保育所、小・中学校で実施しています。

　新型コロナウイルス感染症の拡大前は、出前授業、養殖現場の見学、調理実習を中心に活動してきましたが、新型コロナウイルス感染症の影響により、令和２（2020）年度は遠隔授業、魚のおろし方や調理に関する動画の配信を開始しました。さらに、令和３（2021）年度には、デジタルトランスフォーメーション（DX）のひとつとして、魚の三枚おろしを疑似体験できるアプリを制作しました。愛南町内の小中学校では、一人に一台の情報端末が導入されており、動画やアプリを効果的に使用することができます。アプリは、魚をおろした回数や時間によって、習熟度を自動で判定するようになっているため、一人で何回も疑似体験を行うことが可能です。子供たちの「本物の鯛をおろしてみたい」という興味を引き出したり、実物の魚をおろす体験へのハードルを下げたりすることで、魚を調理したり、食べたりすることへの関心を高めています。

　アプリは、時間や場所の制約を受けることがなく、学校等の団体以外でも活用できます。今後も、社会環境の変化等に合わせて、ぎょしょく教育の普及を行うとともに、楽しみながら食育を学べる活動を進めていきます。

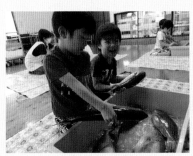

魚に触れる魚触

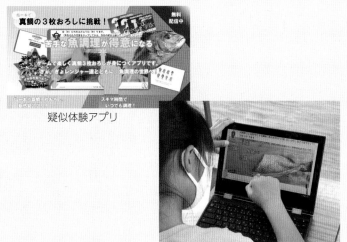

疑似体験アプリ

情報端末で三枚おろし体験

column コラム　　野菜摂取量の「見える化」の取組

　第4次基本計画では、健康寿命の延伸を目指す「健康日本21（第二次）」の趣旨を踏まえ、令和7（2025）年度までに、1日当たりの野菜摂取量の平均値を350g 以上とすることを新たに目標として設定しています。一方、現状は平均280g程度と約7割の人が目標量に達しておらず、これは日頃の食生活において、自分自身が摂取している野菜の量や不足している野菜の量を正しく把握できていないことが原因の一つと考えられます。

　そこで、「野菜の日（8月31日）」の特別企画として、日頃の野菜摂取状況が把握できる測定機器を、令和4（2022）年8月中旬から9月末まで農林水産省内に設置し、職員及び来庁者に対して日頃の食生活に適量の野菜を取り入れることが習慣となるような機会を作りました[1]。

　職員向けの取組結果を見ると、1回目の測定結果の平均が野菜摂取量の推定で305g程度であったのに対し、2回目以降の平均[2]は340g程度と35g程度上昇しました[3]。また、取組前・取組後のアンケート結果を比較すると、野菜を摂取するよう心がけているかという質問に対し、「とてもそう思う」又は「そう思う」と回答した人の割合は、取組前は51.5%だったのに対し、取組後は61.6%と、約10ポイント増加しました[4]。さらに、1回目の測定後に2回目の測定時における目標値の設定を促したグループ（①）と促さなかったグループ（②）で2回目の測定結果の平均を比較すると、①では平均25.4ポイント有意に上昇したのに対し、②では平均9.5ポイント上昇したものの有意差は認められませんでした。

　この取組結果から、野菜摂取状況を数値で「見える化」することで、日頃の食生活を見直す機会となり行動変容を促すことにつながったと推測されるとともに、目標値の設定を促すことは更なる意識改革と行動変容に寄与する可能性が示唆されました。

　なお、来庁者向けの取組結果を見ると、測定結果の平均が野菜摂取量の推定で280g程度となり、約7割の人が目標量に達しておらず、一般の20歳以上の平均とほぼ同じ結果でした。

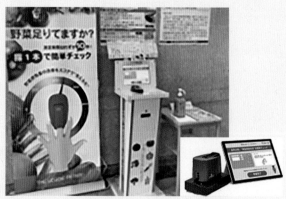

野菜摂取状況が把握できる測定機器

1　農林水産省の職員には期間中に複数回の測定を前提として、その結果の推移を個人ごとに記録するため、ID等の個人情報の入力が可能なベジメータを使用し、来庁者には個人情報の入力が不要なベジチェックを使用

2　期間中に2回以上測定した人の場合は、最も高い値を採用

3　1回目（1,239人）に比べて2回目（281人）は有効なデータが少ないことに留意する必要がある。

4　取組前（1,121人）に比べて取組後（413人）のアンケートの回答者が少ないことに留意する必要がある。

| 事例 | 地元の食材や食文化の魅力とともに、料理人の立場から進める、オンラインも活用した楽しく学ぶ食育活動（第6回食育活動表彰　農林水産大臣賞受賞） | 長田　勇久さん（愛知県） |

自ら経営する日本料理店を拠点として、持続可能な食につながる地域の食材と発酵文化の魅力、旬の大切さを料理人の立場から多くの人に伝えています。また、生産者や食品事業者と協力した公開講座の開催、伝統野菜や醸造文化の研究と発信、小中学校での栄養教諭等への料理講座の開催等、オンラインを活用しながら多彩な活動を展開しています。

料理人として生産と消費をつなぐことができる立場を生かし、地域の生産者や醸造文化の継承者たちの思いをくみ取るとともに、地産地消の推進など、食の循環を担う多様な主体とのつながりを深めています。

国内外の多くの方に活動の内容が伝わるように、日常の食事の振り返りや旬の食材に関する内容等のオンライン講座を行っているほか、SNS等のウェブ媒体を活用し、調理のイベントの様子などを情報発信しています。オンラインイベントでは参加者と意見交換を行うことにより、分かりやすく楽しい学びとなるよう工夫するとともに、アーカイブを残すことで振り返りができるようにしています。また、地元の食材や食文化に関する団体等に主体的に関わる中で、生産者や食品事業者との交流を行い生産物の知識を深めるとともに、自身が経営する日本料理店では、会話を通じて五感に直接訴えるようにするなど、食材、調理方法、食文化、旬の説明に時間をかけています。さらに、公開講座では、「愛知の食を学ぶ・楽しむ」をテーマに野菜の農家、畜産や水産加工業者、醸造業など多様な生産者を迎え、地元の食材の良さを伝える講座を実施しています。生産者の話を直接聞き、その食材を使ったお弁当を食べてもらうことで学生が地産地消を学ぶ機会を提供しています。

新型コロナウイルス感染症の影響下においては、早くからオンラインでの活動を取り入れてきましたが、今後は新型コロナウイルス感染症の収束も見据え、リアルとオンラインの取組の融合や、多様な分野と積極的に交流を進めていきます。

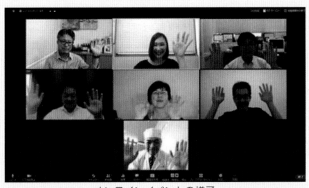
オンラインイベントの様子

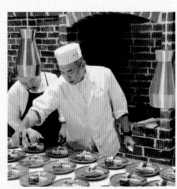
料理イベントの様子

第 2 部

食育推進施策の具体的取組

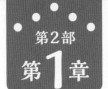

家庭における食育の推進

第1節 子供の基本的な生活習慣の形成

1 子供の基本的な生活習慣の状況

近年、「よく体を動かし、よく食べ、よく眠る」という、成長期の子供にとって必要不可欠と言われている基本的な生活習慣に乱れが見られ、体力、気力とともに学習意欲の低下を招く要因の一つと指摘されています。

文部科学省が小学校6年生と中学校3年生を対象に実施した令和4（2022）年度「全国学力・学習状況調査」によると、毎日、同じくらいの時刻に起きていない（「毎日、同じくらいの時刻に起きていますか」という質問に対し、「あまりしていない」又は「全くしていない」と回答した）小学生の割合は9.6％、中学生の割合は7.7％、毎日、同じくらいの時刻に寝ていない（「毎日、同じくらいの時刻に寝ていますか」という質問に対し、「あまりしていない」又は「全くしていない」と回答した）小学生の割合は18.5％、中学生の割合は20.0％でした。また、朝食を欠食することがある（「朝食を毎日食べていますか」という質問に対し、「あまりしていない」又は「全くしていない」と回答した）小学生の割合は5.6％、中学生の割合は8.1％と、一定割合を占めていました（図表2-1-1、2-1-2、2-1-3）。

図表 2-1-1 毎日、同じくらいの時刻に起きている小・中学生の割合

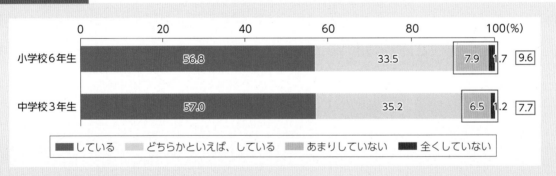

資料：文部科学省「全国学力・学習状況調査」（令和4 (2022) 年度）
注：（質問）あなたは、生活の中で次のようなことをしていますか。当てはまるものを1つずつ選んでください。「毎日、同じくらいの時刻に起きている」
　　（選択肢）「している」、「どちらかといえば、している」、「あまりしていない」、「全くしていない」

図表 2-1-2 毎日、同じくらいの時刻に寝ている小・中学生の割合

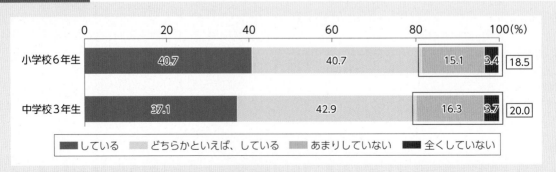

資料：文部科学省「全国学力・学習状況調査」（令和4 (2022) 年度）
注：（質問）あなたは、生活の中で次のようなことをしていますか。当てはまるものを1つずつ選んでください。「毎日、同じくらいの時刻に寝ている」
　　（選択肢）「している」、「どちらかといえば、している」、「あまりしていない」、「全くしていない」

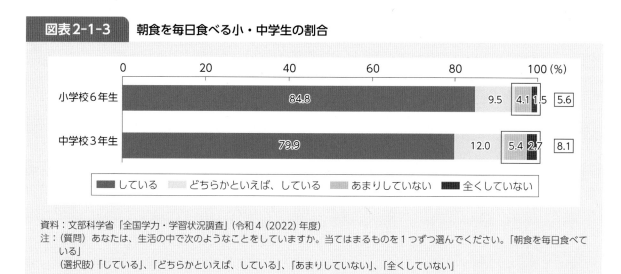

図表2-1-3　朝食を毎日食べる小・中学生の割合

小学校6年生　している 84.8　どちらかといえば、している 9.5　あまりしていない 4.1　全くしていない 1.5　[5.6]

中学校3年生　している 79.9　どちらかといえば、している 12.0　あまりしていない 5.4　全くしていない 2.7　[8.1]

■ している　□ どちらかといえば、している　▨ あまりしていない　■ 全くしていない

資料：文部科学省「全国学力・学習状況調査」（令和4（2022）年度）
注：（質問）あなたは、生活の中で次のようなことをしていますか。当てはまるものを1つずつ選んでください。「朝食を毎日食べている」
　　（選択肢）「している」、「どちらかといえば、している」、「あまりしていない」、「全くしていない」

第1章　家庭における食育の推進

　小・中学生の朝食欠食率は、近年は横ばい傾向となっています。また、「毎日、同じくらいの時刻に起きていない」、「毎日、同じくらいの時刻に寝ていない」小・中学生の割合も同様の推移が見られます（図表2-1-4、2-1-5、2-1-6）。

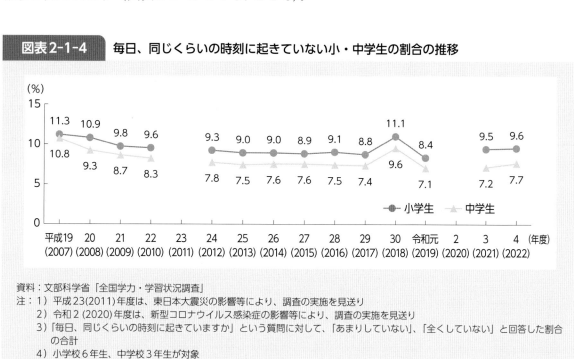

図表2-1-4　毎日、同じくらいの時刻に起きていない小・中学生の割合の推移

小学生：平成19（2007）11.3、20（2008）10.9、21（2009）9.8、22（2010）9.6、24（2012）9.3、25（2013）9.0、26（2014）9.0、27（2015）8.9、28（2016）9.1、29（2017）8.8、30（2018）11.1、令和元（2019）8.4、3（2021）9.5、4（2022）9.6

中学生：平成19（2007）10.8、20（2008）9.3、21（2009）8.7、22（2010）8.3、24（2012）7.8、25（2013）7.5、26（2014）7.6、27（2015）7.6、28（2016）7.5、29（2017）7.4、30（2018）9.6、令和元（2019）7.1、3（2021）7.2、4（2022）7.7

●— 小学生　▲— 中学生

資料：文部科学省「全国学力・学習状況調査」
注：1）平成23（2011）年度は、東日本大震災の影響等により、調査の実施を見送り
　　2）令和2（2020）年度は、新型コロナウイルス感染症の影響等により、調査の実施を見送り
　　3）「毎日、同じくらいの時刻に起きていますか」という質問に対して、「あまりしていない」、「全くしていない」と回答した割合の合計
　　4）小学校6年生、中学校3年生が対象

図表2-1-5　毎日、同じくらいの時刻に寝ていない小・中学生の割合の推移

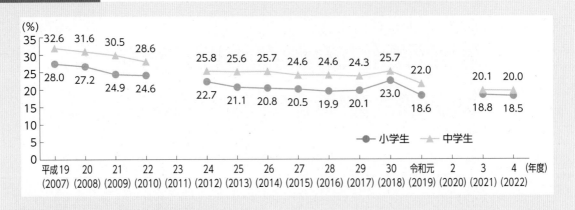

資料：文部科学省「全国学力・学習状況調査」
注：1）平成23(2011)年度は、東日本大震災の影響等により、調査の実施を見送り
　　2）令和2(2020)年度は、新型コロナウイルス感染症の影響等により、調査の実施を見送り
　　3）「毎日、同じくらいの時刻に寝ていますか」という質問に対して、「あまりしていない」、「全くしていない」と回答した割合の合計
　　4）小学校6年生、中学校3年生が対象

図表2-1-6　小・中学生の朝食欠食率の推移

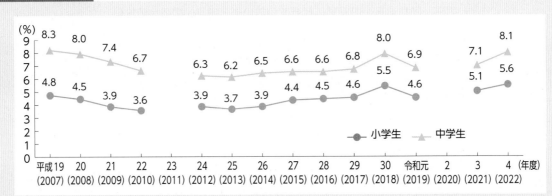

資料：文部科学省「全国学力・学習状況調査」
注：1）平成23(2011)年度は、東日本大震災の影響等により、調査の実施を見送り
　　2）令和2(2020)年度は、新型コロナウイルス感染症の影響等により、調査の実施を見送り
　　3）「朝食を毎日食べていますか」という質問に対して、「あまりしていない」、「全くしていない」と回答した割合の合計
　　4）小学校6年生、中学校3年生が対象

　同調査の結果によると、朝食を毎日食べている小・中学生と、全く食べていない小・中学生の間には、各教科の平均正答率の差が10～15ポイント程度あります（図表2-1-7）。また、スポーツ庁が小学校5年生と中学校2年生を対象に実施した令和4（2022）年度「全国体力・運動能力、運動習慣等調査」によると、毎日朝食を食べる子供ほど、体力合計点が高い傾向にあります（図表2-1-8）。

図表2-1-7　朝食の摂取と「全国学力・学習状況調査」の平均正答率との関連

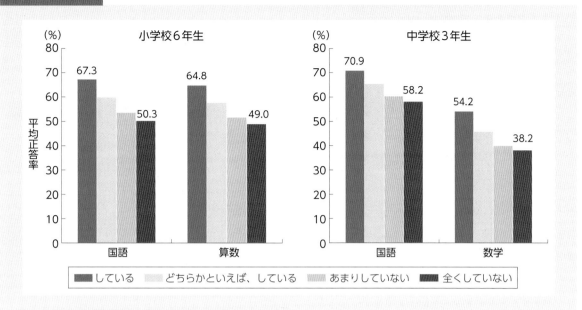

資料：文部科学省「全国学力・学習状況調査」（令和4（2022）年度）
注：（質問）「朝食を毎日食べていますか」
　　（選択肢）「している」、「どちらかといえば、している」、「あまりしていない」、「全くしていない」

図表2-1-8　朝食の摂取と「全国体力・運動能力、運動習慣等調査」の体力合計点との関連

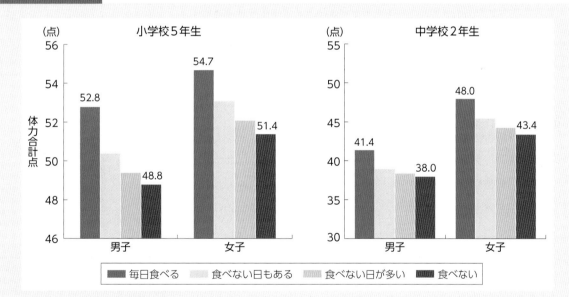

資料：スポーツ庁「全国体力・運動能力、運動習慣等調査」（令和4（2022）年度）
注：（質問）「朝食は毎日食べますか。（学校が休みの日も含める）」
　　（選択肢）「毎日食べる」、「食べない日もある」、「食べない日が多い」、「食べない」

2 「早寝早起き朝ごはん」国民運動の推進

（1）子供の生活習慣づくりの推進

　朝食をとることは、栄養補給だけではなく、脳や消化器官を目覚めさせ、体内時計のリズムを整えることになり、適切な生活習慣の育成と、心身の健康の保持につながります。

　文部科学省では、子供の健やかな成長に必要となる、十分な睡眠、バランスのとれた食事、適切な運動等、規則正しい生活習慣づくりを社会全体の取組として推進しています。

　令和4（2022）年度は、独立行政法人国立青少年教育振興機構と連携・協力し、「早寝早起き朝ごはん」国民運動を促進するための「早寝早起き朝ごはん」フォーラム事業を全国2か所で実施するとともに、中学生の基本的な生活習慣の維持・定着・向上を図るための「早寝早起き朝ごはん」推進校事業を全国11か所で実施しました。

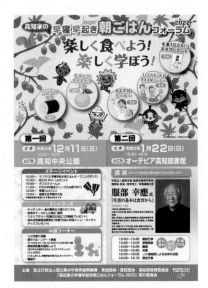

高知家の早寝早起き朝ごはん
フォーラム2022　チラシ

「早寝早起き朝ごはん」国民運動
（独立行政法人国立青少年教育振興機構）
URL：https://www.niye.go.jp/services/hayanehayaoki/

（2）「早寝早起き朝ごはん」全国協議会との連携による運動の推進

　「早寝早起き朝ごはん」全国協議会（以下「全国協議会」という。）は、平成18（2006）年に発足し、幅広い関係団体や企業等の参加を得て、「早寝早起き朝ごはん」国民運動を文部科学省と連携して推進しています。令和5（2023）年2月現在、全国協議会の会員団体数は317で、様々な年齢層の子供や保護者に向けたガイドブックの作成・配布、全国フォーラム・総会の企画・運営等、子供の基本的な生活習慣の確立や生活リズムの向上につながる取組を展開しています。

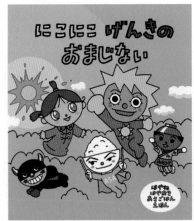

大型絵本「にこにこ　げんきの　おまじない」©やなせスタジオ

　令和4（2022）年度は、独立行政法人国立青少年教育振興機構、体験の風をおこそう運動推進委員会、全国協議会の三者が連携し、「未来を拓く子供応援フォーラム」を開催しました。同フォーラムは、青少年教育関係者をはじめとした多くの方々に、青少年期における体験の重要性や基本的生活習慣を身に付けることの重要性について理解を深めていただくことを目的としています。

事例

「基本的生活習慣の確立をめざして～朝ごはんの大切さ・朝ごはん実習～」（「早寝早起き朝ごはん」推進校事業）

大阪府羽曳野市立高鷲 南 中学校
<small>はびきのし　たかわしみなみ</small>

　高鷲南中学校では、生徒の基本的な生活習慣の確立を目指して、朝ごはん摂取の重要性に対する意識の向上や、睡眠の確保やスマホ・ゲームの利用時間の短縮といった生活習慣の改善に向けた取組を実施しました。

　その中でも、特に食育に関する取組として、全学年を対象とした「朝ごはん学習」や、生徒による「朝ごはんあいさつ運動」、生徒自らが考案した朝ごはんのレシピをまとめた「朝ごはんレシピブック」の作成、栄養教諭が作成した指導案を基に生徒が実際に朝食作りを体験する「朝ごはん実習」など、教職員や生徒が主体となり、朝食摂取の重要性や朝食の具体例についての周知に係る活動を行いました。

　取組の推進に当たり、生活習慣全般に関するアンケート「元気調査」（4月、6月、9月、11月、1月実施）を通して、効果の検証を図りました。この調査において、「朝ごはんを食べていますか」の設問に対して「毎日食べる」又は「ほぼ食べる」と回答した生徒数の割合の年間の平均値は90％と、本取組における目標の95％には届きませんでしたが、「朝ごはんがなぜ重要か知っている」の設問では、「知っている」と回答した1年生の回答率が取組の前後で44％から95％に大きく上昇するなど、本取組による生徒の意識の向上が見られました。9割の生徒が朝ごはんの重要性を認識して摂取できているものの、1割の生徒については様々な家庭の事情で朝食摂取の習慣が確立できていないことが分かり、本取組を通して、個々の生徒への支援、保護者への個別アプローチや家庭支援機関との連携等、生活習慣の改善に向けた課題を明確にすることができました。

　また、校内における取組のほかに、本校通学区域において、幼稚園、小学校、中学校教職員を対象とした食育指導の専門家による「食育指導研修会」や、本校の栄養教諭が幼稚園、小学校を訪問して行う「食育指導」の実施、また全世帯に回覧される本校の広報誌「絆の街」の発行により、関係者が食育指導について共通のビジョンを持つことができ、保護者や地域住民、市の教育委員会、市の健康増進課といった幅広い連携の強化と意識の向上にもつながりました。

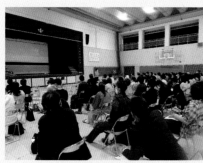
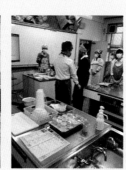
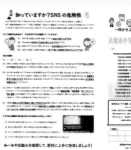
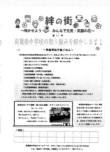

食育指導研修の様子　　　　朝ごはん実習の様子　　　　学校広報誌「絆の街」

第2節 家庭と地域等が連携した食育の推進

1 望ましい食習慣や知識の習得

　朝食を食べる習慣には、規則正しい就寝・起床などの基本的な生活習慣による影響が考えられ、親世代の朝食を食べない習慣が、朝食を食べない家庭環境に影響している可能性があることも指摘されています。

　文部科学省では、子供の生活習慣に関する情報の発信や食育を含む学習機会の効果的な提供等、地域における家庭教育支援の取組を推進しています。

　また、全国の教育委員会やPTA、子育て支援団体において活用できるよう、食育を含めた家庭教育に関する様々な資料等をウェブサイトに掲載しています。

「子供たちの未来をはぐくむ家庭教育」ライブラリ（文部科学省）
URL：https://katei.mext.go.jp/contents2/index.html

　大人だけなく子供においても偏った栄養摂取や不規則な食事などの乱れによる肥満や痩身傾向がみられることから、成育医療等の提供に関する施策の総合的な推進に関する基本的な方針（令和5（2023）年3月22日閣議決定。以下「成育医療等基本方針」という。）では、生涯を通じた健康づくりのスタートとなる重要な時期である学童期・思春期に、肥満ややせなど自身の体に関すること、運動や食生活などの生活習慣に関することなど、健康教育を推進することが求められています。成育医療等基本方針に基づく評価指標では「児童・生徒における肥満傾向児の割合」、「児童・生徒における痩身傾向児の割合」について、それぞれ減少することを目標として設定し、地方公共団体において健康課題に関する取組が推進されるよう、必要な支援を行うこととしています。

② 子供・若者の育成支援における共食等の食育推進

食育の取組は、日常生活の基盤である家庭において、確実に推進していくことが極めて重要です。特に、家族が食卓を囲んで共に食事をとりながらコミュニケーションを図ることは食育の原点であり、共食を通じて、食の楽しさを実感するだけでなく、食や生活に関する基礎を習得する機会にもなります。

政府では、「子供・若者育成支援推進大綱」（令和3（2021）年4月6日子ども・若者育成支援推進本部決定）に基づき、令和4（2022）年11月の「子供・若者育成支援推進強調月間」等の機会を通じて、国民運動の一環として、食育の推進、生活時間の改善等による基本的な生活習慣の形成を図っています。

また、内閣府男女共同参画局では、平成29（2017）年度に、子育て世代の男性の家事・育児等の中で、料理への参画促進を目的として開始した「"おとう飯（はん）"始めよう」キャンペーンを令和4（2022）年度も引き続き実施しました。令和4（2022）年度も継続して、地方公共団体のキャンペーンの取組をウェブサイトで情報発信していきました。

こうした取組を通じて、仕事と生活の調和（ワーク・ライフ・バランス）が推進されるとともに、男性の家事や育児への参画につながることが期待されます。

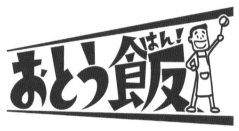

「"おとう飯（はん）"始めよう」
キャンペーンロゴマーク

「"おとう飯（はん）"始めよう」キャンペーン（内閣府）
URL：https://www.gender.go.jp/public/otouhan/index.html

"おとう飯（はん）"の心得

第3節　妊産婦や乳幼児に対する食育の推進

1　妊産婦に対する食育の推進

　妊娠期・授乳期においては、母子の健康の確保のために適切な食習慣の確立を図ることが重要です。特に、妊娠期の適切な体重増加量については、出生体重との関連が示唆されること等から、妊娠中の体重増加量が一律に抑制されることのないよう、肥満や痩身といった妊婦個々の体格に配慮した対応が求められています。

　このため、厚生労働省が、妊娠期・授乳期における望ましい食生活の実現に向けて作成した「妊産婦のための食生活指針[1]」は、妊産婦に対する健康診査や各種教室等における栄養指導に活用されてきました。同指針作成後の健康や栄養・食生活に関する課題、妊産婦を取り巻く社会状況等の変化を踏まえ、令和3（2021）年3月に同指針を改定しました。妊娠、出産、授乳等に当たっては、妊娠前からの健康なからだづくりや適切な食習慣の形成が重要であることから、改定後の指針の対象には妊娠前の女性も含むこととし、名称は「妊娠前からはじめる妊産婦のための食生活指針」としました。この指針は、妊娠前からの健康づくりや妊産婦に必要とされる食事内容のほか、妊産婦の生活全般、からだや心の健康等にも配慮した、10項目から構成されています。また、妊娠期における望ましい体重増加量については、「妊娠中の体重増加指導の目安」（令和3（2021）年3月8日日本産科婦人科学会）を参考として示しました。あわせて、リーフレットを作成し、普及啓発を行っています。

　妊婦と父親になる男性が共に、産前・産後の女性の心身の変化を含めた妊娠・出産への理解を深め、妊娠を機に家族全員の食生活を見直す機会となるよう、地方公共団体で行われる産前教室（パパママ教室）では、父親も参加しやすい日時に開催し、参加者に対して栄養バランスのとれた食事や減塩のポイント等の指導が行われています。

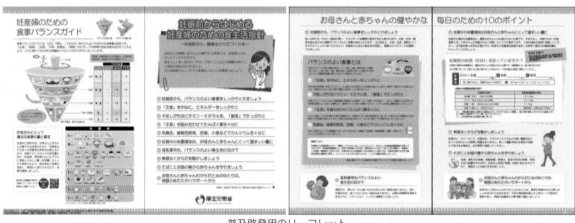

普及啓発用のリーフレット

2　乳幼児の発達段階に応じた食育の推進

　授乳期・離乳期は、子供の健康にとって極めて重要な時期であり、慣れない授乳や離乳食を体験する過程を支援することが親子双方にとって重要です。このため、厚生労働省では、妊産婦や子供に関わる保健医療従事者が授乳や離乳の支援に関する基本的事項を共有することで妊産婦への適切な支援を進めていくことができるよう、「授乳・離乳の支援ガイド[2]」を平成19

1　平成18（2006）年2月に「健やか親子21」推進検討会が作成
2　平成19（2007）年3月に「授乳・離乳の支援ガイド策定に関する研究会」が作成

（2007）年３月に作成しており、地方公共団体や医療機関等で活用されてきました。同ガイドは、平成31（2019）年３月に改定され、これまでよりも育児支援の視点を重視するとともに、食物アレルギー予防に関する支援についての記載を充実させるなど、内容を見直しました。あわせて、授乳や離乳について分かりやすく記載したリーフレットを作成し、一般の方への普及啓発を行っています。

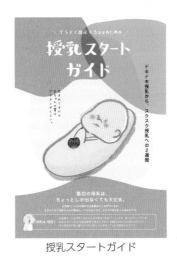
授乳スタートガイド

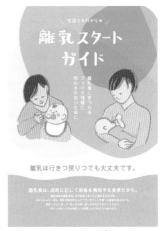
離乳スタートガイド

　地域では、市町村保健センターを中心に管理栄養士・栄養士等による乳幼児を対象とした栄養指導が実施されており、健康診査や各種教室等における保健・栄養指導を通じて、出産から離乳食の開始時期以降に至るまでの一貫した支援が図られるような取組を行っています。令和３（2021）年度に保健所及び市区町村で栄養指導を受けた乳幼児は1,465,525人[1]です。

　厚生労働省では、20世紀の母子保健の取組の成果を踏まえ、関係者、関係機関・団体が一体となって母子保健に関する取組を推進する国民運動計画として、平成13（2001）年に「健やか親子２１」を開始しました。平成18（2006）年３月の「「健やか親子２１」中間評価報告書」において、重点取組として食育の推進が位置付けられ、食育の取組を推進している地方公共団体の割合に関する指標が設定されました。平成27（2015）年４月からは「健やか親子２１（第２次）」を開始し、保健センター、保育所、学校、NPO等関係機関に加え、食品産業や子育て支援に関連する民間企業等も連携・協働し、子供だけでなく、幅広い対象者に向けた普及啓発が進められてきました。

　令和元（2019）年12月には、「成育過程にある者及びその保護者並びに妊産婦に対し必要な成育医療等を切れ目なく提供するための施策の総合的な推進に関する法律」（平成30年法律第104号。以下「成育基本法」という。）が施行され、成育過程にある者や妊産婦等に対する食育について、国及び地方公共団体が普及啓発等の施策を講ずるものとされました。成育基本法に基づき策定された成育医療等基本方針において、「健やか親子２１（第２次）」の普及啓発等を通じて、保育所、幼稚園、学校等と、家庭や地域等が連携した食育を推進する」と定め、成育過程にある者等に対する関係施策と連携して、食育を推進することが示されています。成育医療等基本方針は令和５（2023）年３月22日に変更され、「健やか親子２１」が成育医療等基本方針に基づく国民運動計画として新たに位置付けられました。引き続き、関係者と連携し、食育を含め、次代を担う健やかな子供たちを育む取組を推進していきます。

1　厚生労働省「令和３（2021）年度地域保健・健康増進事業報告」

第2部
第2章 **学校、保育所等における食育の推進**

第1節 学校における食に関する指導の充実

1 学校における食に関する指導体制の充実

　平成17（2005）年度から、食に関する専門家として児童生徒の栄養の指導と管理をつかさどることを職務とする栄養教諭が制度化されました。学校における食育を推進するためには、「食に関する指導の手引－第二次改訂版－」（平成31年3月）に基づき、栄養教諭を中心に全教職員が共通理解の下に連携・協力しつつ指導を展開することが重要です。公立小・中学校等の栄養教諭は、各都道府県教育委員会が、地域の状況を踏まえつつ、配置しています。令和4（2022）年5月1日現在で、全都道府県において6,843人の栄養教諭が配置されており、配置数は年々増加しています（図表2-2-1）。文部科学省は、全ての児童生徒が、栄養教諭の専門性を生かした食に関する指導を等しく受けられるよう、教育委員会等への栄養教諭の役割の重要性やその成果の普及啓発等を通じて、学校栄養職員[1]の栄養教諭への速やかな移行に引き続き努めています。また、栄養教諭配置の地域による格差を解消すべく、より一層の配置を促進しています（図表2-2-2）。

　令和3（2021）年度には、全都道府県・政令指定都市教育委員会、市区町村教育委員会における栄養教諭に期待する職務や役割等を調査し、全国の実態や課題等を把握しました。今後の栄養教諭の一層の配置促進と学校における食育の推進を図っていくこととしています。

　また、文部科学省では、広く学校における食育の推進への理解を深めるため、ウェブサイトにおいて、栄養教諭制度、小・中学生用食育教材等に関する情報提供を行っています。

図表2-2-1　公立小・中学校等栄養教諭の配置状況

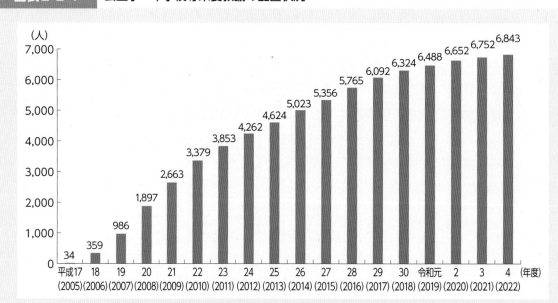

資料：文部科学省初等中等教育局健康教育・食育課調べ（平成27（2015）年度まで、各年度4月1日現在）
　　　文部科学省「学校基本調査」（平成28（2016）年度以降、各年度5月1日現在）
注：小・中学校等とは、小学校・中学校・義務教育学校・中等教育学校・特別支援学校を指す。

1　学校給食の栄養に関する専門的事項をつかさどる職員（「学校給食法」（昭和29年法律第160号）第7条）

図表2-2-2　公立小・中学校等栄養教諭及び学校栄養職員の配置数における栄養教諭の割合

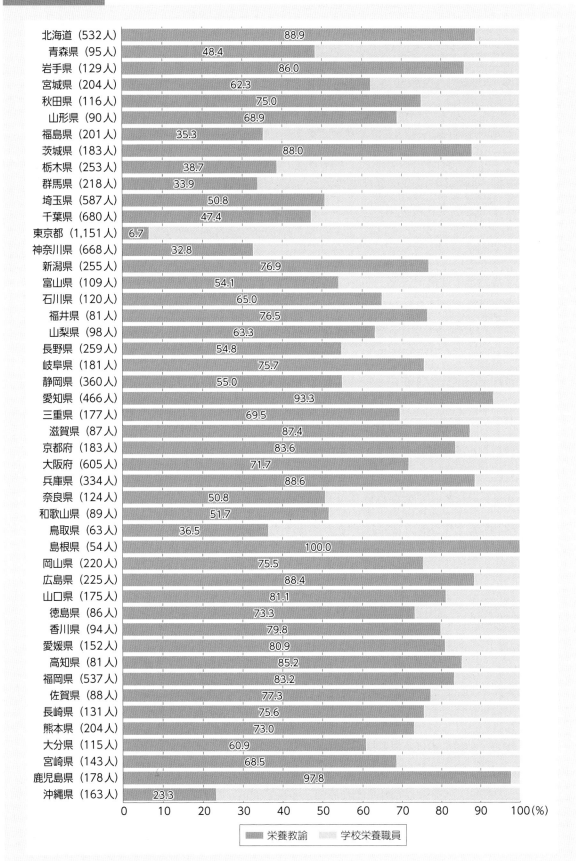

北海道（532人）　88.9
青森県（95人）　48.4
岩手県（129人）　86.0
宮城県（204人）　62.3
秋田県（116人）　75.0
山形県（90人）　68.9
福島県（201人）　35.3
茨城県（183人）　88.0
栃木県（253人）　38.7
群馬県（218人）　33.9
埼玉県（587人）　50.8
千葉県（680人）　47.4
東京都（1,151人）　6.7
神奈川県（668人）　32.8
新潟県（255人）　76.9
富山県（109人）　54.1
石川県（120人）　65.0
福井県（81人）　76.5
山梨県（98人）　63.3
長野県（259人）　54.8
岐阜県（181人）　75.7
静岡県（360人）　55.0
愛知県（466人）　93.3
三重県（177人）　69.5
滋賀県（87人）　87.4
京都府（183人）　83.6
大阪府（605人）　71.7
兵庫県（334人）　88.6
奈良県（124人）　50.8
和歌山県（89人）　51.7
鳥取県（63人）　36.5
島根県（54人）　100.0
岡山県（220人）　75.5
広島県（225人）　88.4
山口県（175人）　81.1
徳島県（86人）　73.3
香川県（94人）　79.8
愛媛県（152人）　80.9
高知県（81人）　85.2
福岡県（537人）　83.2
佐賀県（88人）　77.3
長崎県（131人）　75.6
熊本県（204人）　73.0
大分県（115人）　60.9
宮崎県（143人）　68.5
鹿児島県（178人）　97.8
沖縄県（163人）　23.3

0　10　20　30　40　50　60　70　80　90　100（%）

■栄養教諭　□学校栄養職員

資料：文部科学省「学校基本調査」（令和4（2022）年度）
注：1）（　）内の人数は、栄養教諭と学校栄養職員の合計人数
　　2）数値は栄養教諭割合
　　3）小・中学校等とは、小学校・中学校・義務教育学校・中等教育学校・特別支援学校を指す。
　　4）令和4（2022）年5月1日現在

第2章　学校、保育所等における食育の推進

2 学校における食に関する指導内容の充実

　学校における食に関する指導は、子供が食に関する正しい知識と望ましい食習慣を身に付けることができることを目指し、学校給食を活用しつつ、学校の教育活動全体を通じて行われています。

　また、小・中学校、高等学校等を通じて家庭科を必修科目等として位置付け、この中で実際の調理も含めた食に関する指導が全ての子供たちに行われています。

（1）栄養教諭による取組

　栄養教諭は、学校における食育推進の要として、食に関する指導と献立作成や衛生管理などの学校給食の管理を一体的に展開することにより、教育上の高い相乗効果をもたらしています。

ア　食に関する指導の連携・調整

　食は、各教科等で学習する内容に幅広く関わっています。栄養教諭は、各教科等の指導だけでなく、学校における食に関する全体的な指導計画の策定に中心的に携わるなど、教職員間の連携・調整の要としての役割を果たしています。そして、栄養教諭のみならず関係教職員が食に関する指導の重要性を理解し、必要な知識や指導方法を身に付けるとともに、十分な連携・協力を行うことにより、体系的・継続的に効果的な指導を行うことができます。

イ　各教科等における教育指導

　栄養教諭は、専門性を生かして、各学級担任や教科担任等との連携を図りながら積極的に指導を行っています。また、栄養教諭は、学校給食の管理業務も担っていることから、各教科等の授業内容と関連させた献立を作成し、学校給食を生きた教材として活用するなど、効果的な指導を行っています。

　学習指導要領においては、学校における食育の推進について、各教科等のそれぞれの特質に応じて適切に行うように努めることや、指導を通して、家庭や地域社会との連携を図りながら、日常生活において適切な健康に関する活動の実践を促し、生涯を通じて健康・安全で活力ある生活を送るための基礎が培われるよう配慮することとしています。また、教育課程の編成及び実施に当たっては、食に関する指導の全体計画を含む各分野における学校の全体計画等と関連付けながら、効果的な指導が行われるよう留意することも明記しています。

ウ　学校・家庭・地域における栄養教諭を中核とした取組

　子供の望ましい食生活の実践を目指して、栄養教諭等には、家庭や地域と連携した取組を行うことについても特に大きな成果が期待されています。

　具体的取組としては、保護者会等を通じた食に関する指導、給食便りやパンフレットの配布、農作業体験などの体験活動、料理教室、給食試食会など家庭や地域と連携した取組、PTAの積極的な取組を促すための働き掛け等が挙げられます。

　栄養教諭には、単独校調理場だけでなく、共同調理場を担当する者もおり、より広域の学校給食を管理していることを生かし、学校間や校種間の連携に大きな役割を果たしています。

　地域の児童生徒の食生活や生活習慣等の実態を把握し、児童生徒や各学校が抱える課題と食育推進のための方策を明らかにし、栄養教諭と各学校の給食主任等が連携するための組織を構

築することで、地域全体の食育を推進しています。

（2）食に関する学習教材等の作成

　幼児教育において、食育の基礎を育むとともに、高等学校においても、小・中学校と同様に学校教育活動全体を通じて食育の推進を図ることとし、幼児教育から高等学校まで、切れ目のない食育を推進し、子供の健康な食習慣、生活習慣の定着を図っていくことが大変重要です。

　このため、文部科学省では、各学校において、児童生徒の望ましい食習慣の形成等、食に関する指導の充実に資するため、「食に関する指導の手引－第二次改訂版－」を作成するとともに、各教科等における食に関する指導において使用する小・中学生用食育教材等や、高校生用健康教育教材を作成しています。また、小・中学生用食育教材においては、学級担任等が栄養教諭と協力し、授業等の時間に食に関する指導を効果的に行うことができるよう、指導上のポイント等をまとめた指導者用資料も作成するとともに、編集可能な媒体でウェブサイトに掲載し、各学校の指導に応じた活用を促進しています。

（3）食育を通じた健康状態の改善等の推進

　近年、子供の食を取り巻く社会環境が変化し、栄養の偏りや朝食欠食といった食習慣の乱れ等に起因するやせや肥満、生活習慣病等の増加が指摘されています。

　栄養教諭は、学級担任、養護教諭、学校医、学校歯科医等と連携して、保護者の理解と協力の下に、偏食のある子供、やせや肥満傾向にある子供、食物アレルギーを有する子供、スポーツをしている子供等に対しての個別的な相談指導や食と健康に係る必要な知識の普及等を行うなど、健康に関する課題の改善に向けた取組を行っています。

　令和3（2021）年2月には、「学校給食実施基準」（平成21年文部科学省告示第61号）を一部改正しました。食品構成については、児童生徒一人一回当たりの栄養量の摂取基準である「学校給食摂取基準」を踏まえ、多様な食品を適切に組み合わせて、児童生徒が各栄養素をバランスよく摂取しつつ、様々な食に触れることができるようにすることとしています。

第2節 学校給食の充実

1 学校給食の現状

　学校給食は、栄養バランスのとれた食事を提供することにより、子供の健康の保持・増進を図ること等を目的に実施されています。また、食に関する指導を効果的に進めるために、給食の時間はもとより、各教科や特別活動、総合的な学習の時間等における教材としても活用することができるものであり、大きな教育的意義を有しています。

　学校給食は、令和3（2021）年5月現在、小学校では18,923校（全小学校数の99.0%）、中学校では9,107校（全中学校数の91.5%）、特別支援学校等も含め全体で29,614校において行われており、約930万人の子供が給食を食べています（図表2-2-3）。学校給食実施校は着実に増加しており、引き続き学校給食の普及・充実が求められます。なお、文部科学省では、学校給食の意義、役割等について児童生徒や教職員、保護者、地域住民等の理解と関心を高め、学校給食の一層の充実と発展を図ることを目的に、毎年1月24日から30日までの1週間を「全国学校給食週間」と定め、文部科学省及び各学校等で様々な取組が行われています。また、全国学校給食週間広報動画の日本語版と英語版を作成し、広く普及・啓発を図っています。令和4（2022）年度は、文部科学省ウェブサイトやTwitter等のSNSを活用し、教育委員会等における取組を発信しました。

　また、食物アレルギーを有する児童生徒は増加傾向にあり[1]、学校給食における食物アレルギー対応について、文部科学省では、平成24（2012）年に発生した死亡事故を受けて開催した有識者会議の最終報告を踏まえ、学校におけるアレルギー対応の改善・充実のための資料として、「学校給食における食物アレルギー対応指針」、「学校のアレルギー疾患に対する取り組みガイドライン・要約版」及び「学校におけるアレルギー疾患対応資料（DVD）映像資料及び研修資料」を作成しました。全国の教育委員会や学校等への配布等を通じ、食物アレルギー等を有する子供に対する、きめ細かな取組を推進しています。

　新型コロナウイルス感染症に対応するため、「学校における新型コロナウイルス感染症に関する衛生管理マニュアル～「学校の新しい生活様式」～」等を作成し、学校給食の場面において、座席配置の工夫や適切な換気の確保等の措置を講じた上で、児童生徒等の間で会話を行うことも可能であることを令和4（2022）年11月に改めて示すなど、地域の実情に応じた取組を促しています。

　今般の学校給食における食材費高騰に対しては、令和4（2022）年4月に「原油価格・物価高騰等総合緊急対策」が取りまとめられ、新型コロナウイルス感染症対応地方創生臨時交付金の拡充により創設された「コロナ禍における原油価格・物価高騰対応分」及び9月に政府の物価高騰に対する追加策として地方創生臨時交付金に創設された「電力・ガス・食料品等価格高騰重点支援地方交付金」を積極的に活用し、保護者負担の軽減に向けた取組を進めるよう、各地方公共団体へ促しました。なお、令和4（2022）年7月末時点の保護者負担軽減に向けた取組状況では、実施又は実施を予定している地方公共団体が1,491（83.2%）、実施を予定していない地方公共団体のうち給食費の値上げを行う予定がない地方公共団体との合計は1,775（99.0%）との結果を得ました。

1　公益財団法人日本学校保健会ウェブサイト（学校のアレルギー疾患に対する取り組みガイドライン（令和元年度改訂P3））https://www.gakkohoken.jp/books/archives/226

| 図表2-2-3 | 学校給食実施状況（国公私立）|

区分		全国総数	完全給食		補食給食		ミルク給食		計	
			実施数	百分比	実施数	百分比	実施数	百分比	実施数	百分比
小学校	学校数	19,107	18,857	98.7	38	0.2	28	0.1	18,923	99.0
	児童数	6,223,394	6,165,176	99.1	4,620	0.1	4,567	0.1	6,174,363	99.2
中学校	学校数	9,955	8,867	89.1	26	0.3	214	2.1	9,107	91.5
	生徒数	3,231,091	2,838,825	87.9	4,526	0.1	76,728	2.4	2,920,079	90.4
義務教育学校	学校数	151	149	98.7	0	0.0	0	0.0	149	98.7
	児童・生徒数	58,706	57,170	97.4	0	0.0	0	0.0	57,170	97.4
中等教育学校（前期課程）	学校数	54	30	55.6	0	0.0	5	9.3	35	64.8
	生徒数	17,492	9,484	54.2	0	0.0	1,649	9.4	11,133	63.6
特別支援学校	学校数	1,157	1,023	88.4	1	0.1	9	0.8	1,033	89.3
	幼児・児童・生徒数	146,285	134,452	91.9	45	0.0	725	0.5	135,222	92.4
夜間定時制高等学校	学校数	555	288	51.9	77	13.9	2	0.4	367	66.1
	生徒数	65,872	15,245	23.1	2,646	4.0	13	0.0	17,904	27.2
計	学校数	30,979	29,214	94.3	142	0.5	258	0.8	29,614	95.6
	幼児・児童・生徒数	9,742,840	9,220,352	94.6	11,837	0.1	83,682	0.9	9,315,871	95.6

資料：文部科学省「学校給食実施状況調査」（令和3（2021）年度）
注：1）完全給食とは、給食内容がパン又は米飯（これらに準ずる小麦粉食品、米加工食品その他の食品を含む。）、ミルク及びおかずである給食
　　2）補食給食とは、完全給食以外の給食で、給食内容がミルク及びおかず等である給食
　　3）ミルク給食とは、給食内容がミルクのみである給食

2 地場産物等の活用の推進

　学校給食に地場産物を活用し、食に関する指導の教材として用いることにより、子供がより身近に、実感を持って地域の食や食文化等について理解を深め、食料の生産、流通に関わる人々に対する感謝の気持ちを抱くことができます。また、地場産物の活用は、生産地と消費地との距離が縮減されることにより、その輸送に係る二酸化炭素の排出量も抑制されるとともに、流通に要するエネルギーや経費の節減等環境負荷の低減にも寄与するものであり、SDGsの観点からも有効です。さらに、学校給食を始めとする学校教育に対する地域の生産者等の理解が深まることにより、学校と地域との連携・協力関係の構築にも寄与していることから、学校や地域において、地場産物を学校給食で活用する取組が積極的に進められています。一方で、地域によっては、価格が高いことや、一定の規格を満たした農産物を不足なく安定的に納入することが難しいことなどにより地場産物の使用量・使用品目の確保が困難な現状もあります。

　第4次基本計画では、生産者や学校給食関係者の努力を適切に反映するとともに、地域への貢献等の観点から、算出方法を食材数ベースから金額ベースに見直し、その割合を現状値（令和元（2019）年度）から維持・向上した都道府県の割合を90%以上とすることを目指すこととされました。また、子供たちへの教育の観点から、新たに栄養教諭による地場産物に係る食に関する指導の取組（学校給食の時間を使った直接の指導の取組、校内放送や学級担任への資料提供などによる指導の取組等）を増やすことを目標としました。令和4（2022）年度は、栄養教諭による地場産物に係る食に関する指導の平均取組回数は月10.5回でした。

令和4（2022）年度の学校給食における地場産物、国産食材の使用割合の全国平均は、金額ベースでそれぞれ56.5%、89.2%となっています（図表2-2-4）。都道府県別に見ると、地場産物の使用割合にはばらつきが見られます（図表2-2-5）。

図表2-2-4　学校給食における地場産物、国産食材使用割合の推移

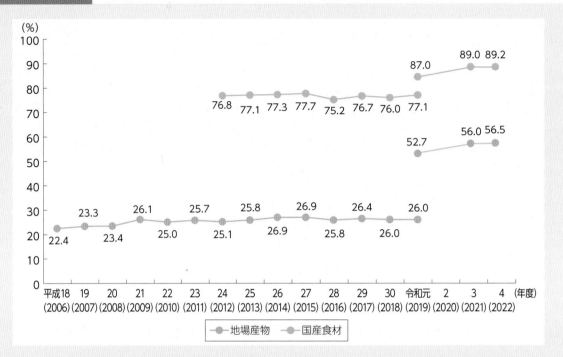

資料：令和元（2019）年度までは文部科学省「学校給食栄養報告」（食材数ベース）、令和元（2019）年度以降は文部科学省「学校給食における地場産物・国産食材の使用状況調査」（金額ベース）

図表2-2-5　学校給食における地場産物及び国産食材の使用割合（令和4（2022）年度）

都道府県	地場産物	国産食材	都道府県	地場産物	国産食材
北海道	71.4%	91.0%	滋賀県	52.6%	90.7%
青森県	70.2%	90.5%	京都府	18.6%	89.0%
岩手県	60.9%	93.0%	大阪府	6.9%	88.1%
宮城県	56.5%	87.3%	兵庫県	49.5%	85.8%
秋田県	47.5%	83.4%	奈良県	33.8%	83.2%
山形県	59.6%	90.4%	和歌山県	28.4%	89.4%
福島県	62.9%	87.9%	鳥取県	75.3%	95.7%
茨城県	74.4%	89.4%	島根県	75.5%	95.8%
栃木県	76.0%	94.5%	岡山県	61.7%	89.8%
群馬県	62.6%	87.2%	広島県	60.3%	89.4%
埼玉県	41.1%	86.3%	山口県	85.6%	96.3%
千葉県	54.4%	89.4%	徳島県	69.4%	88.0%
東京都	7.7%	87.5%	香川県	52.2%	86.0%
神奈川県	31.8%	84.1%	愛媛県	74.1%	93.4%
新潟県	61.4%	89.0%	高知県	60.2%	95.3%
富山県	57.0%	86.2%	福岡県	51.9%	83.4%
石川県	58.4%	92.7%	佐賀県	58.5%	87.8%
福井県	35.2%	90.1%	長崎県	72.5%	88.9%
山梨県	65.8%	87.3%	熊本県	64.2%	87.7%
長野県	69.2%	95.1%	大分県	69.0%	90.9%
岐阜県	60.3%	89.2%	宮崎県	66.3%	88.7%
静岡県	61.1%	91.7%	鹿児島県	66.2%	87.6%
愛知県	59.1%	89.1%	沖縄県	31.2%	75.5%
三重県	57.8%	90.7%	全国平均	56.5%	89.2%

資料：文部科学省「学校給食における地場産物・国産食材の使用状況調査」
注：金額ベース

第2章　学校、保育所等における食育の推進

文部科学省においては、令和3（2021）年度より、「学校給食地場産物使用促進事業」を実施し、学校給食における地場産物の使用に当たっての課題解決に資するための経費を支援するとともに、関係府省庁とも連携を図りながら、地場産物の活用を推進しています。

農林水産省では、学校給食等の食材として、地場産物を安定的に生産・供給する体制を構築するため、新しい献立・加工品の開発・導入実証等の取組への支援、生産者と学校等の双方のニーズや課題を調整する地産地消コーディネーターの育成や派遣を行っています。

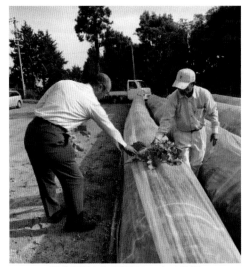

給食現場と生産現場をつなぐ体制
（地産地消コーディネーターによる出荷野菜の調整）

3 米飯給食の着実な実施に向けた取組

米飯給食は、子供が伝統的な食生活の根幹である米飯に関する望ましい食習慣を身に付けることや、地域の食文化を通じて郷土への関心を深めることなどの教育的意義を持つものです。令和3（2021）年度には、完全給食を実施している学校の100％に当たる29,214校で米飯給食が実施されており、約922万人が米飯給食を食べています。また、週当たりの米飯給食の回数は3.5回となっています（図表2-2-6）。

農林水産省では、次世代の米消費の主体となる子供たちに、米飯を中心とした「日本型食生活[1]」を受け継いでもらうため、米飯給食のより一層の推進を図っています。令和4（2022）年度は、前年度に引き続き米飯給食の拡大に向けた取組への支援として、各学校が米飯給食の実施回数を増加させる場合に、政府備蓄米の無償交付を実施しました。

なお、献立の作成に当たっては、多様な食品を適切に組み合わせて、児童生徒が各栄養素をバランスよく摂取しつつ様々な食に触れることができるように配慮することが大切です。

| 図表2-2-6 | 米飯給食実施状況（国公私立） |

区　分	平成20年度 （2008）	平成25年度 （2013）	平成30年度 （2018）	令和3年度 （2021）
学校数	31,094校 （31,140）	30,198校 （30,203）	29,553校 （29,553）	29,214校 （29,214）
実施率	99.9%	100%	100%	100%
実施回数 （週当たり）	3.1回	3.3回	3.5回	3.5回

資料：文部科学省「米飯給食実施状況調査」
注：1）調査対象は、完全給食を実施している学校（国立・公立・私立）のうち、5月1日現在で米飯給食を実施している学校とする。
　　2）（　）内は、5月1日現在の完全給食実施状況の数であり、実施率は、完全給食に対する比率である。

1　ごはん（主食）を中心に、魚、肉、牛乳・乳製品、野菜、海藻、豆類、果物、お茶など多様な副食（主菜・副菜）等を組み合わせた、栄養バランスに優れた食生活

| 事例 | 学校給食における地場産物の活用について |

島根県雲南市

　島根県雲南市では、令和元（2019）年に市内に６つあった給食センターが３つに統合されることをきっかけに、平成30（2018）年度及び令和元（2019）年度に地産地消コーディネーター（以下「コーディネーター」という。）の派遣を受け、地場産物の供給体制の見直しを行いました。具体的には、給食センターまでの距離が遠くなり、納入困難になる生産者がいることから、地元の直売所に一時的に農産物を保管できる保冷庫を整備するなど、４か所の保冷庫を集荷場として活用することで生産者の負担軽減を図りました。また、市は自ら農政課と教育委員会にコーディネーターを配置し、コーディネーターが栄養教諭に対して地場産野菜の特徴や品種の情報提供を行うとともに、生産者に対しては調理現場で出た課題を伝え、作付品種を統一したり、品質が悪い場合には生産指導員が直接農家に栽培指導を行ったりするなどの改善を図りました。

　その結果、統合した給食センターだけでなく、市全体で学校給食での地場産野菜の使用割合（重量ベース）が増加し、平成29（2017）年度の36.4％から令和３（2021）年度には54.0％となりました。また、生産者と給食センターの間の調整業務をコーディネーターが担うことにより、栄養教諭が生徒への食育に注力できるようになりました。例えば、生産者への取材を基にした動画及び食育だよりの作成、地場産物を多く取り入れた献立を提供する「雲南☆まいもんの日」、「雲南市地産地消月間」等の取組を行っています。さらに、納入される野菜の中には天候や献立の影響で余剰が発生するものがあることや、消費者から給食用野菜を購入したいとの要望があったことを踏まえ、令和３（2021）年に地元の生産者グループが中心となり、「雲南市給食向け野菜栽培者マーク」（給食用野菜を栽培している生産者の商品であることが識別できるマーク）を考案しました。マークを付けた野菜は市内の直売所等で広く販売され、生産者の所得向上にもつながっています。

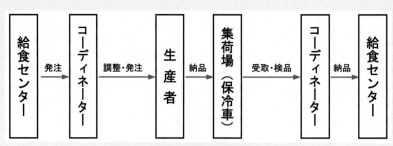

雲南市における地場産野菜の納入体制

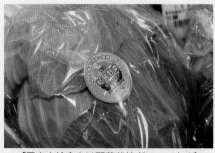

「雲南市給食向け野菜栽培者マーク」が
付けられた野菜

第3節 就学前の子供に対する食育の推進

1 保育所における食育の推進

（1）子供の育ちを支える食育 −養護と教育の一体性の重視−

保育所における食育は、「保育所保育指針」（平成29年厚生労働省告示第117号）において、健康な生活の基本としての「食を営む力」の育成に向け、その基礎を培うことを目標としています。そして、子供が毎日の生活と遊びの中で、食に関わる体験を積み重ね、食べることを楽しみ、食事を楽しみ合う子供に成長していくこと等に留意し、保護者や地域の多様な関係者との連携及び協働の下で実施しなければならないとしています。

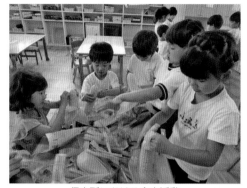

保育所における食育活動
（食材に触れる子供たち）

平成29（2017）年4月に策定した「保育士等キャリアアップ研修ガイドライン」では、専門分野別研修の一つとして「食育・アレルギー対応」分野を位置付け、その専門分野に関するリーダー的職員を育成しています。

また、保育所での食育の推進や食物アレルギーの対応に当たっては、栄養士の専門性を生かした対応が重要であることから、保育所の運営費を補助する公定価格において、栄養士を活用して給食を実施する施設に対し、取組に必要な経費を加算する栄養管理加算を平成27（2015）年度に創設しました。令和2（2020）年度には栄養管理加算の更なる充実を図り、保育所における食育やアレルギー対応の取組を一層推進しています。

（2）食を通した保護者への支援

子供の食を考えるとき、保育所だけではなく、家庭と連携・協力して食育を進めていくことが不可欠です。食に関する子育ての不安・心配を抱える保護者は決して少なくありません。「保育所保育指針」では、保護者に対する支援を重視しています。保育所には、今まで蓄積してきた乳幼児期の子供の食に関する知識、経験及び技術を「子育て支援」の一環として提供し、保護者と子供の育ちを共有し、食に関する取組を進める役割を担うことが求められています。

さらに、保育所は、「児童福祉法」（昭和22年法律第164号）第48条の4の規定に基づき、保育所の行う保育に支障がない限りにおいて、地域の実情や当該保育所の体制等を踏まえ、保育所に入所していない子供を育てる家庭に対しても、子育て支援を積極的に行うよう努めることが期待されており、食を通した子育て支援として、次のような活動が展開されています。

① 食を通した保育所機能の開放（調理施設活用による食に関する講習などの実施や情報の提供、体験保育等）
② 食に関する相談や援助の実施
③ 食を通した子育て家庭の交流の場の提供及び交流の促進
④ 地域の子供の食育活動に関する情報の提供
⑤ 食を通した地域の人材の積極的な活用による地域の子育て力を高める取組の実施

これらの活動により、食を通して保護者同士の交流の場の提供や促進を図っていくことで、保護者同士の関わりの機会が提供され、食に対する意識が高まることが期待されます。また、

多くの保育所で、育児相談や育児講座等を通し、保護者の育児不安を軽減する活動が展開されています。

（3）子供の発育・発達を支援する食事の提供

　近年は、保護者の就労形態の変化に伴い、保育所で過ごす時間が増加している子供も多く見られるようになり、家庭とともに保育所も、子供のための大切な生活の場となっています。そのため、保育所で提供される食事は乳幼児の心身の成長・発達にとって大きな役割を担っています。

　厚生労働省では、保育所を始めとする児童福祉施設において「児童福祉施設における食事の提供ガイド」、「保育所における食事の提供ガイドライン」を参考に、子供の健やかな発育・発達を支援するなどの観点から適切に食育が実施されるよう、周知啓発に取り組んでいます。

　また、乳幼児期の特性を踏まえた保育所におけるアレルギー疾患を有する子供への対応の基本を示すものとして平成23（2011）年に作成された「保育所におけるアレルギー対応ガイドライン」が、各保育所で活用されています。同ガイドラインについては、平成31（2019）年4月に改訂を行い、保育所におけるアレルギー対応に関する、子供を中心に据えた、医師と保護者、保育所のコミュニケーションツールとして「保育所におけるアレルギー疾患生活管理指導表」の位置付けを明確化するなど、保育の現場における実用性を重視した内容に見直しました。

　さらに、子供の食を通じた健康づくりの推進を図るため、児童福祉施設の給食関係者等を対象とし、「児童福祉施設給食関係者研修」を開催しています。令和4（2022）年度は、児童福祉施設における栄養管理及び乳幼児、保護者の栄養・食生活に関する支援についての情報共有、保育所におけるアレルギー対応の事例紹介等を内容としたオンライン研修を開催し、約2,300名の参加申込者が研修を受講しました。

2　幼稚園における食育の推進

　幼児期における教育は、生涯にわたる人格形成の基礎を培う重要なものです。この時期に行われる食育では、食べる喜びや楽しさ、食べ物への興味や関心を通じて自ら進んで食べようとする気持ちが育つようにすることが大切です。

　幼稚園における食育については、平成20（2008）年3月に改訂された「幼稚園教育要領」に記載され、平成29（2017）年3月に改訂された要領においても充実が図られています。具体的には、心身の健康に関する領域「健康」において、「先生や友達と食べることを楽しみ、食べ物への興味や関心をもつ」ことが指導する内容とされています。また、幼児の発達を踏まえた指導を行うに当たって留意すべき事項として、「健康な心と体を育てるためには食育を通じた望ましい食習慣の形成が大切であることを踏まえ、幼児の食生活の実情に配慮し、和やかな雰囲気の中で教師や他の幼児と食べる喜びや楽しさを味わったり、様々な食べ物への興味や関心をもったりするなどし、食の大切さに気付き、進んで食べようとする気持ちが育つようにすること。」とされています。

　こうした幼稚園教育要領の趣旨を、各種研修等を通じて幼稚園教諭等に周知し、幼稚園における食育の充実を図っています。

3 認定こども園における食育の推進

認定こども園[1]における食育については、「幼保連携型認定こども園教育・保育要領」（平成29年内閣府・文部科学省・厚生労働省告示第1号）において、指導する内容や目標が示されており、各園において食育の計画を作成し、教育・保育活動の一環として位置付けるとともに、創意工夫を行いながら食育を推進していくことが求められています。

特に同要領の第3章においては、食育の推進として、「食育のための環境」や「保護者や関係者等との連携した食育の取組」について明記されています。食育は幅広い分野にわたる取組が求められることに加え、家庭状況や生活の多様化といった食をめぐる状況の変化を踏まえると、より一層きめ細やかな対応や食育を推進しやすい社会環境づくりが重要です。

認定こども園では、栄養教諭や栄養士、調理員等がその専門性を生かし、保育教諭等と協力しながら、食育における様々な関係者と多様に、かつ、日常的に連携を図るよう努め、各園の実態に応じた取組が工夫されています。

第2章 学校、保育所等における食育の推進

---

1 就学前の子供を保育の必要の有無にかかわらず受け入れ、教育と保育を一体的に提供する、いわば幼稚園と保育所の両方の機能を併せ持ち、保護者や地域に対する子育て支援も行う施設

事例

「食」から始まり、つながる気付きと学びの輪

社会福祉法人幌北学園（こうほく）　下落合そらいろ保育園（しもおちあい）（東京都）

　下落合そらいろ保育園は東京都新宿区にあり、食を身近に感じられる保育の環境づくりに力を入れ、こどもたちが自分で考え、行動する力を育む食育に取り組んでいます。

　食への関心を深める保育の環境作りとして、ガラス張りの調理室を設置し、調理室の前におままごとのコーナーを作りました。こどもたちは、調理室から漂う料理の匂いを感じて、調理室内にある食材や調理の様子を見に行きます。そこから食材や調理への興味がわいて、おままごとコーナーで友達との料理のごっこ遊びを展開していきます。

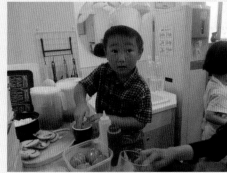
おままごとコーナーでのごっこ遊び

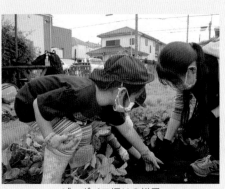
ジャガイモ掘りの様子

　また、植物や畑の肥えた土を見たり触れたりする機会として、畑でのジャガイモの収穫体験を行っています。これまで園では体験する機会がなかったことから、こどもたちはジャガイモへの興味を持ち、収穫したジャガイモを使って郷土料理を作りました。

　さらに、いのちを考える視点からの食育活動として、釣り遊びや市場の競りごっこを通して、魚が食卓に並ぶまでの過程を学んでいます。調理員が魚をさばいた時には、こどもたちはうろこを実際に触って喜んだり、大きな骨があることに驚いたりしました。こどもたちの発見や気付きを踏まえて、魚の骨を使用した堆肥作りを行うなど、自然の恵みとしての食材にも触れ、いのちを育む営みにつながる食育にも取り組んでいます。

　このように、日常生活の一部として身近に自然に関わることで、自らの感覚で食材を意識するようになり、自然と食事のつながりに気付いていきます。今後も、園や地域の特徴を生かし、一人一人のこどもたちが豊かな感性を育み、「食」を楽しむ体験ができる食育活動を発展・継続していきたいと考えています。

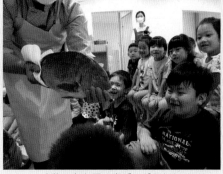
本物の魚を見て喜ぶこどもたち

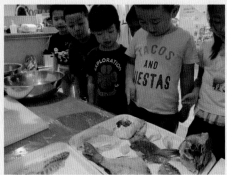
骨って大きいね！

事例

地域の特徴を活かした食育の取組
「牛さん、ありがとう」感謝の気持ちと食べ物を大切にする気持ちを育む活動

上板町立高志幼稚園（徳島県）

　幼稚園における食育は、食べる喜びや楽しさを味わい、様々な活動を通して食べ物への興味や関心をもったりするなどし、食の大切さに気付き、自ら進んで食べようとする気持ちが育つようにすることが大切です。

　本園は、徳島県の北東部に位置する上板町にありすぐ横には吉野川が流れ豊かな自然に恵まれています。農業・畜産業など一次産業が盛んな地域で、幼稚園や小学校とのつながりも深く、幼児の生活や遊びにも大きく関わりがあり、地域の特性を活かした活動が多く行われています。

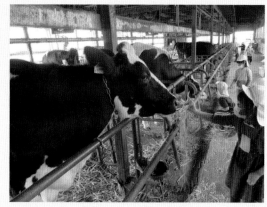

サリーちゃんへの餌やり

　その一つの活動が牛舎見学です。校区内にある牛舎へ歩いて見学に行き、餌やりや乳搾りを体験しています。令和元（2019）年度には赤ちゃん牛が生まれ、幼児に名前を付けさせてくれました。幼児は、牛の特徴をよく見ながら多くの名前を考え、その中から牛の名前は「イーストウッド　ピンクロ　ミル　モモ　サリー」（以下「サリーちゃん」という。）に決まりました。

　令和4（2022）年度の見学では、卒園した幼児が「サリーちゃん」と命名した話をすると、「幼稚園に写真がある牛やなあ。」、「サリーちゃん、かわいい。」などとサリーちゃんに話しかけながら、餌やりをしました。酪農家の方から、「お母さん牛が赤ちゃん牛のために出している乳を、みんなは牛乳として飲んでいる。」、「牛から出た乳は工場に運ばれ、牛乳となって、みんなの給食として出されている。」と教えてもらったり、「牛乳や野菜を残さず食べてほしい。」という願いを聞いたりしました。幼児は「ありがとう。また、来るね。」と牛に感謝をしながら、牛をなでて園に帰ってきました。帰園後、「さっきの牛さんの牛乳かなあ。」と言いながら給食の牛乳を残さずに飲めるようになった幼児や、毎日飲んでいる牛乳と身近にいる牛が

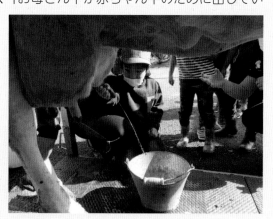

乳搾りを体験している様子

結び付いたことで「いつもよりおいしい。」と話す幼児もいました。

　これらの活動を通して、幼児に「食べ物への感謝の気持ち」や「食べ物を大切にする気持ち」が育まれたと同時に、地域と園の結びつきがより深くなったように感じられました。今後も地域の特性を生かした活動を通して、幼児の食べ物への感謝の気持ちや、食べ物を大切にする気持ちが育まれるよう、取り組んでいきたいと思います。

事例

サツマイモの栽培を通して、育てる大切さに気付き、感謝の気持ちを持つ
～食育活動の中で、探究心を培う～

幼保連携型認定こども園　元総社幼稚園（群馬県）

　元総社幼稚園では、自然とのふれあいを大切にした食育活動に取り組んでいます。園には、こどもたちがサツマイモやジャガイモの栽培から収穫までを体験できる専用の農園があり、毎年6月には4種類のサツマイモ（紅はるか、紅あずま、シルクスイート、ふくむらさき）を苗から植え付けを行います。また、収穫までの期間には畑の様子を観察し、秋にはサツマイモ掘りを行い、収穫されたサツマイモを園で調理し、給食として提供しています。

　令和3（2021）年度に、こどもたちにサツマイモの種類について話したところ、「しっとり系のサツマイモが食べてみたい。」、「ねっとり系のサツマイモが食べてみたい。」等の声があがりました。そこで、サツマイモの見た目や味の違いを感じることで生長過程にも興味が持てるよう、スイートポテトや焼き芋等、給食の献立を工夫してこどもたちに提供しました。

　令和3（2021）年度にこどもたちが興味を持った様子を踏まえ、令和4（2022）年度は食べてみたいサツマイモ、育ててみたいサツマイモの種類をこどもたちと一緒に選ぶことから始めました。また、サツマイモを育てるだけでなく、サツマイモを洗う活動を取り入れ、太さや長さ、重さを測定、観察して記録しました。

　それぞれのサツマイモを食べ比べた園児は、「紅はるかは、切ると白いよ。紅あずまは黄色いよ。」と色の違いに気付き、「紅はるかが甘くておいしい。」、「シルクスイートはしっとりしている。」、「ふくむらさきは色が違う。」といった感想も聞かれました。いろいろな種類のサツマイモを植え、サツマイモの品種間の比較を行ったことで、こどもたちに観察する力が養われ「なぜ」という不思議に思う気持ちが芽生えました。さらに、サツマイモを通して調べたり、考えたり、話し合ったりといった、生きるために必要な意欲、探究心等がこどもたちの中に、育まれていきました。

　今後も、これまでの食育活動を継続し、こどもたちの声を更に聞いて対話を続けながら、観察力を伸ばす食育の取組を実践していきたいと考えています。

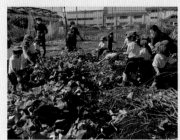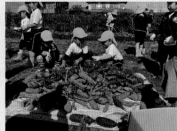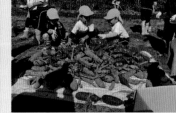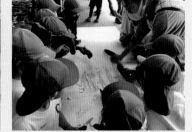

サツマイモ掘りの様子　　　　　　　　　　　　　サツマイモを観察する様子

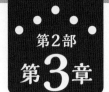

第2部 第3章 地域における食育の推進

第1節 健全な食生活の実践を促す食育の推進

❶ 「食育ガイド」等の活用促進

「食育ガイド」は、「「食べること」は「生きること」」とし、乳幼児から高齢者に至るまで、ライフステージのつながりを大切にし、生涯にわたりそれぞれの世代に応じた食育の実践を促すため、平成24（2012）年3月に作成・公表（平成31（2019）年3月に改訂）されたものです。食べ物の生産から食卓までの「食べ物の循環」やライフステージを踏まえた「生涯にわたる食の営み」等を図示し、各ステージに応じた具体的な取組を提示しています。

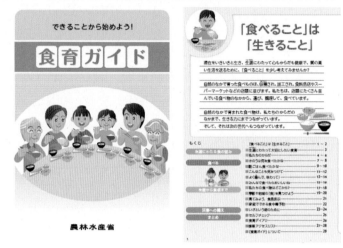

「食育ガイド」

農林水産省では、国民一人一人が自らの食生活の振り返りを行い、実践に向けた取組の最初の一歩を踏み出すことができるよう、「食育ガイド」をウェブサイトに掲載し、普及啓発を図っています。

国民一人一人の健康の増進や生活の質（QOL）の向上、食料の安定供給の確保を図るための指針である「食生活指針」について、平成28（2016）年6月に一部改定を行いました。これは、平成12（2000）年3月の、当時の文部省、厚生省及び農林水産省による決定から16年が経過し、この間に、「食育基本法」の制定、「健康日本21（第二次）」の開始、「和食；日本人の伝統的な食文化」のユネスコ無形文化遺産登録等の食生活に関する幅広い分野での施策に進展があったためです。この一部改定に合わせ、国民一人一人が、バランスのとれた食事を中心に、食料生産・流通から食卓、健康までを視野に入れた食生活を実践していけるよう、「食生活指針」の項目ごとに具体的に取り組むべき内容を「解説要領」としてまとめました。

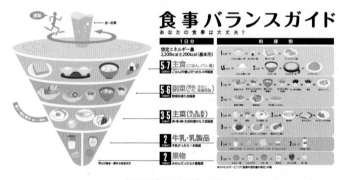

「食事バランスガイド」

平成17（2005）年6月に、厚生労働省と農林水産省により「食生活指針」を具体的な行動に結び付けるために策定された「食事バランスガイド」は、食事の望ましい組合せやおおよその量をイラストで分かりやすく示したものです。一人一人が食生活を見直すきっかけになるものとして、より多くの人に活用されることが重要であり、地方公共団体におけるヘルシーメニューの普及啓発等、地域の特性に応じた食環境の整備においても活用されています。

農林水産省では、地方農政局等における食育に関するイベント等で、「食事バランスガイド」の活用のための講座や、地域の特性を盛り込んだ「地域版食事バランスガイド」の紹介等を行っています。

食育ガイド（農林水産省）
URL：https://www.maff.go.jp/j/syo
kuiku/guide/guide_201903.h
tml

食生活指針（農林水産省）
URL：https://www.maff.go.jp/j/syo
kuiku/shishinn.html

食事バランスガイド（農林水産省）
URL：https://www.maff.go.jp/j/bala
nce_guide/index.html

2 栄養バランスに優れた「日本型食生活」の実践の推進

「日本型食生活」とは、ごはん（主食）を中心に、魚、肉、牛乳・乳製品、野菜、海藻、豆類、果物、お茶等、多様な副食（主菜・副菜）等を組み合わせた、栄養バランスに優れた食生活をいいます。日本の気候風土に適した多様性のある食生活として、生活する地域や日本各地で生産される豊かな食材を用いており、旬の食材を利用して季節感を取り入れることや、地域の気候風土に合った郷土料理を活用すること、ごはんを中心に洋風や中華風等、多彩な主菜を組み合わせることにより、幅広く食事を楽しむ要素を有しています。また、栄養バランスに優れているといったメリットがあります。

近年、ライフスタイルが多様化しており、家庭での調理のみを前提とせずに、ごはんと組み合わせる主菜、副菜等に、惣菜、冷凍食品、レトルト食品、合わせ調味料等を活用することでも、「日本型食生活」を実践することが可能となりました。

農林水産省では、こうした「日本型食生活」の実践等を促進するため、セミナーの開催や食生活相談等地域の実情に応じた食育活動に対する支援を行っています。また、「日本型食生活」の中心となるごはんについては、各種SNSを活用した「やっぱりごはんでしょ！」運動や農林水産省の職員がYouTuberとして情報発信する「BUZZ MAFF」における農林水産大臣や芸能人が出演する動画の投稿等、米の消費を喚起する取組を実施しました。さらに、米の機能性など「米と健康」に着目した「ごはんで健康シンポジウム」が令和4（2022）年12月に開催され、ごはん食は粒食で消化がゆっくり進むため、満腹感が持続するとともに、エネルギー源であるブドウ糖を安定的に供給できることなど、ごはん食の効果について発表がなされました。

米の消費拡大情報サイト「やっぱりごはんでしょ！」（農林水産省）
URL：https://www.maff.go.jp/j/syouan/keikaku/soukatu/goh
an.html

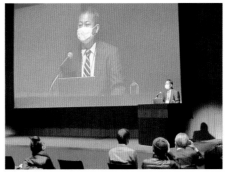

「ごはんで健康シンポジウム」の様子

第2節　地域や職場における食育の推進

1 健康寿命の延伸につながる食育の推進

　厚生労働省では、平成25（2013）年度から開始した国民健康づくり運動である「健康日本21（第二次）」において、健康寿命の延伸と健康格差の縮小の実現を目指し、主要な生活習慣病の発症予防と重症化予防の徹底に関する項目や、栄養・食生活、身体活動・運動等に関する53項目の目標を設定しています。例えば、適正体重を維持している人を増加させるため、肥満及び20歳代女性のやせの人の割合を減らすという目標を設定しています。また、成人だけでなく子供においても偏った栄養摂取や不規則な食事などの食生活の乱れによる肥満や痩身の傾向が見られることから、肥満傾向にある子供の割合の減少についての目標も設定しています。さらに、野菜と果物の摂取量の増加については、野菜摂取量の平均値を350g以上にすることや、果物摂取量100g未満の人の割合を30％以下にすることを目指しています。こうした目標も勘案し、都道府県や市区町村においては、健康増進計画を策定し、計画に基づき様々な健康づくりに関する取組を実施しており、管理栄養士等による栄養指導や運動指導が行われています。

　また、目標の達成に向けて、主要な項目については継続的に数値の推移等の調査や分析を行い、都道府県における健康状態や生活習慣の状況の差の把握に努める必要があることから、平成26（2014）年度から「健康日本21（第二次）分析評価事業」を行っており、「健康日本21（第二次）」の目標項目について、現状値を更新するとともに「健康日本21（第二次）」の目標設定などに用いられている「国民健康・栄養調査」における主要なデータの経年変化と諸外国との比較に関する分析を行っています。分析等の結果については、厚生労働省及び本事業の委託先である国立研究開発法人医薬基盤・健康・栄養研究所国立健康・栄養研究所のウェブサイトに掲載しています。

　「健康日本21（第二次）」の運動を更に普及、発展させるため、健康寿命の延伸に向けて、企業・団体・地方公共団体と協力・連携した取組として「スマート・ライフ・プロジェクト」を推進しています。毎年9月に展開している食生活改善普及運動では「食事をおいしく、バランスよく」を基本テーマに、主食・主菜・副菜を揃えた食事、野菜摂取量の増加、食塩摂取量の減少及び牛乳・乳製品の摂取習慣の定着に向けた取組を実施しています。また、食生活改善の重要性を普及啓発することに焦点を当てた普及啓発ツールを、「スマート・ライフ・プロジェクト」のウェブサイトに掲載し、地方公共団体等とともに普及啓発ツールを用いた食生活の改善に関する取組を行いました。

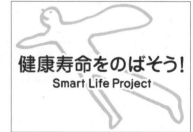

「スマート・ライフ・プロジェクト」
ロゴマーク

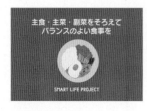 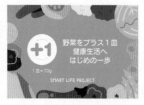 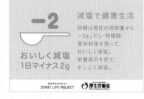 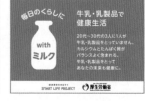

食生活改善普及運動　普及啓発ツール

　平成20（2008）年度から、メタボリックシンドロームに着目した特定健康診査・特定保健指導制度が実施されています。この制度は、生活習慣の改善に主眼を置いたものであり、特定健康診査の結果を受けて、生活習慣病の発症及び重症化リスクが高く改善が必要な人に対して、特定保健指導等を実施し生活習慣の改善を図ることで生活習慣病の発症及び重症化予防に努め、国民医療費の適正化に対応するものです。令和6（2024）年度に第4期特定健康診査等実施計画が開始されるに当たり、令和3（2021）年度から特定健診・特定保健指導の見直しに関する検討会を開始し、引き続き生活習慣病の発症及び重症化予防に資するよう検討を行いました。

　近年、活力ある「人生100年時代」の実現に向けて、健康寿命の更なる延伸が課題となっている中、健康無関心層も含めて自然に健康になれる食環境づくりの推進が急務となっています。厚生労働省では、自然に健康になれる持続可能な食環境づくりの推進に向けた産学官等連携の在り方について検討するため、「自然に健康になれる持続可能な食環境づくりの推進に向けた検討会」を開催し、令和3（2021）年6月に報告書を取りまとめました。そして、同報告書及び「東京栄養サミット2021」における日本政府のコミットメント（今後実施する政策等に関する誓約）を踏まえ、令和4（2022）年3月に産学官等連携による食環境づくりの推進体制として、「健康的で持続可能な食環境づくりのための戦略的イニシアチブ（以下「健康的で持続可能な食環境戦略イニシアチブ」という。）」を立ち上げました。健康的で持続可能な食環境戦略イニシアチブでは、「食塩の過剰摂取」、「若年女性のやせ」、「経済格差に伴う栄養格差」等の栄養課題等の解決に向けた参画事業者の行動目標の設定及び遂行について、事業者の環境・社会・企業統治（ESG）評価向上の視点も踏まえた支援を行いながら、食環境づくりを推進しています。こうした活動により、食環境づくりが効果的に進み、国民の健康寿命の延伸を通じて、活力ある持続可能な社会の構築につながることを目指しています。

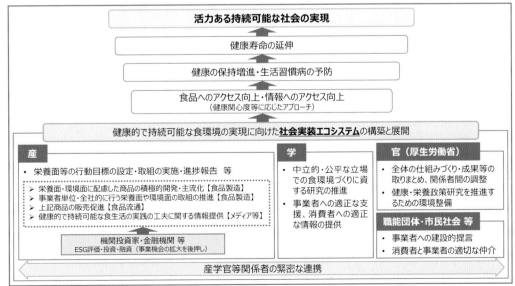

「健康的で持続可能な食環境戦略イニシアチブ」が目指す世界

健康日本21（第二次）分析評価事業
（国立研究開発法人医薬基盤・健康・栄養研究所
国立健康・栄養研究所）
URL：https://www.nibiohn.go.jp/eiken/kenkounippo
n21/index.html

食生活改善普及運動（厚生労働省）
URL：https://www.mhlw.go.jp/stf/seisakunitsuite/bu
nya/0000089299_00003.html

日本人の野菜、果実の消費量は減少傾向にあります（図表2-3-1）。

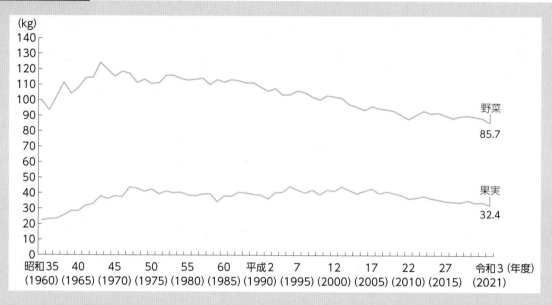

図表2-3-1 野菜、果実の消費量

資料：農林水産省「食料需給表」
注：1）消費量は1人1年当たり供給純食料（消費者等に到達した食料）であり、実際に摂取された食料の数量ではない。純食料とは、野菜の芯などを除いた量
　　2）令和3（2021）年度は概算値

　第4次基本計画では、健康寿命の延伸を目指す「健康日本21（第二次）」の趣旨を踏まえ、令和7（2025）年度までに、1日当たりの野菜摂取量の平均値を350g 以上、果物摂取量[1]100g未満の者の割合を30％以下とすることを新たに目標として設定しました。「令和元年国民健康・栄養調査」によると、1人1日当たりの野菜類摂取量の平均値は280.5g、果実類摂取量の平均値は100.2gとなっています（図表2-3-2、2-3-3）。また、果物摂取量100g未満の者の割合は61.6％です。

　野菜の摂取量を年齢階級別にみると、特に20〜40歳代で少ないことが摂取量の平均値を下げている原因と考えられます。同調査によると外食を週に1回以上利用している者の割合は、20〜30歳代では5割を超えており、その世代の野菜類摂取量が少ないことの理由の一つと考えられます[2]。また、日頃の食生活において、自分自身が摂取している野菜の量や不足している野菜の量を正しく把握できていないことも理由の一つと考えられます。

1　果実類のうちジャムを除く摂取量
2　「平成27年国民健康・栄養調査」において、外食を毎日1回以上利用している者はそれ以外の者に比べ、野菜類の摂取量が少ないという結果が得られている。

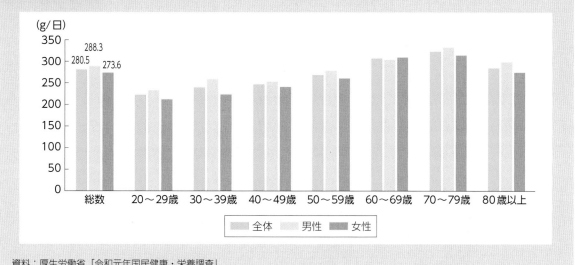

図表2-3-2 野菜類摂取量の平均値（性・年齢階級別、20歳以上）

資料：厚生労働省「令和元年国民健康・栄養調査」
注：野菜類とは、緑黄色野菜、その他の野菜、野菜ジュース、漬け物

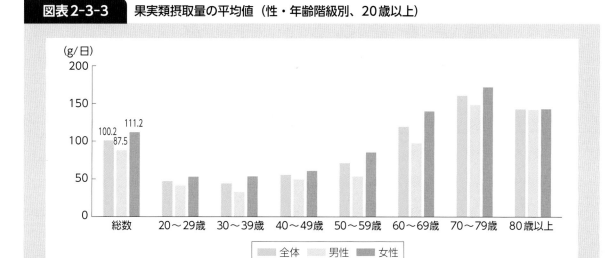

図表2-3-3 果実類摂取量の平均値（性・年齢階級別、20歳以上）

資料：厚生労働省「令和元年国民健康・栄養調査」
注：果実類とは、生果、ジャム、果汁・果汁飲料

　農林水産省では、令和2（2020）年12月から、1日当たりの野菜摂取量の平均値を350gに近づけることを目的として、「野菜を食べようプロジェクト」を実施しており、本目的に賛同する企業・団体等の「野菜サポーター」とともに野菜の消費拡大に取り組んでいます。

　令和4（2022）年度には全国からポスターを募集し、応募のあった139作品の中から10作品を入賞作品として決定するとともに、そのうち1作品を最優秀作品（農産局長賞）として選定し、これらの作品を農林水産省及び「野菜サポーター」等の消費拡大の活動に活用しました。また、「野菜の日（8月31日）」には、「もっと野菜を食べよう！～若い世代の摂取量を増やすために～」と題して、科学的根拠に基づいた野菜摂取の重要性について基調講演を行うとともに、若者に人気の俳優を起用して、若い世代の野菜摂取量を増やすための方策等について多様な方々とともに議論し、理解を深めることを目的としたウェブシンポジウムを開催しました。そのほか、「野菜の日（8月31日）」の特別企画として、日頃の野菜摂取状況が把握でき

る測定機器を農林水産省内に設置し、職員及び来庁者に対して日頃の食生活に適量の野菜を取り入れることが習慣となるような機会を作りました（第1部特集「新たな日常」やデジタル化に対応した食育の推進のコラム「野菜摂取量の「見える化」の取組」参照）。

「野菜を食べようプロジェクト」（農林水産省）
URL：https://www.maff.go.jp/j/seisan/ryutu/yasai/2ibent.html

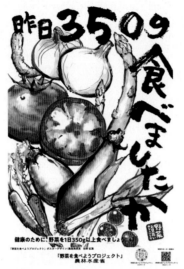

「野菜を食べようプロジェクト」ポスター
（農産局長賞）

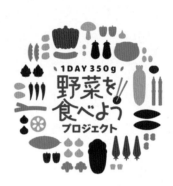

「1日350g」と目安を表した「野菜を
食べようプロジェクト」ロゴマーク

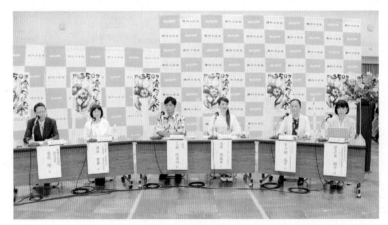

「野菜の日（8月31日）」ウェブシンポジウムの様子

「野菜の日（8月31日）」ウェブシンポジウム（農林水産省）
URL：https://www.maff.go.jp/j/seisan/ryutu/yasai/2ibent.html#3

　果実の摂取量を年齢階級別にみると、特に20～50歳代で少ないことが摂取量の平均値を下げている原因と考えられます。近年、国産果実の高品質化、生産量の減少等により価格が高値傾向にあることや、皮むきや切る手間が敬遠されること等が主な理由として考えられます。果

実は、どの年代も生鮮果実の摂取が中心であり、高年齢層ほどその特徴が顕著です。一方、若い年齢層では、摂取しやすいカットフルーツ等の果実加工品も好まれています。20〜50歳代の果実摂取量の増加に向けた取組として、農林水産省では、外食やコンビニエンスストアで扱いやすい果実加工品の安定供給に向け、省力型栽培技術体系の導入等による加工用の原料果実の安定供給や果実加工品の試作等の取組を推進しています。

　また、果実は各種ビタミン、ミネラル及び食物繊維の摂取源として重要な食品であることから、「果樹農業の振興を図るための基本方針[1]」（令和2（2020）年4月30日農林水産省決定）に基づき、果実は嗜好品ではなく、適量を毎日の食生活に取り入れるべき必需品であるということについて、科学的見地からの理解が広まるよう多角的な取組を行っています。具体的には、生産者団体と協力し「毎日くだもの200グラム運動」による家庭や学校給食等における果実の摂取を促進するほか、健康の維持・増進に役立つ機能性関与成分も含まれているといった健康への有益性の周知、社会人（企業）を対象とした普及啓発（「デスクdeみかん」等）に取り組んでおり、果実の摂取が生涯にわたる食習慣となるよう、その定着を推進しています。

第3章 地域における食育の推進

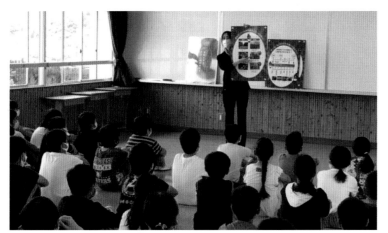

「毎日くだもの200グラム運動」において実施した食育教室の様子

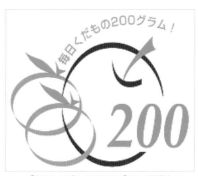

「毎日くだもの200グラム運動」ロゴマーク

1　果樹農業の振興に関する基本的な事項等に関する基本方針であり、食育等の消費拡大に向けた対策の推進が挙げられている。

column コラム 「健康日本21（第二次）」の最終評価について

○「健康日本21（第二次）」について

　厚生労働省では、平成25（2013）年4月から、10年後の日本の目指す姿を「全ての国民が共に支え合い、健康で幸せに暮らせる社会」とし、その実現に向けて、「21世紀における第二次国民健康づくり運動（健康日本21（第二次））」を開始しました。「健康日本21（第二次）」は、平成25（2013）年度から令和5（2023）年度までを運動期間とし、「健康寿命の延伸と健康格差の縮小」、「生活習慣病の発症予防と重症化予防の徹底」、「社会生活を営むために必要な機能の維持及び向上」、「健康を支え、守るための社会環境の整備」、「栄養・食生活、身体活動・運動、休養、飲酒、喫煙及び歯・口腔の健康に関する生活習慣及び社会環境の改善」の5つの基本的な方向を定めました。また、この基本的な方向に基づいた目標53項目を設定しました。

　令和3（2021）年度から最終評価を行い、開始10年目に当たる令和4（2022）年10月に「健康日本21（第二次）最終評価報告書」を取りまとめました。

○最終評価について

　最終評価では、目標に対する実績値の評価を行うとともに、諸活動の成果として、運動期間中に行われた国、地方公共団体、企業、団体の特徴的な取組を評価しました。また、これらの評価結果を踏まえ、今後の社会状況の変化等も見据えた次期国民健康づくり運動プランの策定に向けた課題の整理を行いました。53項目全ての目標について、その達成状況を評価・分析した結果は、図表1のとおりです。

　A（目標値に達した）は8項目（15.1％）でした。B（現時点で目標値に達していないが、改善傾向にある）は20項目（37.7％）でした。C（変わらない）は14項目（26.4％）、D（悪化している）は4項目（7.5％）、E（評価困難）は7項目（13.2％）でした。AとBを合わせて、過半数の目標項目では策定時のベースライン値と比較して改善が見られました。

　栄養・食生活に関する5つの目標の達成状況は、図表2のとおりです。

　主食・主菜・副菜を組み合わせた食事に関する状況は、特に20歳代から40歳代ではこれらを組み合わせた食事を食べている者の割合は低くなっていました。また、野菜の摂取量は変化が見られず、果物の摂取量100g未満の者の割合は悪化していました。令和元（2019）年の国民健康・栄養調査では、健康的な食習慣の妨げとなる点として、食習慣について「改善するつもりである」層は「仕事（家事育児）が忙しくて時間がない」が多いこと等が示されており、改善意欲があっても環境的な要因で改善できないことが考えられます。そのため、地域の飲食店や食品関連事業者等の連携を通じて、主食・主菜・副菜を組み合わせた食事や副菜を手軽に入手しやすい食環境づくりの取組が望まれます。

　また、食塩摂取量は改善傾向でしたが、目標値8gには達していませんでした。同調査では、1日の食塩摂取量が8g以上の者において、食習慣改善の意思がない者の割合は男女とも約6割を占めていました。そのため、今後、健康無関心層への啓発を含め、適切な栄養・食生活情報の提供方法の開発等、自然に健康になれる食環境づくりを、産学官等が連携して更に推進することが必要です。

○今後について

　「健康日本21（第二次）」の計画期間中に健康づくりが前進してきた背景には、社会全体として個人の健康増進につながる環境づくりを形成するという考えが広まり、行政だけでなく、団体や企業における取組が進んだことも考えられます。

　今後は、これまで以上に国、都道府県、市区町村、保険者、産業界、学術機関等の関係者が連携して、健康づくりに向けた対策が充実・強化されることにより、全ての国民が共に支え合い、健やかで心豊かに生活できる活力ある社会の実現につながることが期待されます。

図表1　目標項目の評価状況

策定時のベースライン値と直近の実績値を比較	項目数（再掲除く）
A　目標値に達した	8（15.1%）
B　現時点で目標値に達していないが、改善傾向にある	20（37.7%）
C　変わらない	14（26.4%）
D　悪化している	4（7.5%）
E　評価困難	7（13.2%）
合計	53（100.0%）

※Eのうち6項目は、新型コロナウイルス感染症の影響でデータソースとなる調査が中止となった項目
※％表示の小数第2位を四捨五入しているため、合計が100％にならない

図表2　栄養・食生活に関する目標の達成状況

目標項目	評価
①　適正体重を維持している者の増加（肥満（BMI 25以上）、やせ（BMI 18.5未満）の減少）	C　変わらない
②　適切な量と質の食事をとる者の増加	C　変わらない
ア　主食・主菜・副菜を組み合わせた食事が1日2回以上の日がほぼ毎日の者の割合の増加	D　悪化している
イ　食塩摂取量の減少	B*　現時点で目標値に達していないが、改善傾向にある
ウ　野菜と果物の摂取量の増加	D　悪化している
③　共食の増加（食事を1人で食べる子どもの割合の減少）	A　目標値に達した
④　食品中の食塩や脂肪の低減に取り組む食品企業及び飲食店の登録数の増加	B*　現時点で目標値に達していないが、改善傾向にある
⑤　利用者に応じた食事の計画、調理及び栄養の評価、改善を実施している特定給食施設の割合の増加	B*　現時点で目標値に達していないが、改善傾向にある

B*：Bの中で目標設定年度までに目標到達が危ぶまれるもの

健康日本21（第二次）（厚生労働省）
URL：https://www.mhlw.go.jp/stf/seisakunitsuite/bunya/kenkou_iryou/kenkou/kenkounippon21.html

❷ 貧困等の状況にある子供に対する食育の推進

子供の貧困率[1]は、「令和元（2019）年国民生活基礎調査」において、平成30（2018）年は13.5％となっています。また、平成29（2017）年「生活と支え合いに関する調査（特別集計）」によると、子供がある全世帯の16.9％に食料が買えない経験がありました。こうした中、地域住民等による自主的な取組として、無料又は安価で栄養のある食事や温かな団らんを提供するこども食堂等が増えており[2]、家庭における共食等が難しい子供たちに対し、共食等の機会を提供する取組が広まっています。

政府では、貧困の状況にある子供たちに対する食育の推進や貧困の連鎖の解消につながるこども食堂等の活動への支援を含む官公民の連携・協働プロジェクトとして、「こどもの未来応援国民運動」を推進しています。この国民運

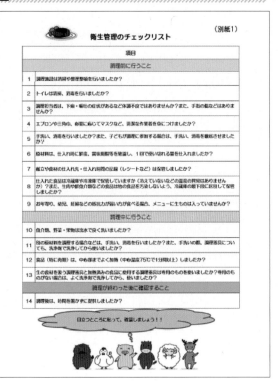

こども食堂における衛生管理のポイントにおけるチェックリスト（厚生労働省）

動では、民間資金による「こどもの未来応援基金」を通じた支援や、こども食堂等を運営する団体と、団体の活動への支援を希望する企業等とのマッチング等を行っています。さらに、内閣府では、地方公共団体が実施する子供の貧困対策の取組を支援する「地域子供の未来応援交付金」について、物価高騰を踏まえ、令和4（2022）年度は、こども食堂など子供の居場所を整備する地方公共団体に対する支援を拡充しました。

厚生労働省では、ひとり親家庭の子供に対し、基本的な生活習慣の習得支援や学習支援と併せて、食事の提供を行うことが可能な「子どもの生活・学習支援事業」（居場所づくり）を行っています。なお、当該事業については、令和5（2023）年度からひとり親家庭の子供だけでなく貧困家庭等の子供にも対象を拡大することに加え、食事の提供にかかる費用を新たに補助することとしました。また、こども食堂に対して、活用可能な政府の施策や、食品安全管理など運営上留意すべき事項を周知するとともに、行政・地域住民・福祉関係者・教育関係者等に対して、こども食堂の活動への協力を呼び掛ける通知を、平成30（2018）年6月に発出しました。令和3（2021）年度は、新型コロナウイルス感染症の感染拡大に伴い、こども食堂の活動に関する感染拡大の防止に向けた対応に加え、こども食堂等の支援団体が活用可能な施策等について改めて周知を行うとともに、生活困窮世帯等に対する栄養・食生活支援の推進について通知を発出しました。

農林水産省では、こども食堂と連携した地域における食育が推進されるよう、ウェブサイトにおいて関連情報を紹介しているほか、こども食堂等地域での様々な共食の場を提供する取組

---

1 17歳以下の子供全体に占める、貧困線に満たない17歳以下の子供の割合。貧困線とは、等価可処分所得（世帯の可処分所得（総所得（収入）から税金・社会保険料等を除いたいわゆる手取り収入）を世帯員数の平方根で割って調整した所得）の中央値の半分の額
2 認定NPO法人全国こども食堂支援センター・むすびえ及び全国のこども食堂の地域ネットワークの調査によると、全国のこども食堂は、少なくとも7,363か所（令和5（2023）年2月発表）。

を支援しています。地域での共食の場の支援は、食育の推進、孤独・孤立対策、生活困窮者への支援など、様々な効果が期待されています。また、令和2（2020）年度からこども食堂や子供宅食等において、食育の一環として使用できるよう、政府備蓄米を無償で交付しています。新型コロナウイルス感染症による影響が長期化する中、令和3（2021）年7月からは、交付した数量を適切に使用した場合に追加の申請を

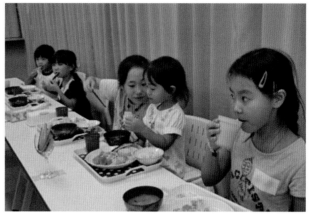

こども食堂での共食の風景

可能とするなど、現場からの要望を踏まえて取組を拡充しています。さらに、令和2（2020）年度から令和4（2022）年度にかけて、新型コロナウイルス感染症に伴う需要減の影響を受けた国産農林水産物等を食育活動を行うこども食堂等へ提供する際の食材調達費や輸送費等を支援する事業を実施しました。それに加え、新規需要を開拓するため、こども食堂等をターゲットとして牛乳を安価に提供する活動等を緊急的に支援することとしています。

❸ 若い世代に関わる食育の推進

　若い世代は、食に関する知識、意識、実践等の面で他の世代より課題が多く、こうした若い世代が食育に関する知識を深め、意識を高め、心身の健康を増進する健全な食生活を実践することができるように食育を推進することが必要です。

　農林水産省では、令和元（2019）年度に、若い世代に対する食育を推進していくため、ウェブ調査やグループディスカッション等を行い、明らかになった結果を踏まえて作成した啓発資材をウェブサイトに掲載しています。

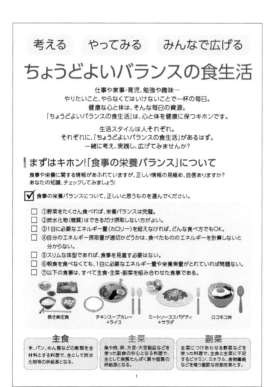

「考える やってみる みんなで広げる
ちょうどよいバランスの食生活」パンフレット

考えるやってみる みんなで広げる ちょうどよいバランスの食生活
（農林水産省）
URL：https://www.maff.go.jp/j/syokuiku/wakaisedai/balance.html

第3章　地域における食育の推進

<table>
<tr><td>事例</td></tr>
</table>

多様な年代や国籍の交流の場で日本の食文化や「食の楽しさ」を伝える（第6回食育活動表彰　消費・安全局長賞受賞）

島根県立大学「地球食堂サークル」（島根県）

　こども食堂「地球食堂」は、島根県立大学看護栄養学部の学生が、学内サークル活動の一環として学生が主体となり運営し、食に関わる一連の過程（食材の生産・調達、献立作成、調理、配食・配膳、片付け）に子供たちが参画及び協同し、食と会話を通じて年齢、国籍、職業を問わず交流できる場を提供しています。子供たちに広い視野を持ってほしいという思いから、歴史的観光地である出雲市の立地を活かして、利用者の幅を海外や県外からの旅行者にも広げ、地域住民が集う出雲市駅近くのゲストハウス兼ラウンジを会場として、1か月に2回開催しています（新型コロナウイルス感染症の拡大以前）。他の参加者との交流は食事を楽しむことにもつながり、ふだん食べない物や苦手な食べ物でも「おいしい」と食べられるようになる子供たちもいます。

　「地球食堂」では、平成31（2019）年度から3年間にわたり、継続的に地域の食文化を伝承する地域貢献プロジェクト「隠岐海士町（あまちょう）の島食を用いた多文化共生プロジェクト」を実施してきました。本プロジェクトは、海士町と郷土の食文化を活かした「島食」を広く伝承することを目的としており、さらに令和3（2021）年度には地元野菜（大根）の栽培・収穫体験も実施しました。地域貢献と地域食育を融合した新たな試みにより「地球食堂」運営側の学生及び利用者側の子供たち双方が、食に対する感謝の気持ちを育む食育につながりました。

　また、隠岐郡海士町の「島食の寺子屋」で、出汁による減塩効果や食材本来の味を引き出す調理技術、食品ロスの削減等、地域の食文化を修得した学生は、これらの学びを「地球食堂」で提供する料理やパンフレットに反映し利用者に地元食材や海士町に関心を持ってもらうきっかけとなりました。さらにSNSで「地球食堂」の活動を日英言語で広く世界に発信し、地域貢献にもつながりました。本プロジェクトでは、地元野菜の栽培・収穫から献立作成、調理、喫食までの一元化した食の世界を子供たちに体現化させることで、生産者や食材に対する感謝の気持ちや、地域の食文化の魅力を次世代に継承する地域貢献と食育の役割を、同時に達成することができました。

　その他、新型コロナウイルス感染症の影響により対面での交流が制限される中、地域の小学生と文通を行い、「春の七草のクイズ」や春休みの出来事を話題にして、日本の食文化を知ってもらうきっかけや家族と交流する機会を提供しました。

　また、出雲市社会福祉協議会とのコラボ企画として、備蓄食などを活用して出雲市在住の外国人を対象に、市内で入手できる食材を用いた母国の定番料理をレシピにまとめ、提供しました。

　今後も「食」を通じて、年齢や国籍を問わず交流できる場の提供やさまざまな団体と連携した企画を実施することで、地域の方々に「食の楽しさ」を伝えていけるよう取り組んでいきます。

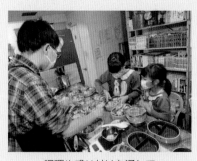

調理や盛り付けを通して
日本の食文化を継承

地域の小学生との文通

4 職場における従業員等の健康に配慮した食育の推進

　従業員等が健康であることは、従業員の活力向上や生産性の向上等の組織の活性化をもたらし、結果的に企業の業績向上につながると期待されています。

　厚生労働省では、「健康日本21（第二次）」の運動を更に普及、発展させるため、健康寿命の延伸に向けて、企業・民間団体・地方公共団体と協力・連携した取組として「スマート・ライフ・プロジェクト」を推進しています。運動、食生活、禁煙、健診・検診の受診について、具体的なアクションの呼び掛けを行い、国民が自ら行動を変容することで生活習慣病の予防に結び付けることを目的としています。適切な食生活を促すため、「健康な食事」のための食環境整備の考え方を活用した取組も行っています。職場における従業員等の健康に配慮するため、社員食堂のメニューの見直しを行い、従業員に対して企業内で健康情報を掲示するなどの好事例について、その取組内容を整理し、「スマートミール探訪」としてウェブサイトで公表し、情報提供を行っています。

　平成17（2005）年に「食育基本法」が制定されてから約17年が経ち、家庭、学校や地域等で様々な食育の取組が広がってきている一方で、企業の食育推進は、取組が広がり始めたところで、基本的な情報が不足している状況にあります。このため、農林水産省では令和元（2019）年度、従業員等の健康管理に配慮した企業のうち、先進的かつ積極的に食育を推進する取組に焦点を当てた基礎情報を収集し、事例集を作成・公表しました。

スマートミール探訪（スマート・ライフ・プロジェクト）
URL：https://www.smartlife.mhlw.go.jp/minna/kenkou_shokuji/

第3章

地域における食育の推進

5 高齢者に関わる食育の推進

　高齢者については、健康寿命の延伸に向け、個々の高齢者の特性に応じて生活の質（QOL）の向上が図られるように食育を推進する必要があります。

　65歳以上の低栄養傾向の者（BMI≦20kg/m^2）の割合は、男性で12.4％、女性で20.7％です。特に、女性の85歳以上では、27.9％が低栄養傾向となっています（図表2-3-4）。

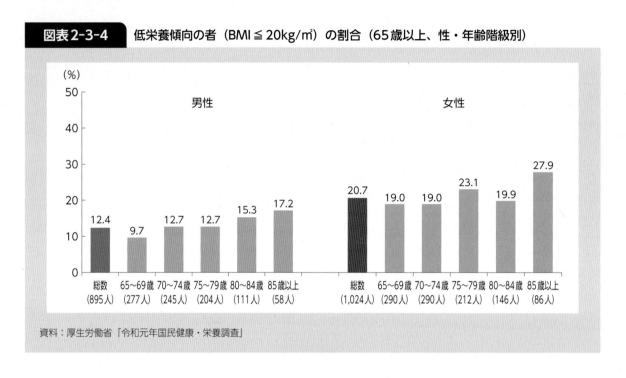

図表2-3-4　低栄養傾向の者（BMI≦20kg/㎡）の割合（65歳以上、性・年齢階級別）

資料：厚生労働省「令和元年国民健康・栄養調査」

第3章　地域における食育の推進

　急速な高齢化の進展により、地域の在宅高齢者等が健康・栄養状態を適切に保つための食環境整備、とりわけ、良質な配食事業を求める声が、今後ますます高まるものと予想されます。そのため、厚生労働省では、「地域高齢者等の健康支援を推進する配食事業の栄養管理に関するガイドライン[1]」を策定するとともに、配食事業者と配食利用者のそれぞれに向けた普及啓発用パンフレットを作成し、好事例の取りまとめもしています。また、フレイル[2]予防も視野に入れて策定された「日本人の食事摂取基準（2020年版）」を活用し、高齢者やその家族、行政関係者等が、フレイル予防に役立てることができる普及啓発ツールを作成しました。この普及啓発ツールは、新型コロナウイルス感染症の感染拡大を踏まえ、高齢者やその支援者向けに居宅で健康を維持するための情報等を発信するために令和2（2020）年9月に開設したウェブサイト「地域がいきいき

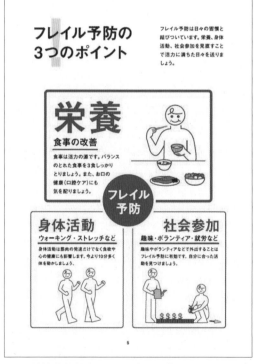

地域高齢者のフレイル予防の推進に向けた
普及啓発用パンフレット

1　平成29（2017）年3月厚生労働省健康局策定
2　加齢とともに、心身の活力（例えば筋力や認知機能等）が低下し、生活機能障害、要介護状態、そして死亡などの危険性が高くなった状態

集まろう！通いの場」でも紹介しています。

　また、農林水産省では、栄養面や噛むこと、飲み込むことなどの食機能に配慮した新しい介護食品を「スマイルケア食」として整理し、消費者それぞれの状態に応じた商品選択に寄与する表示として、「青」マーク（噛むこと・飲み込むことに問題はないものの、健康維持上栄養補給を必要とする方向けの食品）、「黄」マーク（噛むことに問題がある方向けの食品）、「赤」マーク（飲み込むことに問題がある方向けの食品）とする識別マークの運用を平成28（2016）

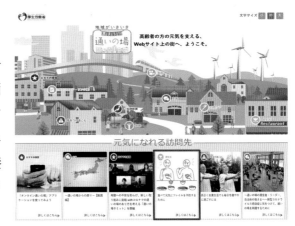

「地域がいきいき　集まろう！通いの場」ウェブサイト

年に開始しました。平成29（2017）年度には、スマイルケア食の普及をより一層推進するための教育ツールとして、制度を分かりやすく解説したパンフレットや動画を作成しました。令和4（2022）年度には、引き続きツールを活用し、スマイルケア食の普及を図りました。さらに、地場産農林水産物等を活用した介護食品（スマイルケア食）の開発に必要な試作等の取組を支援しました。

スマイルケア食（新しい介護食品）（農林水産省）
URL：https://www.maff.go.jp/j/shokusan/seizo/kaigo.html

6 地域における共食の推進

　近年、ひとり親世帯、貧困の状況にある世帯、高齢者の一人暮らし等が増え、様々な家庭の状況や生活の多様化により、家庭や個人の努力のみでは、家族との共食や健全な食生活を実践していくことが困難な状況も見受けられます。

　学童・思春期の共食を推進することは、健康状態、栄養素等摂取量等、食習慣の確立などにつながると考えられることから、厚生労働省では「健康日本21（第二次）」において、共食の増加を目標項目の一つとして設定し、取組を進めています。また、楽しい食事の時間は食欲を増進させることから、高齢者においては、「食べて元気にフレイル予防」のパンフレットや、新型コロナウイルス感染症の感染防止に配慮して通いの場等において会食を行う場合の留意点を周知し、家族や友人、地域の方と会話をしながら食べることを促しています。

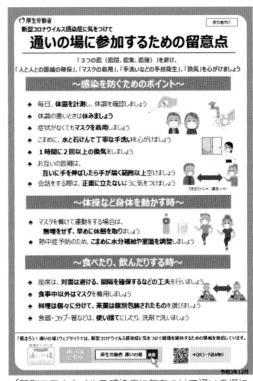

「新型コロナウイルス感染症に気をつけて通いの場に参加するための留意点」チラシ

こども食堂や多世代交流の共食の場は、他者と楽しく食べる、食事マナーを学ぶ等食育活動の場として重要です。このため、農林水産省では、こども食堂や高齢者サロン等の「共食の場」の開設、共食の場において、地域の農林漁業者や住民等と一緒に行う伝統食の調理体験や、地域で採れる食材や伝統食に関する講座の開催等、「共食の場」における食育活動を支援しています。

7 災害時に備えた食育の推進

大規模な自然災害等の発生に備え、地方公共団体、民間団体などにおける食料の備蓄に加えて、各家庭で食料を備蓄しておくことが重要です。

厚生労働省では、平成30（2018）年度から令和2（2020）年度の地域保健総合推進事業の一環で「大規模災害時の栄養・食生活支援活動ガイドライン」を作成するとともに、災害時に想定される実態を考慮し、地方公共団体に対する普及啓発を行ってきました。また、大規模災害時に、健康・栄養面や要配慮者にも配慮した栄養・食生活支援を行うためには、平時からこれらを考慮した食料の備蓄を行うことが重要であるため、そうした食料の備蓄の推進を目的として、「大規模災害時に備えた栄養に配慮した食料備蓄量の算出のための簡易シミュレーター」を作成し、健康増進部局と防災部門等で連携するよう地方公共団体に依頼しました。

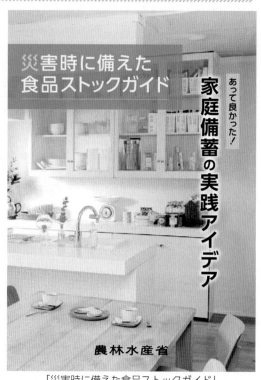

「災害時に備えた食品ストックガイド」

農林水産省では、災害時に備え、日頃からの家庭での食料の備蓄を実践しやすくなる方法（ローリングストック）等をまとめた「災害時に備えた食品ストックガイド」と、乳幼児や高齢者、食物アレルギーを有する人といった、災害時に特別な配慮が必要となる人がいる家庭での備蓄のポイントをまとめた「要配慮者のための災害時に備えた食品ストックガイド」を公表しています。また、令和4（2022）年4月には、単身者向けに「災害時にそなえる食品ストックガイド」を公表し、この中で特に災害への備えを見落としがちなひとり暮らしの方やまだ家庭備蓄に取り組んでいない方等のために、食品の備蓄の必要性やその始め方等を分かりやすく解説しています。これらのガイドブックを学校教育現場や地方公共団体、自治会組織等で活用してもらうとともに、民間企業が主催する防災関連の展示会等で講演を行い、家庭での食料の備蓄について普及啓発を行っています。

第3節 歯科保健活動における食育の推進

（1）国における取組

平成21（2009）年に、厚生労働省において開催された「歯科保健と食育の在り方に関する検討会」で、「歯科保健と食育の在り方に関する検討会報告書「歯・口の健康と食育～噛ミング30（カミングサンマル）を目指して～」」が取りまとめられました。この報告書において、全ての国民がより健康な生活を目指すという観点から、一口30回以上噛むことを目標として、「噛ミング30（カミングサンマル）」というキャッチフレーズを作成するとともに、食育推進に向けた今後の取組として、各ライフステージにおける食育推進の在り方、関係機関や関係職種における歯科保健と食育の推進方策、新たな視点を踏まえた歯科保健対策の推進等について提言がなされました。

また、食を通して健康寿命を延伸するためには、乳幼児期から高齢期に至るまで、噛む・飲み込むなどの機能を担う歯や口の健康が重要です。このため、厚生労働省では、平成23（2011）年に公布・施行された「歯科口腔保健の推進に関する法律」（平成23年法律第95号）に基づき、平成24（2012）年に「歯科口腔保健の推進に関する基本的事項」（平成24年厚生労働省告示第438号。以下「基本的事項」という。）を制定し、乳幼児期から高齢期までの各ライフステージの特性に応じた歯科口腔保健を推進しています。この「基本的事項」において、食育と関連の深い口腔機能の維持・向上についての目標が設定されており、また、口腔機能の維持・向上に関連して、歯科検診の受診者に関する目標も設定されており、定期的な歯科検診の受診に関する取組をはじめ、歯科口腔保健の推進に取り組んでいます。

小児期は生涯にわたる歯科保健行動の基盤が形成される重要な時期です。小児期のう蝕予防の取組等により、3歳児のう蝕有病率は平成6（1994）年の48.4％から令和元（2019）年11.9％に、12歳児のう蝕有病率は平成6（1994）年の86.4％から令和元（2019）年31.8％に改善しています。

さらに、平成元（1989）年から推進している「8020（ハチ・マル・ニイ・マル）運動」は、全ての国民が健やかで豊かな生活を過ごすため、80歳になっても20歯以上保つことを目標としており、8020達成者の割合は、歯科疾患実態調査の結果によると、昭和62（1987）年の7.0％から平成28（2016）年には51.2％へと上昇しています。また、「健康日本21（第二次）」では、歯・口腔の健康に関する目標として、80歳で20歯以上の自分の歯を有する者の割合の増加に加え、60歳において24歯以上の自分の歯を有する者の割合の増加が設定されており、この割合は平成17（2005）年の60.2％から平成28（2016）年には74.4％へと上昇しています。

令和4（2022）年度には、策定から10年を迎えた「基本的事項」の最終評価が取りまとめられました。この間、歯科口腔保健の取組は大きく進み、国民の歯・口腔の健康への関心が高まったこと等により、う蝕や若年層の歯周疾患に関する項目では改善傾向が認められるなど、歯・口腔の健康状態は向上していると考えられています。

一方で、依然として歯・口腔の健康状態について、都道府県間での格差が認められるなど、歯科口腔保健をとりまく課題も浮き彫りとなりました。最終評価を踏まえ、今後は次期「基本的事項」の策定に向けて議論を行っていくこととしています。

令和4（2022）年10月29日には、厚生労働省、群馬県、高崎市、公益社団法人日本歯科医師会、一般社団法人群馬県歯科医師会が協同して、群馬県において「健康寿命の延伸を今、

改めて考える～ようこそリトリートの聖地群馬へ～」をテーマに「第43回全国歯科保健大会」を開催しました。

これらの運動や取組を通じて、歯科口腔保健における食育を推進しています。

（2）都道府県等における取組

各都道府県等でも歯科口腔保健における食育の推進に関する取組が行われており、厚生労働省では、「8020運動・口腔保健推進事業」を通じて都道府県等の取組への支援を行っています。この中で、噛み応えのある料理を用いた噛むことの大切さの教育や、食生活を支える歯・口腔の健康づくりについての歯科医師・栄養士などの多職種を対象とした講習会、バランスのよい食事をとるための歯、舌、口唇等の口腔機能に関する相談に対応できる歯科医師の養成など、食育に関わる事業も実施されています。

（3）関係団体における取組

公益社団法人日本歯科医師会、日本歯科医学会、一般社団法人日本学校歯科医会及び公益社団法人日本歯科衛生士会の4団体は、平成19（2007）年に、国民全てが豊かで健全な食生活を営むことができるよう、食育を国民的運動として広く推進することを宣言した「食育推進宣言」を出しました。この宣言において、歯科に関連する職種は多くの領域と連携して食育を広く推進することとされています。

公益社団法人日本歯科医師会と公益社団法人日本栄養士会は、平成22（2010）年に、「健康づくりのための食育推進共同宣言」を出しています。歯科医師、管理栄養士・栄養士は、この宣言において、「食」の専門職として全ての人々が健康で心豊かな食生活を営むことができるようにその責務を果たすと同時に、互いに連携・協働して国民運動である食育を広く推進することとしています。また、共通認識を深めるため、両会はこれまでに3回の共同シンポジウムを開催しています。

一般社団法人愛知県歯科医師会は、令和4（2022）年6月18日、19日に開催された「第17回食育推進全国大会inあいち」において、シンポジウム講演などを開催し、Web配信も行いました。公益社団法人日本歯科医師会は、平成19（2007）年6月に「歯科関係者のための食育推進支援ガイド」を作成してから約10年が経過し、国民の生活環境にも変化が生じてきたことから、同ガイドの見直しを行い、平成31（2019）年3月に「歯科関係者のための食育支援ガイド2019」を作成しました。同ガイドは、同会ウェブサイトに掲載しています。

日本歯科医学会は、食育に関する公開フォーラムや多職種によるワークショップ、研修会等の実施や、歯科医療関係者向けのFAQ、「小児の口腔機能発達評価マニュアル」の作成を行っています。

公益社団法人日本歯科衛生士会では、「ライフステージごとの食育」の普及啓発を目的としたポスターを作成し、幅広い年齢層の国民に対して更なる周知を図っています。また、「歯科衛生士と多職種連携の食育推進活動事例集」をウェブサイトで公表しています。さらに、公益社団法人日本歯科衛生士会では、学童期の食育を推進するため、「「決めるチカラ」を使ってよくかんで食べよう！」をテーマに自分の食べ方に関する問題点を発見して工夫して解決する過程を大切にした小冊子を作成し、全国の歯科衛生士が学校歯科保健活動で活用しています。

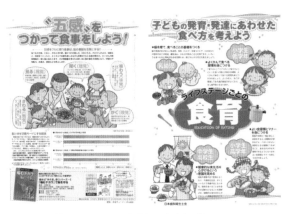

「ライフステージごとの食育」ポスター
（小児期）

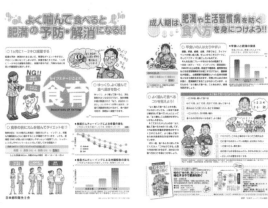

「ライフステージごとの食育」ポスター
（成人期）

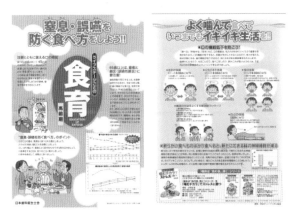

「ライフステージごとの食育」ポスター
（高齢期）

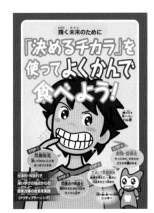

「「決めるチカラ」を使ってよくかんで食べよう！」
小冊子（学童期）

歯科関係者のための食育支援ガイド2019
（公益社団法人日本歯科医師会）
URL：https://www.jda.or.jp/dentist/program/guide.html

歯科医療関係者向け子どもの食の問題に関するよくある質問と回答
（日本歯科医学会）
URL：https://www.jads.jp/date/faq160821.pdf

歯科衛生士と多職種連携の食育推進活動事例集
（公益社団法人日本歯科衛生士会）
URL：https://www.jdha.or.jp/pdf/outline/renkei_syokuiku.pdf

第3章

地域における食育の推進

第4節 食品関連事業者等による食育の推進

　食育の推進に当たっては、教育関係者、農林漁業者、食品関連事業者等の関係者間の連携と、各分野における積極的な取組が不可欠です。食品関連事業者等は、消費者と接する機会が多いことから、食育の推進に占める役割は大きく、様々な体験活動の機会の提供や健康に配慮した商品・メニューの提供、食に関する情報や知識の提供が求められています。

　食品製造業、小売業、外食産業を始めとした食品関連事業者等による食育活動は、CSR（企業の社会的責任）活動の一環としてなど、様々な位置付けで取り組まれています。SDGsへの関心が高まる中、SDGsの視点で食育に取り組む企業も増えてきています。

　具体的な取組内容としては、工場・店舗の見学、製造・調理体験、農林漁業体験、料理教室の開催といったもののほか、店舗での食育体験教室の開催、出前授業、提供するメニューの栄養成分表示や、食生活に関する情報提供など、幅広いものとなっています。「新しい生活様式」の実践が求められる中、オンラインでの取組も増えています。

　食品産業の関係団体においても、団体の機関誌に和食文化の伝承の重要性や日本の郷土料理を紹介した記事を掲載するなど、所属企業等に対して食育に関する情報提供を行っています。

　農林水産省においては、食品関連事業者等に対して、地産地消の取組や地域の生産者、消費者等との交流のイベント等の食育の取組を支援しています。

<table>
<tr><td>事例</td><td></td></tr>
</table>

オープンキッチン（工場見学）やマヨネーズ教室等を通して、食の大切さ・楽しさを伝える（第6回食育活動表彰　農林水産大臣賞受賞）

キユーピー株式会社（東京都）

キユーピー株式会社では、「食を通じて社会に貢献する」という精神の下、健やかな食生活の実現を目指し、食の大切さ・楽しさを伝える活動として、昭和36（1961）年に工場見学を開始し、その後小学校への出前授業等を継続的に実施しています。

令和2（2020）年からは、新型コロナウイルス感染症の影響下でもこれらの活動を継続するため、オンラインで子供たちが参加しやすい環境づくりを広げています。オープンキッチン（工場見学）には、幼児から大人までを対象とした、「離乳食教室」や「SDGsって？！」等、10種類以上のコースを準備して（現在はオンライン見学の一部を休止中）、クイズを取り入れたり、質問を投げかけたり、双方向のやり取りができる構成とするなど、参加者が飽きないように工夫をしています。保護者向けのオンライン離乳食教室では、「コロナ禍で地域の離乳

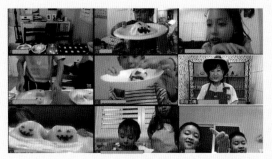

「キッズクック」子供向けオンライン料理教室

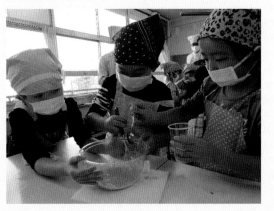

マヨネーズ教室の様子

食講座も開講されないので、このような教室があって良かった。」との声もあり、離乳の進め方やベビーフードの使用方法等を伝えることにより、保護者の不安や疑問の解消に貢献しました。また、子供向けの料理教室「キッズクック」では、使用する食材の旬や季節の行事を考慮したレシピを月替わりで提案し、「自分で料理できた！」、「また料理してみたい！」という食や調理への興味・関心の向上に貢献しました。このような取組を通じて、食の大切さ・楽しさだけではなく、野菜や卵を中心とした食事や栄養について考え、健康寿命の延伸につながる食行動の変容を促す機会を創出しています。

そのほか、小学校への出前授業「マヨネーズ教室」では、マヨネーズの秘密や野菜を摂取することの大切さを学び、マヨネーズの手作り体験を行っています。「食生活アカデミー」は、小学生から中学生までを対象に、未来を創る子供たちが、食の知識や体験を通して生活を豊かにし、新たな関心や興味につなげ、将来に役立ててほしいという思いで制作されたウェブサイトです。夏休みの自由研究や小学校の授業で活用されています。

今後も、赤ちゃんから高齢者までの様々な世代に寄り添った食体験の場づくりや、食生活に関する情報発信等を行い、食育の充実を図ります。

第3章　地域における食育の推進

第5節 ボランティア活動による食育の推進

1 ボランティアの取組の活発化がなされるような環境の整備

国民の生活に密着した活動を行っている食育ボランティアは、地域での食育推進運動の中核的役割を担うことが期待されています。第4次基本計画では、食育ボランティアの目標値は37万人以上としており、直近は33.1万人です。

一般財団法人日本食生活協会では、健康づくりのための食育アドバイザーとして活動している食生活改善推進員や、ボランティアの中核となり地域の食育を推進していく食育推進リーダーの育成など、地域に根ざした食育の活動を推進しています。特に、食生活改善推進員が地域で質の高い活動ができるよう、食生活改善の実践方法や食育の普及活動についてのリーダー研修の実施、地域住民に対する食育に関する講習会の開催など、食育の普及啓発活動への支援を行っています。

2 食生活改善推進員の健康づくり活動の促進

地域における食育の推進に当たっては、地域の健康課題、食習慣、食文化等を理解し、地域に密着した活動を幅広く推進していくことが重要です。一般財団法人日本食生活協会は、その傘下のボランティア団体である全国食生活改善推進員協議会と行政との連携を図りつつ、「私達の健康は、私達の手で～のばそう健康寿命　つなごう郷土の食～」をスローガンに、時代に即した健康づくりのための食育活動を進めています。食生活改善推進員は、市町村が行う食生活改善推進員養成事業を修了後、自らの意思により当該協議会の会員となることで活動が始まり、地域における食育推進活動の最大の担い手となっています。

主な活動には、次のようなものがあり、全国各地で行われました。

（1）子供への食育

「おやこの食育教室」は、年長から小学生の親子を対象に、「食育5つの力」である①食べ物をえらぶ力、②料理ができる力、③食べ物の味がわかる力、④食べ物のいのちを感じる力、⑤元気なからだがわかる力を理解することを目的としています。「朝食と共食の大切さ」をテーマに、「食物アレルギー」と「食品ロス」についても情報を発信し、親子での調理体験から食事の大切さを学び、親子で共食の大切さを感じてもらうことにもつながりました。

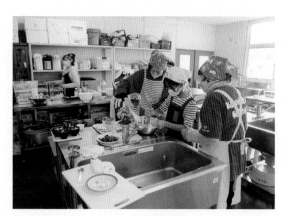

おやこの食育教室

（2）若い世代への食育

「全世代に広げよう健康寿命延伸プロジェクト」（第2弾）では健康寿命延伸を目指し、各世代のニーズに沿って地域に根ざした活動をしています。高校生・大学生を対象に、「朝食欠食の解消」と「食事バランスの必要性」をテーマに講習会と家庭訪問を実施しました。この世代は環境が変わり食生

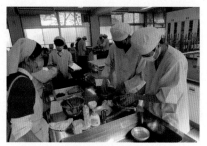

高校への出前授業

活も変化する人が多いため、朝食欠食などの偏った食生活は将来、生活習慣病のリスクが高まることや、健康的な食事の選び方を習慣化することの重要性を伝えました。

（3）「働き世代」への食育

「全世代に広げよう健康寿命延伸プロジェクト」（第2弾）や「生涯骨太クッキング」を通して、「生活習慣病予防」をテーマに、高血圧や糖尿病の予防に重点を置き、「減塩」や「野菜350g以上摂取」、「適正体重の維持」の重要性を伝えました。また、成人男性の食生活の自立を目的に、「男性のための料理教室」を開催し、男性の地域社会への参加や仲間づくりのきっかけも提供しました。

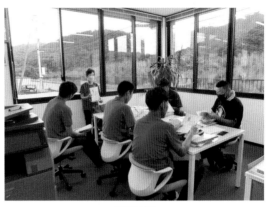

職場訪問

（4）高齢世代への食育

新型コロナウイルス感染症の感染拡大下において長期化する外出自粛等により、高齢者のフレイル予防や閉じこもりによる孤立を防ぐために、居場所づくりと共食の場の提供として、小さなコミュニティ単位でのお茶会等を行う「シニアカフェ」を開催しました。

また、地域ぐるみでよりよい食習慣づくりを行うことや単身の高齢者への食事支援や安否確認の一つとして、家庭訪問（おとなりさん、お向かいさん活動）を実施しました。

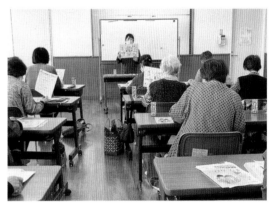

シニアカフェ

（5）「毎月19日は食育の日」全国一斉キャンペーン活動

平成18（2006）年度から「毎月19日は食育の日。家族そろって食事を楽しみましょう」をテーマに食育の大切さや認知度を高めるため、全国各地において訪問活動やチラシ配布等を行っています。

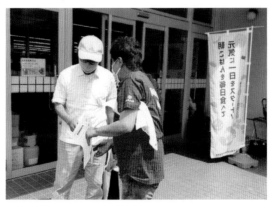

食育の日キャンペーン

住み慣れた地でいつまでも暮らすため、島の特徴を生かした「食」と「健康」をサポート（第6回食育活動表彰　農林水産大臣賞受賞）

十島村食生活改善推進員連絡協議会（鹿児島県）

十島村食生活改善推進員連絡協議会は、離島が抱える課題の解決のため、子供たちの自立に向けた食育活動や食を通した高齢者支援、災害時のための食事作り、健康食堂の開催等、様々な活動に取り組んでいます。

十島村は南北160kmに7つの有人の島が点在しており、村には高等学校がなく、大半の子供たちは中学卒業と同時に親元を離れます。中学卒業までに料理の基本を身に付け、健全な食生活を実践し、生きる力を身に付けてほしいと

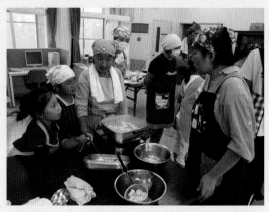

親子クッキングの様子

いう住民の切実な思いから、各島で親子クッキングや地域に伝わる郷土料理実習等、島ならではの食の学びの機会を提供しています。子供たちは「自分で作るとおいしい」、「みんなで食べるのが楽しい」と話し、親世代は「嫌いと言っていたものをおいしく食べている」と話すなど、双方に気付きがあり、多世代の交流の場となっています。

離島の特性上、保健や医療、福祉のサービスを受けにくく、自然災害に多く見舞われる地域です。そのため、高齢者に料理を渡したり、自宅で一緒に料理の盛り付けや食事に係るアドバイスをしたりと各家庭の状況に応じた対応を行っています。また、ポリ袋に食材と調味料を入れて、鍋に沸かしたお湯で加熱調理する「パッククッキング」等、災害時に備えた食事実習を実施して、災害時においても平時と変わらない食事で住民の方が安心できるよう努めています。

村内には食事ができるお店がないことから、「食改さんの健康食堂」を開催し、地域の食材をふんだんに使った、バランスの良い、栄養のあるメニューを作り、試食しながら交流し、食生活改善の啓発を行っています。

村民の願いである「住み慣れた島でいつまでも暮らす」ため、「豊かな自然のめぐみ」、「風土が育んだ独自の食文化」、「住民の繋がり」を生かし、これからも「食」と「健康」を支える活動を続けていきます。

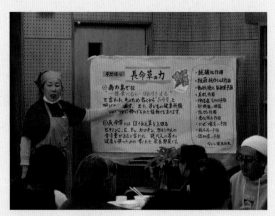

健康食堂での地域食材の説明

第6節 専門的知識を有する人材の養成・活用

　厚生労働省等は、国民一人一人が食に関する知識を持ち、自らこれを実践できるようにするため、大学や短期大学、専門学校等における、食育に関する専門的知識を備えた管理栄養士・栄養士（以下「管理栄養士等」という。）や、専門調理師・調理師（以下「専門調理師等」という。）等の養成、関係団体との連携等により、人材の育成や食育の推進に向けての活動に取り組んでいます。

1 管理栄養士・栄養士の養成・活用

　厚生労働省等では、食生活や健康づくりに関する専門的な知識を有し、食育を推進する上で重要な役割を担う者として管理栄養士等の養成に取り組んでいます。管理栄養士等は、「栄養士法」（昭和22年法律第245号）に基づく資格であり、栄養士は都道府県知事から、管理栄養士は厚生労働大臣から免許が交付されています。

　管理栄養士等は、学校、保育所、病院、社会福祉施設、介護保険施設、保健所、市町村保健センター、大学、研究機関、民間企業等の様々な場において食生活に関する支援を行っています。特に、都道府県や市町村においては、地域での食育の推進が着実に図られるよう、行政栄養士の配置を推進しています。行政栄養士は、都道府県や市町村の食育推進計画の策定や食育に関する事業の企画・立案・評価、食生活改善推進員などのボランティアの育成、国民運動としての食育の推進が図られるよう関係団体や関係者との調整等を行っています。

　公益社団法人日本栄養士会では、会員である約5万人の管理栄養士等が、全国で、乳児期から高齢期までの食育を推進していくための活動として、都道府県栄養士会と協力して、各地で栄養相談・食生活相談事業等を行っています。

　全ての人々の健康の保持・増進に向けて、8月4日を「栄養の日」、8月1日から7日までを「栄養週間」として、毎年イベントを実施しています。令和4（2022）年度は「栄養と環境 －地球を元気に、未来を笑顔に－」をテーマに新型コロナウイルス感染症の予防対策を講じながら、全国各地で栄養・食事に関するイベントを実施しました。各イベントでは、持続可能な健康と食の重要性やその在り方について管理栄養士等の目線で国民に広く周知しました。

　また、食育推進等の活動拠点として、「栄養ケア・ステーション」を全都道府県栄養士会に設置しています。管理栄養士等と地域住民の双方向の結び付きを強化し、地域住民が管理栄養士等による栄養ケアの支援と指導を受けて、生涯にわたる実り豊かで健やかな生活を維持することのできる地域社会づくりを目指して、「栄養ケア・ステーション」の更なる機能充実を図るとともに、拠点数の拡大に向け、取組を進めています。

　さらに、管理栄養士等のキャリア支援を目的として生涯教育を実施し、到達度に応じた認定を行っています。その中では、関連学会等と共同で、特定・専門的な種類の業務に必要とされる高度の専門的知識・技能を身に付けた管理栄養士等を認定しています。

2 専門調理師・調理師の養成・活用

　近年、外食への依存度が高くなっており、飲食店等における健康に配慮したメニューや商品の提供、行政等による食に関する分かりやすい情報の提供が重要となっています。また、急速に進む高齢化、生活習慣病の増大や食の安全・安心を脅かす問題の発生など食生活を取り巻く社会環境が大きく変化するとともに、厨房機器の多様化など調理をめぐる環境も変化してきて

第3章 地域における食育の推進

いることから、時代に即した専門的知識・技術を有する専門調理師等の養成が求められています。

専門調理師等は、「調理師法」（昭和33年法律第147号）に基づく資格であり、専門調理師については厚生労働大臣認定として「日本料理」、「西洋料理」、「麺料理」、「すし料理」、「中国料理」及び「給食用特殊料理」の計6種類があり、また、調理師については都道府県知事免許として交付されています。

公益社団法人調理技術技能センターでは、高度な調理技術を生かして地域における食育推進運動のリーダーとして活躍できる専門調理師を養成するために、「専門調理師・調理技能士のための食育推進員認定講座」を開催しており、修了者を「専門調理食育推進員」に認定しています。この推進員名簿を各都道府県に送付し、食育推進活動等における専門調理師の活用を促しています。

公益社団法人日本中国料理協会は、例年、専門調理師等による中学校等での出張給食授業の実施や、行政や調理師団体等が主催する食育事業の体験活動等の実施に協力し、地域の食育活動を推進しています。

令和4（2022）年度は、食事の大切さや料理の楽しさを伝えるため、三重、大阪、京都、愛媛の各府県で、児童養護施設等を訪問し、料理教室や料理提供をしました。

公益社団法人全国調理師養成施設協会では、全国の調理師養成施設において、近隣住民等を参加対象とした「食育教室」を開催し、健康に配慮した食生活の大切さを講義する、親子調理実習を通じて一緒に食べる楽しさを伝えるなど、食育の普及啓発を行っています。令和4（2022）年度は、

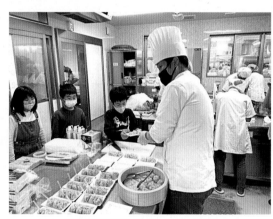

児童養護施設での焼売提供の様子

各調理師養成施設において、新型コロナウイルス感染症の感染拡大防止策を講じつつ、少人数での対面実習や動画配信等、様々な工夫を凝らして「食育教室」を実施しました。

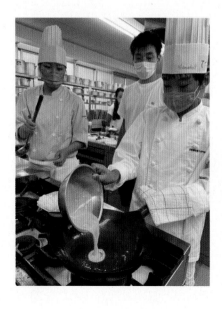
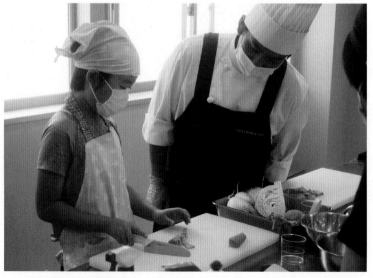

「食育教室」の様子

また、「第17回食育推進全国大会inあいち」では、日本の食文化伝承の一環として、各都道府県の代表的な雑煮を紹介するとともに、茨城県、福井県、滋賀県、愛媛県の雑煮を提供しました。

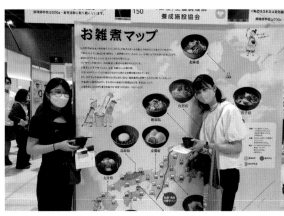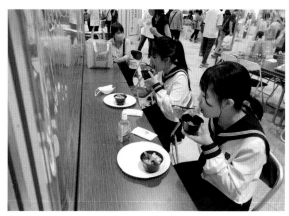

「第17回食育推進全国大会inあいち」の様子

さらに、食育推進活動で活躍できる調理師として、食育実習等を含む一定のカリキュラムに基づく講習及び試験による食育インストラクターの養成を行っています。卒業後、食育インストラクターの知識を生かして食育のセミナーを行う調理師もおり、こうした活動を通じて食育の推進に取り組んでいます。

3 医学教育等における食育の推進

大学の医学部においては、医学生が卒業時までに身に付けておくべき必須の実践的診療能力を学修目標として提示した「医学教育モデル・コア・カリキュラム」に基づき、医学生に対する教育が実施されています。

本カリキュラムでは、栄養アセスメント、栄養ケア・マネジメント、栄養サポートチーム、疾患別の栄養療法について理解していることや、個人の栄養状態を評価でき、本人や家族の生活や価値観も踏まえた上で食生活の支援を計画できること等が学修目標として設定されています。

このほか、文部科学省では、医学部関係者が集まる会議等において、食育の推進に関する教育の充実について周知・要請を行っています。

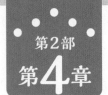

第2部 第4章 食育推進運動の展開

第1節 「食育月間」の取組

1 「食育月間」実施要綱の制定等

第4次基本計画では、毎年6月を「食育月間」と定めています。農林水産省は、令和4(2022)年度、「食育月間」における取組の重点事項や主な実施事項を盛り込んだ「令和4年度「食育月間」実施要綱」を定めました。実施要綱では、重点的に普及啓発を図る事項として、①生涯を通じた心身の健康を支える食育の推進、②持続可能な食を支える食育の推進、③「新たな日常」やデジタル化に対応した食育の推進の3項目を掲げ、農林水産省ウェブサイトへの掲載、関係府省庁、都道府県及び関係機関・団体への協力・参加の呼び掛けや周知ポスターの作成など、「食育月間」の普及啓発を図りました。また、「環境にやさしい持続可能な消費の拡大や食育の推進に向けて」をテーマとしたセミナーを開催し、環境と調和のとれた食料生産とその消費について理解の深化のため、食品ロスの削減等に貢献している食育実践者による先進事例の紹介やパネルディスカッションを実施しました（コラム「「食育月間」の取組「第17回食育推進全国大会inあいち」、「食育月間セミナー」を通じた食育の普及啓発」参照）。

2 食育推進全国大会の開催

農林水産省、愛知県及び第17回食育推進全国大会愛知県実行委員会は、「食育月間」中の令和4(2022)年6月18日、19日に、愛知県において「第17回食育推進全国大会inあいち」を開催しました（コラム「「食育月間」の取組「第17回食育推進全国大会inあいち」、「食育月間セミナー」を通じた食育の普及啓発」参照）。

3 都道府県及び市町村における食育に関する取組

「食育月間」には、食育推進運動を重点的かつ効果的に実施し、国民の食育に対する理解を深め、食育推進活動への積極的な参加を促し、その一層の充実と定着を図るため、地方公共団体、各地の保育所、学校、図書館、飲食店、企業等において、各種広報媒体や行事等を活用した取組が展開されました。

例えば、地方公共団体では、コロナ禍で在宅時間が増加する中、家族との共食の大切さや健康の重要性を見直すため、寸劇を交えた料理動画を活用した食育啓発活動が行われました。また、小学校では、SDGsの考えを踏まえ、海や陸の豊かさを守るために自分たちが今できることを考える授業が行われるなど、様々な場面で多様な取組が実施されました。なお、農林水産省では、ウェブサイトにおいて各都道府県等における「食育月間」等の取組事例について情報提供を行っています。

都道府県・政令指定都市の取組（農林水産省）
URL：https://www.maff.go.jp/j/syokuiku/gekkan/torikumi.html

column コラム 「食育月間」の取組「第17回食育推進全国大会inあいち」、「食育月間セミナー」を通じた食育の普及啓発

第17回食育推進全国大会inあいち

「第17回食育推進全国大会inあいち」は、令和4（2022）年6月18日、19日の2日間にわたり、愛知県常滑市のAichi Sky Expo（愛知県国際展示場）を会場に、「"SHIN化"する「いきいき食育」あいちから～健康な体、豊かな心、環境に優しい暮らし～」をテーマに、3年ぶりに来場者を招いて開催し、2日間で23,515人の来場者がありました。また、会場の様子をオンラインで全国に発信しました。

当日は、食育活動表彰の表彰式、学生レシピコンテスト、各種シンポジウムの開催、食育に関する172のブースの出展などの様々な催しにより、楽しみながら食育について考える機会が提供されました。

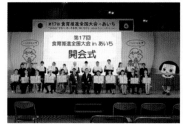
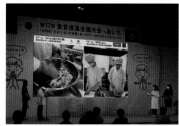
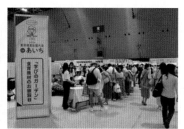

食育活動表彰の表彰式の様子　　　　学生レシピコンテストの様子　　　　大会会場の様子

令和4年度「食育月間セミナー」
～環境にやさしい持続可能な消費の拡大や食育の推進に向けて～

農林水産省では、令和4（2022）年6月30日に「食育月間」の取組の一環として、第4次基本計画を広く周知し、実践につなげることを目的に、「食育月間セミナー」を開催しました。

本セミナーでは消費者等への有機農業に対する理解増進や食品ロス削減等、環境と調和のとれた食料生産とその消費について理解の深化のため、食品ロス削減等に貢献している食育実践者による先進事例の紹介やパネルディスカッションを実施し、より多くの人に食育を実践してもらうためにはどのような点に考慮すべきかなどを話し合いました。

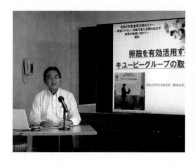
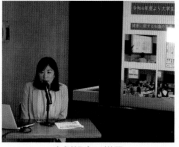
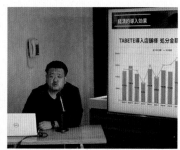

事例紹介の様子

第2節 国民的な広がりを持つ運動としての展開

　持続可能な世界の実現を目指すため、持続可能な開発目標（SDGs）への関心が世界的に高まっています。第4次基本計画においても、SDGsの考え方を踏まえ、食育を推進する必要があるとしています。

　健全な食生活を送るためには持続可能な環境が不可欠です。近年はSDGsの視点で食育に取り組む企業も出てくるなど、持続可能性の観点から食育も重視されています。食育の取組においても、SDGsの考え方を踏まえ、相互に連携する視点を持って推進していく必要があります。

1 全国食育推進ネットワークの活用

　農林水産省では、「新たな日常」やデジタル化に対応した食育など、最新の食育活動の方法や知見を食育関係者間で情報共有するとともに、異業種間のマッチングによる新たな食育活動の創出や、食育の推進に向けた研修を実践できる人材の育成等に取り組むため、令和2（2020）年度に「全国食育推進ネットワーク」（以下本節において「ネットワーク」という。）を立ち上げました。

　令和4（2022）年度は、最新の食育活動の方法や知見を食育実践者間で共有し、全国で食育の横展開を図るため、地方農政局等とネットワークが連携した食育イベント全国キャラバンを実施しました。例えば、令和4（2022）年10月には、金沢市において、食育シンポジウム「災害と食育！」を開催し、災害時の食育リーダーとして活動している方や北陸地域の食育関係者を招いて、自然災害に備えて「食」の準備をどうすればよいかなどについて考えました。また、令和4（2022）年11月には、京都市において「京の食文化を次世代の食育につなぐ「料理＆トークショー」」を開催しました。本イベントでは、京都にゆかりのある著名な料理人を講師に迎え、家庭にある材料で気軽にできる和食の料理教室を実施するとともに、トークショーでは京都の食や日本の食文化、地域で食育を推進することの思いや大切さが語られました。その他、各地方農政局等の管内で食育ワークショップやデジタル食育ガイドブックを活用した講習会等を開催しました。

　また、食育の取組を子供から大人まで誰にでも分かりやすく発信するため、絵文字で表現した「食育ピクトグラム」及び「食育マーク」の普及を図りました。

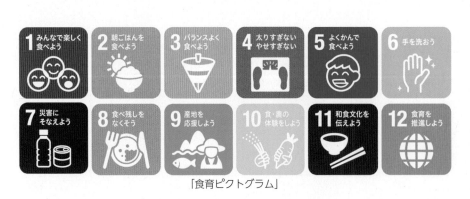
「食育ピクトグラム」

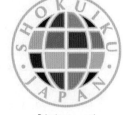
「食育マーク」

食育ピクトグラム及び食育マークのご案内（農林水産省）
URL：https://www.maff.go.jp/j/syokuiku/pictgram/index.html

2 「新たな日常」やデジタル化に対応する食育の推進

　第4次基本計画では、デジタルトランスフォーメーション（デジタル技術の活用による社会の変革）が一層進展する中で、SNSの活用やインターネット上でのイベント開催及び動画配信、オンラインでの非接触型の食育の展開などを推進することとしています。

　農林水産省では、デジタル化に対応した食育を推進するため、新型コロナウイルス感染症の感染拡大により対面での食育活動が困難となった人や、デジタル化に対応した食育を今後実践してみたいと考えている個人・グループをターゲットとして、「デジタル食育ガイドブック」を令和3（2021）年度に作成しました。令和4（2022）年度には、「デジタル食育ガイドブック」を活用し、デジタル化に対応した食育を推進するため、地方公共団体職員等を対象にしたセミナー等を行いました。

　また、農林水産省の職員がYouTuberとなる省公式YouTubeチャンネル「BUZZ MAFF」では、若い職員が中心となって、20以上のチームが動画を制作、公開しています。「タガヤセキュウシュウ」は推奨する野菜の摂取量を、「となりの近畿」は子供たちとともに農業の楽しさを、「和食ぅライフバランス」は和食文化や郷土料理の大切さを、「穂Click!」は富山県特産のジャンボスイカを紹介するなど、全国各地の農林水産物や農林水産業、農山漁村の魅力を発信しています。

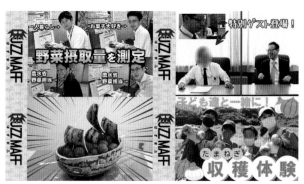

全国各地の農林水産物や農林水産業、農山漁村の魅力を動画で発信

3 食育推進の取組等に対する表彰の実施

　食育に関する優れた取組を表彰し、その内容を広く情報提供することにより、食育が国民運動として一層推進されることが期待されます。

　農林水産省では、令和4（2022）年度に、ボランティア活動、教育活動、農林漁業、食品製造・販売等その他の事業活動を通じた食育関係者の取組を対象として、その功績を称えるとともに、取組の内容を広く国民に周知し、食育を推進する優れた取組が全国に展開されていくことを目的として、「第6回食育活動表彰」を実施しました。ボランティア部門、教育関係者・事業者部門において、個人・団体を含む192件の応募があり、「第17回食育推進全国大会inあいち」において、農林水産大臣賞5件及び消費・安全局長賞14件の表彰を行いました。受賞した取組については、事例集に加え動画での紹介も行いました。また、自立した「強い農林水産業」、「美しく活力ある農山漁村」の実現に向けて、農山漁村が潜在的に有する地域資源を引き出すことにより地域の活性化や所得向上に取り組んでいる優良事例を選定する「ディスカバー農山漁村（むら）の宝」を平成26（2014）年から実施しています。令和4（2022）年度は、応募総数616件のうち37件を優良事例として選定しました。選定された事例のうち、地産地消の取組は9件あり、その中で食育に関連する取組も行われています。

文部科学省では、学校給食の普及と充実に優秀な成果を上げた学校、共同調理場、学校給食関係者、学校給食関係団体について、文部科学大臣表彰を実施しています。令和4（2022）年度は、学校5校、共同調理場5場及び17人の学校給食関係者が表彰されました。

　厚生労働省では、栄養改善と食生活改善事業の普及向上等に功労のあった個人、地区組織等について、栄養関係功労者厚生労働大臣表彰を実施しています。令和4（2022）年度は、功労者として214人、功労団体として20団体、特定給食施設の13施設が表彰されました。また、国民の生活習慣を改善し、健康寿命を延ばすための運動「スマート・ライフ・プロジェクト」が掲げる4つのテーマ（適度な運動、適切な食生活、禁煙、健診・検診の受診）を中心に、従業員や職員、住民に対して、生活習慣病予防の啓発、健康増進のための優れた取組等をしている企業、団体、地方公共団体を表彰する「第11回健康寿命をのばそう！アワード」の生活習慣病予防分野では、応募のあった57件の中から12の企業、団体、地方公共団体が表彰されました。また、母子保健分野について、食育を含む母子の健康増進を目的とする優れた取組を行う企業、団体、地方公共団体に対して、応募のあった67件のうち9の企業、団体、地方公共団体が表彰されました。

第3節 都道府県・市町村における食育運動の展開

1 食育推進計画の作成目的と位置付け

食育を国民運動として推進していくためには、多様な関係者が食育に関する課題や国の政策の方向性を共有し、それぞれの特性を生かして連携・協働しながら、地域が一体となって取り組むことが重要です。

「食育基本法」においては、食育の推進に関する施策の総合的かつ計画的な推進を図るため、食育推進会議において、基本計画を作成するものと定めています。

また、全国各地においても、食育の取組が効果的に進められることが必要であることから、都道府県については基本計画を、市町村については基本計画及び都道府県食育推進計画を基本として、食育推進計画を作成するよう努めることとしています。

2 食育推進計画の作成状況

基本計画の作成時、食育推進計画の作成割合を、平成22（2010）年度までに、都道府県は100%、市町村は50%以上とすることを目指して取組を始めました。その結果、都道府県の食育推進計画の作成割合は、目標設定当時の85.1%（47都道府県中40都道府県）から、平成20（2008）年度調査において100%に到達し、目標を達成しました。

一方、市町村における食育推進計画の作成割合は、目標設定当時の4.1%（1,834市町村中75市町村）から、令和5（2023）年3月末現在では、90.5%（1,741市町村中1,576市町村）となっています（図表2-4-1）。

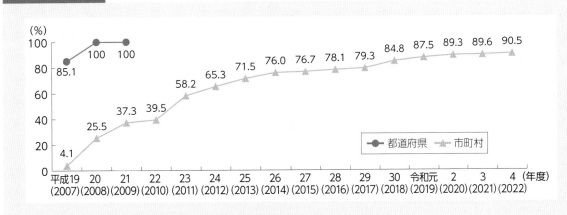

図表2-4-1 都道府県及び市町村の食育推進計画の作成割合の推移

資料：農林水産省消費・安全局消費者行政・食育課（平成27（2015）年度までは内閣府）調べ

また、市町村食育推進計画の作成割合が100%の都道府県は23県でした。目標達成に向けて更なる対応が必要です（図表2-4-2、2-4-3）。

図表2-4-2	都道府県別 管内市町村における食育推進計画の作成状況

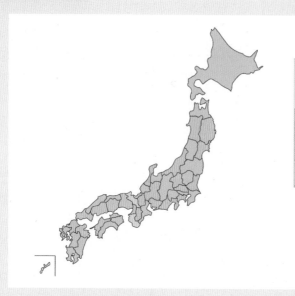

	作成割合	該当 都道府県数
	100%	23
	75～100%未満	21
	50～75%未満	3

資料：農林水産省消費・安全局消費者行政・食育課調べ（令和5（2023）年3月末現在）
注：作成割合とは、都道府県内の全市町村数に対する計画作成済市町村数の割合

図表2-4-3	都道府県別 管内市町村における食育推進計画の作成割合

都道府県	作成状況			都道府県	作成状況		
	市町村数	作成済数	作成割合		市町村数	作成済数	作成割合
北海道	179	139	77.7%	滋賀県	19	19	100.0%
青森県	40	30	75.0%	京都府	26	19	73.1%
岩手県	33	33	100.0%	大阪府	43	41	95.3%
宮城県	35	35	100.0%	兵庫県	41	41	100.0%
秋田県	25	25	100.0%	奈良県	39	39	100.0%
山形県	35	31	88.6%	和歌山県	30	20	66.7%
福島県	59	56	94.9%	鳥取県	19	17	89.5%
茨城県	44	44	100.0%	島根県	19	18	94.7%
栃木県	25	22	88.0%	岡山県	27	27	100.0%
群馬県	35	35	100.0%	広島県	23	23	100.0%
埼玉県	63	63	100.0%	山口県	19	19	100.0%
千葉県	54	51	94.4%	徳島県	24	21	87.5%
東京都	62	52	83.9%	香川県	17	17	100.0%
神奈川県	33	33	100.0%	愛媛県	20	20	100.0%
新潟県	30	30	100.0%	高知県	34	33	97.1%
富山県	15	13	86.7%	福岡県	60	60	100.0%
石川県	19	19	100.0%	佐賀県	20	18	90.0%
福井県	17	14	82.4%	長崎県	21	21	100.0%
山梨県	27	25	92.6%	熊本県	45	36	80.0%
長野県	77	61	79.2%	大分県	18	18	100.0%
岐阜県	42	42	100.0%	宮崎県	26	21	80.8%
静岡県	35	35	100.0%	鹿児島県	43	40	93.0%
愛知県	54	54	100.0%	沖縄県	41	22	53.7%
三重県	29	24	82.8%	合計	1,741	1,576	90.5%

資料：農林水産省消費・安全局消費者行政・食育課調べ（令和5（2023）年3月末現在）
注：東京都は特別区を含む。

　農林水産省では、平成30（2018）年9月に市町村食育推進計画の作成・見直しに当たっての留意事項や参考となる情報を取りまとめたほか、情報提供や研修会等へ講師を派遣するなど、都道府県と連携して市町村食育推進計画作成の支援を進めています。

第4章

食育推進運動の展開

第1節 生産者と消費者との交流の促進

1 農林漁業者等による食育の推進

　第1部「我が国の食料安全保障と食育の推進」で示したように、将来にわたって食料の安定供給を確保するためには、食料自給力の構成要素でもある農地、農業者等を確保していくことの重要性について国民の理解を促していくとともに、食料自給率は食料消費の在り方等にも左右されるものであることを踏まえ、できるだけ多くの国民が、我が国の食料・農林水産業・農山漁村の持つ役割や食料自給率向上の意義を理解する機会を持ち、自らの課題として将来を考え、それぞれの立場から主体的に支え合う行動を引き出していくことが重要です。農林水産省では、消費者が農林水産業・農山漁村を知り、触れる機会を拡大するために、生産者と消費者との交流の促進、地産地消の推進等、様々な施策を講じています。その一つとして、食や農林水産業への理解の増進を図るためだけでなく、国民の食生活が自然の恩恵の上に成り立っていることや食に関わる人々の様々な活動に支えられていることなどに関する理解を深めるために、農林漁業者等による農林漁業に関する体験の取組を推進しています。

　教育ファームは、自然と向き合いながら仕事をする農林漁業者が生産現場等に消費者を招き、一連の農作業等の体験機会を提供する取組です。自然の恩恵を感じるとともに、食に関わる人々の活動の重要性と地域の農林水産物に対する理解の向上や、健全な食生活への意識の向上など、様々な効果が期待されます。

　例えば消費者に酪農のことを理解してもらいたいという酪農家の願いと、酪農を通じて子供たちに食や仕事、生命の大切さを学ばせたいという教育関係者の期待が一致し、各地で酪農教育ファームの活動が行われています。新型コロナウイルス感染症の予防対策を講じつつ、受入れ可能な牧場においては、子供たちが乳牛との触れ合い、餌やり、糞や尿の掃除といった牛の世話等の酪農体験の学習を行っています。そのほか、学校への出前授業や、食と命の大切さを伝えるため、オリジナルの野外劇を上演する酪農家もいます。

　また、農業体験では、苗植え、収穫体験から食材を身近に感じてもらい、自ら調理しおいしく食べられることを実感してもらう取組もあります。このほか、漁業体験に関しては、漁業協同組合の職員や水産加工業者が中心となり、採れたての魚介類を使った料理教室や、生産現場の見学会を行い、林業体験に関しては、「木育[1]」の一環として、地域で伐採された木材を用いて親子で箸やスプーンを製作するなど、農林水産業の様々な分野で関係者が連携しながら体験活動を進めています。このような体験活動に取り組むことで、より人々の心に残る食育を目指しています。

　農林水産省は、これらの取組を広く普及するため、教育ファームなどの農林漁業体験活動への交付金による支援のほか、どこでどのような体験ができるかについて、情報を一元化した「教育ファーム等の全国農林漁業体験スポット一覧」、タイムリーな情報を発信する「食育メールマガジン」等を提供しています。

1　子供から大人までを対象に、木材や木製品との触れ合いを通じて木材への親しみや木の文化への理解を深めて、木材の良さや利用の意義について学んでもらうための活動

「農のあるくらし」から食や自然の大切さを学ぶ
（第6回食育活動表彰　農林水産大臣賞受賞）

有限会社諏訪野　ファーム・インさぎ山（埼玉県）

ファーム・インさぎ山では、「農のあるくらし」をテーマに食や自然の大切さを学ぶ農業体験を行い、環境との共存・共生を目指す食育の活動に取り組んでいます。昔から受け継がれてきた農家の持つ知恵や技術を次世代に継承するため、未就学児から高齢者まで、幅広い世代を対象に広く活動を行っています。

当園では、自然のサイクルに合わせて1年間の体験の計画を立てています。春はジャガイモの植え付けや田植を体験し、冬は落ち葉を集めて堆肥の学習をします。そのほかにも、刈り取ったわらを燃料にして、かまどでごはんを炊いたり、その灰を肥料にしたりするなど、循環型の農業がSDGsにつながることが実感できるような、様々な体験を行っています。食育体験では、参加者は野菜の収穫から調理、食事まで一連の流れを通し、旬の採れたての野菜のおいしさを知ることができます。

また、企業と連携し、障害のある人に対して農業体験の場を提供しています。ゴムボートやブルーシートを活用し、車椅子の人も水田に入って田植を行います。障害の有無にかかわらず、共に土いじりや作物作りの楽しさを体験することで、人々の交流の場となっています。さらに、埼玉県警少年課と連携し、少年たちの居場所づくりや立ち直り支援の場を提供しています。農業体験を通して自信を持ってもらい社会復帰につなげるなど、社会福祉にも貢献しています。

新型コロナウイルス感染症の影響下においても、屋外で密を避けられる農園という場を生かして、保育所や学校などの団体の受入れを積極的に行いました。さらに、SNSを活用し、旬の野菜を使った料理、普段使いの郷土料理を発信したり、自然や農業を題材とした科学実験や農家生活に関するオンライン講座等を実施したりするなど、多くの方々に参加いただきました。

これからも、農村文化を発信し、農業体験を通した食・教育・環境・福祉等の社会の様々な課題の解決の一助となるよう、「食育は農業体験から」の活動を継続、発展させていきたいと考えます。

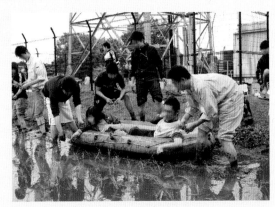
ゴムボートでの田植体験

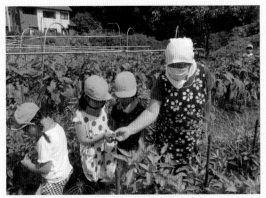
保育園児の収穫体験

第5章

生産者と消費者との交流の促進、環境と調和のとれた農林漁業の活性化等

事例

オリジナルの野外劇と酪農体験で食と命の大切さを伝える
（第6回食育活動表彰　消費・安全局長賞受賞）

株式会社須藤牧場（千葉県）

　株式会社須藤牧場（以下「牧場」という。）では、酪農教育ファーム[1]の活動として酪農体験の受入れや、牧場の中にある野外劇場での演劇の上演等による食育活動を行っています。

　野外劇場では、酪農家が自身の経験を踏まえて作成した脚本による劇が上演されており、全国からの来場があります。劇の上演は平成26（2014）年に開始し、当初は酪農家と牛のみの出演でしたが、現在では地域の子供や大人等のボランティアも出演しています。牛の一生や牛の品種の違い等を劇の題材とするほか、停電時に搾乳ができず苦しむ酪農家や、近隣の酪農家の仲間がそれを助けながら生産物を食卓へ届けようとする様子等、食

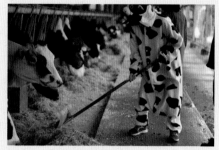

劇の役者（ボランティア）の酪農体験

べ物が食卓へ届くまでを生産者の苦悩と併せて劇で表現しています。劇の出演者は農林漁業者等のリアルな姿を演じ、観客が「命と食」について考えることができる内容となっており、歌やダンスを併せて取り入れた芸術的な演出により、人々の心に強く残るような工夫もされています。また、上演後には、酪農体験を実施したり、参加者からの「観劇後に観客に牛乳を配布したらよいのではないか。」といった声を受けて牛乳を提供したりするようになりました。参加者からは、「非日常空間での熱い心に届いた芝居だった。」、「動物の大切さを知った。」、「普段、何気なく食べている物の背景をよく知ることができた。」等の声が寄せられました。新型コロナウイルス感染症の影響により酪農体験の受入れができない中でも、車の中から見られる野外劇を上演することで食育に関する情報発信を続けてきました。

　劇に参加する地域住民のボランティアは年々増えており、今後はより多くの人数で上演することを目指しています。ボランティアには月1回程度、酪農を体験してもらうことで食育に関する知識等の向上を図っています。食育を自ら発信していく人数を増やすことにより、地域住民の生きがいの創出につなげ、継続的な取組としていきます。

　今後も生産現場の特色を生かしながら、食への関心が薄い人々の心に残るような食育活動を進めていきます。

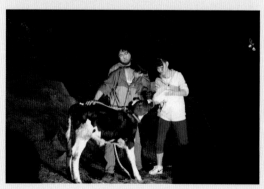 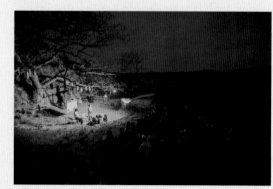

野外劇場の様子

1　「食やしごと、いのちの学び」をテーマに、主に学校や教育現場等と連携して行う、酪農に係る作業等を通じた教育活動を行う牧場等のこと
　一般社団法人中央酪農会議ウェブサイト参照：https://www.dairy.co.jp/edf/gaiyo.html

② 都市と農山漁村の共生・対流の促進

　都市と農山漁村の共生・対流とは、都市と農山漁村を行き交う新たなライフスタイルを広め、都市と農山漁村それぞれに住む人々がお互いの地域の魅力を分かち合い、「人、もの、情報」の行き来を活発にする取組です。

　食料の生産から消費等に至るまでの食の循環は、多くの人々の様々な活動に支えられており、そのことへの感謝の念や理解を深めることが大切です。一方で、ライフスタイル等の変化により、国民が普段の食生活を通じて農林水産業等や農山漁村を意識する機会が減少しつつあります。そのような中で、生産者等と消費者との交流や都市と農山漁村の共生・対流等を進め、消費者と生産者等の信頼関係を構築し、我が国の食料需給の状況への理解を深め、持続可能な社会を実現していくことが必要です。

　第4次基本計画においては、都市住民と農林漁業者との交流を促進するため、都市住民への農山漁村の情報提供と農山漁村での受入れ体制の整備等を推進することが定められています。このため、農林水産省では、農山漁村の自立及び維持発展に向けて、地域住民が生き生きと暮らしていける環境の創出を行うためのきっかけをつくり、農山漁村について広く知ってもらうことを入口に、農的関係人口創出、二拠点居住、移住、定住の実現を図り、農山漁村の活性化を推進しています。

　また、農山漁村地域に宿泊し、滞在中に地域資源を活用した食事や体験を楽しむ「農山漁村滞在型旅行」である「農泊」を推進しています。具体的には、農山漁村の活性化と所得向上を図るため、地域における実施体制の整備、食や景観を活用した観光コンテンツの磨き上げ、ワーケーション（テレワーク等を活用し、普段の職場や自宅とは異なる場所で仕事をしつつ、自分の時間も過ごすこと）対応等の利便性向上、国内外へのプロモーション等を支援するとともに、古民家等を活用した滞在施設、体験施設の整備等を一体的に支援しています。

　さらに、「観光立国推進基本計画」（平成29（2017）年3月28日閣議決定）においては、「農山漁村滞在型旅行をビジネスとして実施できる体制を持った地域を令和2（2020）年までに500地域創出することにより、「農泊」の推進による農山漁村の所得向上を実現する」ことが位置付けられ、令和4（2022）年度末時点で累計621地域を採択しています。

　令和4（2022）年度は、「Withコロナに向けた政策の考え方」（令和4（2022）年9月8日新型コロナウイルス感染症対策本部決定）に基づく新型コロナウイルス感染症への対応として、「農泊施設における新型コロナウイルス対応ガイドライン」等

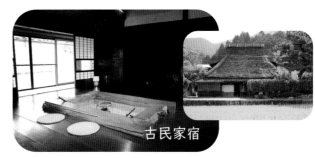

古民家宿

農山漁村地域にて、宿泊・食事・体験を
通した交流を図るのが「農泊」

を踏まえて、引き続き安全・安心な農山漁村地域での教育旅行[1]等を推進しました。

　また、内閣官房、総務省、文部科学省、農林水産省及び環境省は、子供たちの学ぶ意欲や自立心、思いやりの心、規範意識などを育み、力強い成長を支える教育活動として、子供の農山漁村での宿泊による農林漁業体験や自然体験活動等を行う「子ども農山漁村交流プロジェクト」を推進しています。

　内閣官房や文部科学省では、送り側となる学校に対して、学校等における宿泊体験活動の取

[1]　学校行事の旅行（遠足）・集団宿泊的行事である修学旅行、遠足、移動教室、合宿、野外活動等（公益財団法人日本修学旅行協会）

組に対する支援等を行っています。総務省では、送り側・受入れ側双方が連携して行う取組を中心に支援しており、都市・農山漁村の地域連携による子供農山漁村交流推進支援事業等を実施し、モデル事業の取組事例やノウハウの横展開を進めるためのセミナーを開催しています。農林水産省、環境省では、受入れ側となる農山漁村等の体制整備に対して支援しています。令和4（2022）年度には、新型コロナウイルス感染症の影響を踏まえ、受入れ団体における感染予防のガイドラインをウェブサイトに掲載するなど、引き続き感染予防の取組の支援を行いました。

３ 農山漁村の維持・活性化

　農林水産業や住民の生活の場である農山漁村は、食育を進める上でも重要な役割を果たしており、これを支える地域コミュニティの維持・活性化を図る必要があります。

　このため、農林水産省は、平成28（2016）年度から「農山漁村振興交付金」により、農山漁村が持つ豊かな自然や「食」を観光・教育・福祉等に活用する地域の活動計画づくりやそれに基づく取組など地域資源を活用した地域の自立及び発展に資するための実践活動の取組を支援し、農山漁村の維持・活性化を促進しています。令和4（2022）年度は全国41の地域協議会に対して、地域の活動計画策定や計画に掲げられた取組を実施するための体制の構築、実証のための活動等を支援しました。

第2節 食の循環や環境に配慮した食育の推進

1 地産地消の推進

　地域で生産したものを地域で消費する地産地消の取組は、消費者に「顔が見え、話ができる」関係で地場産物を購入する機会を提供し、農山漁村の活性化を図る上で重要な取組です。また、農山漁村における6次産業化（生産・加工・販売の一体化等）にもつながる取組です。

　直売所や量販店での地場産物の販売、学校や病院・福祉施設の給食、外食・中食産業や食品加工業での地場産物の利用等により、消費者は身近な場所で作られた新鮮な地場産物を入手できるだけでなく、地場産物を使った料理や地域の伝統料理を食べることができます。また、農林水産業を身近に感じる機会が得られ、食や食文化についての理解を深められることが期待されます。さらに、直売所は、地場産物の販売だけでなく、地場産物の特徴や食べ方等の情報提供を行っており、消費者と生産者とのコミュニケーションを生かした食育の場にもなっています。

　地産地消を推進する際には、地域の自然、文化、産業等への理解を深めるとともに生産者の努力や食への感謝の気持ちをはぐくむことが重要です。また、食料自給率の向上に資する国産の小麦や我が国で唯一の自給可能な穀物である米を原料とする米粉の利用について理解を深めることも重要です。学校給食において、国産の小麦や米粉を導入する動きも見られ、滋賀県では令和4（2022）年度から学校給食用のパンが全て滋賀県産の小麦100%使用したものとなり、また、新潟県では米粉を使った学校給食を提供することにより、児童生徒に米粉に慣れ親しんでもらうこと等を目指し、学校給食での新潟県産の米粉パンや米粉麺の導入に係る経費の一部を支援しています。地域産品として子供の頃からジビエに慣れ親しんでもらい、農村地域の課題となっている鳥獣被害対策等の現状への理解や命の大切さを知ってもらうため、一部の学校給食で捕獲した鳥獣の肉であるジビエの提供も行われています。

　なお、地産地消については、「地域資源を活用した農林漁業者等による新事業の創出等及び地域の農林水産物の利用促進に関する法律」（平成22年法律第67号）に基づく「農林漁業者等による農林漁業及び関連事業の総合化並びに地域の農林水産物の利用の促進に関する基本方針」（平成23年農林水産省告示第607号）において、地場産物の使用の促進の目標として、①令和7（2025）年度までに年間販売額が1億円以上の直売所の割合を50%以上とすること、②令和7（2025）年度までに学校給食において都道府県単位での地場産物を使用する割合（金額ベース）を現状値（令和元（2019）年度）から維持・向上した都道府県の割合を90%以上とすること、③令和7（2025）年度にグリーン・ツーリズム施設の年間延べ宿泊者数及び訪日外国人旅行者数のうち農山漁村体験等を行った人数の合計を1,540万人とすること等を設定しています。同法及び同基本方針に基づく地方公共団体による促進計画の取組が進められていくこと等により、地産地消の一層の促進が図られることが期待されます。

　農林水産省では、地産地消を含む農山漁村の活性化や所得向上に取り組んでいる優良事例を選定し、全国に発信する取組を行うほか、地域資源を活用した新商品の開発等を進める地域ぐるみの6次産業化としての直売所の売上げ向上に向けた取組や施設整備への支援を行いました。また、産品の名称を知的財産として保護する「地理的表示（GI）保護制度」について、多様な産品が登録できるよう運用を見直すとともに、その地域ならではの登録産品の観光資源としての活用等を推進しています。このほか、学校給食におけるメニュー開発・導入実証等への支援や、学校等の施設給食への地場産物の利用拡大を促進するため、専門的知見を持つ人材

育成の研修や安定供給体制の構築を進めるため地産地消コーディネーターの派遣への支援を行いました。さらに、直売所の売上げ向上に向け、インバウンド等需要向けの新商品の開発、消費者評価会の開催、観光事業者等とのツアー等の企画、集出荷システムの構築などの取組への支援を行っています。

　我が国は、多種多様な農畜水産物・加工食品を多くの国・地域から輸入しています。食料の輸送量に輸送距離を乗じた指標として「フード・マイレージ」があります。これは、1990年代からイギリスで行われている「Food Miles（フードマイルズ）運動」を基にした概念であり、「生産地から食卓までの距離が短い食料を食べた方が輸送に伴う環境への負荷が少ないであろう」という仮説を前提として考え出されたものです。国内生産・国内消費の拡大、地産地消の推進等の取組は、環境負荷の低減に資することも期待されます。

　「食料・農業・農村基本計画」（令和2（2020）年3月31日閣議決定）においては、食と農とのつながりの深化に着目した官民協働の新たな国民運動が位置付けられています。そのため、令和3（2021）年7月から、食と環境を支える農林水産業・農山漁村への国民の理解と共感・支持を得つつ、国産の農林水産物の積極的な選択といった具体的な行動変容に結びつくよう、若者（Z世代）を重点的にターゲットとした官民協働による国民運動として「食から日本を考える。ニッポンフードシフト」を展開しています。

事例

小中学校における食育活動のより一層の推進を目指して～県と県教育委員会及びJAグループの3者で「食育に係る連携協定」を締結

鹿児島県

　鹿児島県では、本県ならではの多彩な食文化と新鮮な農林水産物を生かし、県民の健康で豊かな食生活の実現を目指して策定した「かごしまの"食"交流推進計画」に基づき、関係機関・団体と連携し、食育活動を推進しています。

　県内の各JAにおいても、小中学生を対象とした農業・調理体験を実施するなど食育活動を

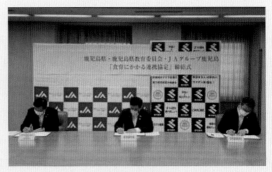

連携協定締結式

推進しており、小中学校における食育活動のより一層の推進を目指し、令和4（2022）年8月、県と県教育委員会及びJAグループ鹿児島の3者で「食育に係る連携協定」を締結しました。

　子供たちに、農業・農村の役割、食の楽しさや大切さなどについて理解を促すため、3者で連携し、農業体験活動の推進、学校給食における地場産農畜産物の活用促進など、食育の取組をさらに充実・強化していくこととしています。

　また、担当者の連携強化や食育を支援する人材リストの整理など、食育支援に係る体制強化を図り、小中学校における食育活動のより一層の推進を目指します。

2 環境と調和のとれた持続可能な食料生産とその消費にも配慮した食育の推進

　我が国の食料・農林水産業は、高品質、高付加価値な農林水産物、食品を消費者に提供するとともに、日本固有の食文化の魅力の源泉として国内外から高い評価を受けています。一方、生産者の減少・高齢化、地域コミュニティの衰退といった課題、国内外で重要性が増している地球環境問題やSDGsへの対応の必要性等を踏まえ、農林水産省では、持続可能な食料システムの構築に向け、令和3（2021）年5月に「みどりの食料システム戦略」を策定しました。

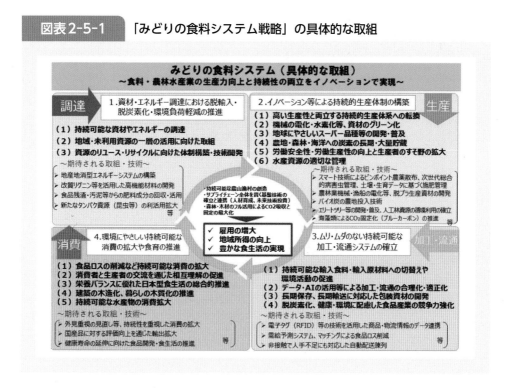

図表2-5-1 「みどりの食料システム戦略」の具体的な取組

　本戦略の実現に向けては、食料・農林水産業の調達から生産、加工・流通、消費までの一連の活動の各段階で課題の解決に向けた行動変容を促すことが鍵となります。消費分野では、見た目重視から持続可能性を重視した消費の拡大など、環境にやさしい持続可能な消費の拡大や食育の推進などが期待されます。食育に関する取組としては、特に「環境にやさしい持続可能な消費の拡大や食育の推進」として、「栄養バランスに優れた日本型食生活の総合的推進」の中で、栄養バランスに優れた日本型食生活に関する食育、地産地消の推進や持続可能な地場産物や国産有機農産物等を学校給食に導入する取組の推進等を実施するとしています（図表2-5-1）。

　令和4（2022）年7月には、みどりの食料システム戦略の実現に向けて「環境と調和のとれた食料システムの確立のための環境負荷低減事業活動の促進等に関する法律」（令和4年法律第37号）が施行されました。同法では、消費者の努力として、環境と調和のとれた食料システムに対する理解と関心を深め、環境への負荷の低減に資する農林水産物等を選択するよう努めなければならない旨を規定しているほか、環境負荷の低減に資する農林水産物等の消費を促進する観点から、食育の推進が位置付けられています。

　第4次基本計画では、「取り組むべき施策」として「環境と調和のとれた持続可能な食料生産とその消費にも配慮した食育の推進」を掲げており、有機農業を始めとした持続可能な農業生産や持続可能な水産資源管理等、生物多様性と自然の物質循環を健全に維持し、自然資本を管理し、又は増大させる取組に関して、国民の理解と関心の増進のため普及啓発を行っています。

具体的には、学校給食での有機食品の利用など有機農業を地域で支える取組事例の共有等を行うため、農林水産省は、「有機農業と地域振興を考える自治体ネットワーク」の活動として、令和4（2022）年12月のオーガニックビレッジ全国集会において各自治体の事例等を共有するセミナーを開催するなど、関係者の取組が進むよう連携の強化に取り組むとともに、令和5（2023）年1月には、都道府県等の食育担当部局に、学校給食における有機農産物の活用に係る支援策や事例の紹介による情報発信を行っています。例えば、熊本県山都町では県内のホテルのシェフと学校の栄養教諭が協働して、有機野菜を使用した学校給食の献立を作成し、町で定めたオーガニック給食週間に提供することで、子供たちに有機農業と町の魅力を伝えています。

　世界の有機食品市場は令和2（2020）年時点で1,290億ドルであり、ここ10年で2倍以上に拡大しています（図表2-5-2）。日本の有機食品市場についても、直近5年間で約1.2倍に拡大しており、更なる市場の拡大を目指して、国産有機農産物を取り扱う小売事業者や、飲食サービス事業者により構成される国産有機サポーターズ（令和4（2022）年度末時点で97社が参画）の拡大や、国産有機農産物等の消費者需要及び加工需要を喚起する取組への支援を行っています（図表2-5-3）。

図表2-5-2　世界の有機食品売上額の推移

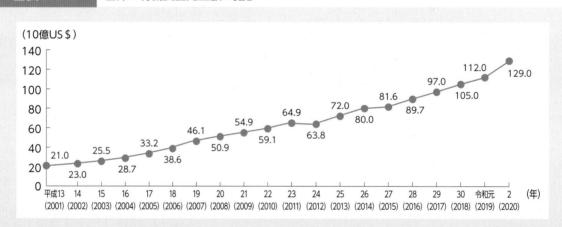

資料：FiBL & IFOAM　The World of Organic Agriculture statistics & Emerging trends 2010～2022を基に、農林水産省農産局農産政策部農業環境対策課作成

図表2-5-3　我が国の有機食品市場規模の推計状況

推計年度	平成29（2017）年	令和4（2022）年
日本全国の**有機食品市場規模**の推計値（円）	**1,850**億円	**2,240**億円

資料：平成29（2017）年は、農林水産省「有機食品マーケットに関する調査」による推計、
　　　令和4（2022）年は、農林水産省「有機食品市場規模及び有機農業取組面積の推計手法検討プロジェクト」による推計を基に、
　　　農林水産省農産局農産政策部農業環境対策課作成

　また、食や農林水産業の持続可能な生産消費を促進するためには、生産から消費までのサプライチェーン全体での行動変容を促すための様々な取組が必要です。そのため、農林水産省、消費者庁、環境省が連携し、企業・団体、国が一体となって、持続可能な生産と消費を促進する「あふの環プロジェクト」を令和2（2020）年6月に立ち上げ、勉強会や交流会を行って

います。

　具体的には、令和4（2022）年9月に、「食と農林水産業のサステナビリティ」について知ってもらうため、一斉に情報発信を行うサステナウィークを開催し、その中で、温室効果ガスを削減する取組の効果を星の数で分かりやすく「見える化」した米、トマト、キュウリの実証を実施しました。また、展示イベントにおいて、「未来につながるおかいもの」をテーマに、身近な食べ物を通じて、SDGsやサステナビリティを考えるクイズやパネル展示等を行い、「見た目重視から持続性重視」の消費選択に資する情報の発信を行いました。

　令和5（2023）年1月に「あふの環プロジェクト」がAgVenture Labと共同で開催した「サステナア

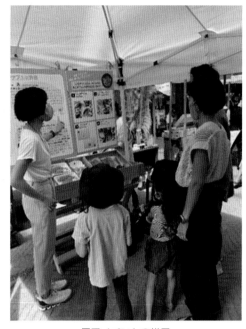

展示イベントの様子

ワード2022伝えたい日本の“サステナブル”」では、食と農林水産業に関わる持続可能な生産・サービス・商品を扱う地域・生産者・事業者のサステナブルな取組を分かりやすく紹介する動画を表彰しました。O 2 Farmの「「ランドスケープ農業」を目指して」が農林水産大臣賞、南種子町有機農業推進協議会と（有）かごしま有機生産組合の「南種子町のリサイクル」が環境大臣賞、松川町ゆうき給食とどけ隊の「ゆうきの里を育てよう」が消費者庁長官賞、株式会社OKUTAの「有機農業転換支援「こめまめプロジェクト」」がAgVenture Lab賞を受賞しました。

　世界的に健康志向や環境志向等、食に求める消費者の価値観が多様化していること等を背景に、生産から流通・加工、外食、消費等へとつながる食分野の新しい技術及びその技術を活用したビジネスモデルであるフードテック[1]への関心が高まっています。農林水産省では、令和2（2020）年10月、食品企業や、スタートアップ企業、研究機関、関係省庁等の関係者で構成する「フードテック官民協議会」を立ち上げ、同協議会には令和5（2023）年2月末現在、約1,160人が入会しています。同協議会では、令和5（2023）年2月に、会員からの意見聴取やパブリックコメントを経て、フードテック推進ビジョン及びロードマップを策定しました。また、同協議会において、令和5（2023）年2月、新たなビジネスの創出を目的に「未来を創る！フードテックビジネスコンテスト」を初めて開催し、アイデア部門、ビジネス部門において、計5件の表彰を行いました。

　そのほか、農林水産省は、フードテック分野の研究開発を推進するとともに、投資促進を図りながら、新たな市場の創出を促進することとしています。

1　我が国においては、大豆ミートや、健康・栄養に配慮した食品、人手不足に対応する調理ロボット、昆虫を活用した環境負荷の低減に資する飼料・肥料の生産等の分野で、スタートアップ企業等が事業展開、研究開発を実施している。

第5章
生産者と消費者との交流の促進、環境と調和のとれた農林漁業の活性化等

column コラム 農業からの温室効果ガスを削減する取組の「見える化」

　環境と調和のとれた食料システムの確立を図るためには、生産、加工、流通、販売それぞれの段階で、環境負荷低減の取組を「見える化」することを通じ、関係者の行動変容に結び付くことが重要です。

　このため、農林水産省では、「みどりの食料システム戦略」に基づき、化石燃料や化学肥料、化学農薬の使用低減、農地土壌へのバイオ炭の施用等の農業由来の温室効果ガス削減に貢献する取組を行っている生産者の努力を「見える化」するため、農産物の温室効果ガス簡易算定ツールを作成しました（図表1）。

　令和4（2022）年度は、このツールを活用し、温室効果ガスの削減率を星の数で等級ラベル表示した農産物（米、トマト、キュウリ）の実証を全国累計115か所（令和5（2023）年3月28日時点）で実施し、消費者等に分かりやすく表示・広報するとともに、消費者の意識や行動の変化を検証しました。

　今後は、対象品目の拡大やラベル表示の効果的な表示方法、生物多様性保全の指標の追加の検討を行い、環境負荷低減の取組の「見える化」を進めていくこととしています。

図表1 農産物の温室効果ガス簡易算定ツールの算出結果の出力イメージと実証事業における等級ラベル表示

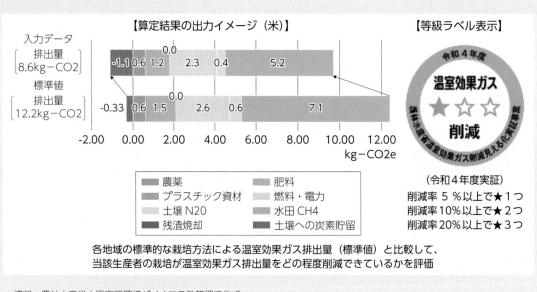

資料：農林水産省大臣官房環境バイオマス政策課で作成

事例

佐渡市における有機農業の推進と連携した食育活動

新潟県佐渡市

　新潟県佐渡市では、「朱鷺と暮らす郷づくり認証制度」や「給食を地域で支える仕組づくり」により、有機農業に先進的に取り組んでいます。

　「朱鷺と暮らす郷づくり認証制度」では、具体的な取組として、田んぼの生物を調査し、農家だけでなく、子供たちや都市部に居住する人たちも参画して、都市との交流や環境教育を行っています。また、「生きものを育む農法」では、田んぼやその周辺に生物が生息できる環境整備の取組を行います。例えば、江の設置、魚道の整備、除草剤を使用しない畔草刈りを行っています。学校給食等で地場産の有機食材の使用を試験的に開始し、「給食を地域で支える仕組みづくり」を進めています。食に関して理解をより深めてもらうために、市長による小学校での食育の授業や、農業や環境、地域について児童が中心となり話し合う授業が行われています。

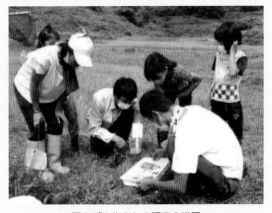

田んぼの生きもの調査の様子

　その結果、児童が有機農業で育てたお米を自由研究で調べてみたり、保護者から「販売してほしい」といった声が聞かれたりするようになりました。農家からも「地域の人にもっと知っ

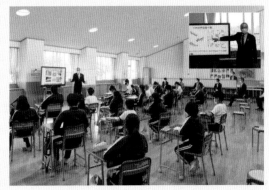

食育の授業の様子

てもらいたい」、「今まで有機農業を導入していなかったが、今後挑戦したい」という声もあり、今後の取組が期待されます。

　この活動をより多くの人に知ってもらい、有機農業を通じて農家だけでなく消費者の意識を変えていくことも必要です。今後も、健康だけでなく農業や生物、環境のことにも意識した食育活動を進めていきます。

第5章

生産者と消費者との交流の促進、環境と調和のとれた農林漁業の活性化等

事例 地域資源とマネジメント視点を活用した体験型環境食育の推進
～食の環境負荷を低減し価値を高める食育～
（第6回食育活動表彰　農林水産大臣賞受賞）　　　　　NPOエコラボ（石川県）

　NPOエコラボでは、食の生産・流通・保存・調理・廃棄に注目し、持続可能な社会の構築に貢献する食育を目指し、地域資源を活用した体験型の環境食育の活動を実施しています。地域での持続可能な食料システムの価値に注目し、地域の住民が生産から廃棄に至るまでの環境負荷低減に配慮した行動を実践できる食育が必要と考え、本活動が開始されました。

　育てて食べる親子エコ農園は、五感にひびく食農体験として地域の農園と協働で実施し、体験の場を提供することで環境保全への意識の醸成を図っています。また、キッチンにおけるごみの発生抑制の取組として、在庫の把握、適量の購入・保存、献立の立て方、食品ロスを削減する調理等を学ぶ講座を開催し実践につなげています。そのほか、再生可能エネルギーの活用と被災時の食の確保を可能とするため、ソーラークッキングの体験講座、大学や地域防災組織との連携で、北陸で使いやすいクッカー開発と防災プログラムを開発しています。

　これらの活動については、参加者に対してアンケートやヒアリングを実施し、参加者からは「野菜やお米を育てて食べる過程が大切だと思いました。」、「普段できないとても楽しい経験でした。」、「大人も子供も勉強になりました。」といった声が聞かれており、継続的な取組につなげています。

　本活動の参加者が地域における食育の担い手として活動できるよう、人材育成も視野に入れた情報発信を行うとともに、引き続き、地元の米や野菜、地域の伝統食、自然環境等の地域資源を活用しながら、環境負荷の低減も目指す食育活動を拡大する予定です。

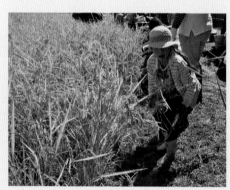

稲刈り体験の様子

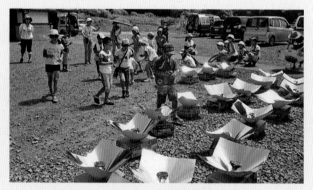

ソーラークッキングの体験講座の様子

3 食品ロス削減に向けた国民運動の展開

我が国では、食料、飼料等の生産資材の多くを海外からの輸入に頼っている一方で、本来食べられるにもかかわらず廃棄されている食品ロスが、令和2（2020）年度の推計で522万トン発生しています。内訳は、事業系で275万トン、家庭系で247万トンとなっており、国民一人当たりの量で見ると年間約41kgの食品ロスが発生している状況です。

こうした中、我が国では、環境負荷の少ない、循環を基調とした経済社会システムを構築するため、「食品循環資源の再生利用等の促進に関する法律」（平成12年法律第116号。以下「食品リサイクル法」という。）に基づき、食品の売れ残りや食べ残し、食品の製造過程において発生している食品ロスを含む食品廃棄物等について、食品の製造、流通、消費等の各段階において、発生の抑制に優先的に取り組んだ上で、食品循環資源について飼料化や肥料化等による再生利用を推進しています（図表2-5-4）。

国民1人当たり食品ロス量

1日 約113g
※ 茶碗約1杯のご飯の量に近い量

年間 約41kg
※ 年間1人当たりの米の消費量（約53kg）に近い量

資料：総務省「国勢調査」（令和2（2020）年10月1日）
農林水産省「令和元年度食料需給表（確定値）」

図表2-5-4　食品廃棄物等の利用状況等（令和2（2020）年度推計）

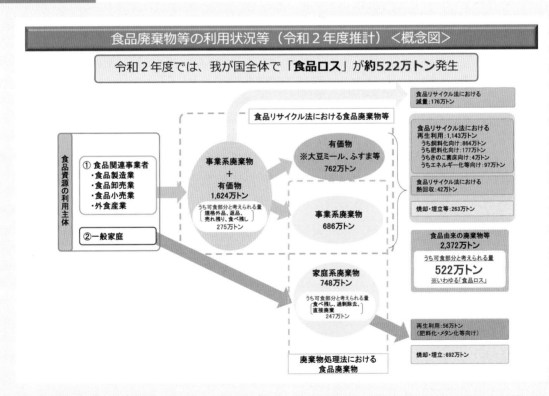

資料：・事業系食品ロスについては、食品リサイクル法第9条第1項に基づく定期報告結果と農林水産省大臣官房統計部「食品循環資源の再生利用等実態調査結果（平成29年度）」等を基に、農林水産省大臣官房新事業・食品産業部において推計
・家庭系食品ロスについては、「令和3年度食品循環資源の再生利用等の促進に関する実施状況調査等業務報告書」を基に、環境省環境再生・資源循環局において推計
・事業系廃棄物及び家庭系廃棄物の量は、「一般廃棄物の排出及び処理状況、産業廃棄物の排出及び処理状況」（環境省）等を基に、環境省環境再生・資源循環局において推計
注：1）事業系廃棄物の「食品リサイクル法における再生利用」のうち「エネルギー化等」とは、食品リサイクル法で定めるメタン、エタノール、炭化の過程を経て製造される燃料及び還元剤、油脂及び油脂製品の製造である。
　　2）端数処理により合計と内訳の計が一致しないことがある。

また、平成27（2015）年9月の国連サミットで採択された「持続可能な開発のための2030アジェンダ」（以下「2030アジェンダ」という。）では、SDGsの目標の一つに「持続可能な生産消費形態を確保する」ことが掲げられています。その中で「2030年までに小売・消費レベルにおける世界全体の一人当たりの食料の廃棄を半減させ、収穫後損失などの生産・サプライチェーンにおける食料の損失を減少させる」がターゲットとして設定されるなど、食品ロスへの国際的な関心が高まっています。この「2030アジェンダ」で掲げられた目標及びターゲットを世界全体で達成していくためには、事業者だけでなく、国民一人一人の意識と行動が求められています。

この「2030アジェンダ」も踏まえて、我が国における食品ロスの削減目標が設定されました。具体的には、「第四次循環型社会形成推進基本計画」（平成30（2018）年6月19日閣議決定）及び「食品リサイクル法」に基づく基本方針において、家庭系食品ロス量及び事業系食品ロス量をそれぞれ令和12（2030）年度までに平成12（2000）年度比で半減させることとしました。

さらに、国民運動として食品ロスの削減を推進するため、「食品ロスの削減の推進に関する法律」（令和元年法律第19号。以下「食品ロス削減推進法」という。）が、令和元（2019）年5月に成立し、同年10月1日に施行されました。また、令和2（2020）年3月には、「食品ロス削減推進法」に基づく「食品ロスの削減の推進に関する基本的な方針」（令和2（2020）年3月31日閣議決定）が閣議決定され、関係各省庁等において、国民各層が、食品ロス削減の問題を「他人事」ではなく「我が事」としてとらえ、「理解」するだけにとどまらず「行動」に移すための様々な取組を行っています。

農林水産省では、食品ロスの一つの要因となっている製・配・販[1]にまたがる商慣習の見直しを促進するため、10月30日を「全国一斉商慣習見直しの日」として、食品小売事業者における納品期限の緩和や食品製造事業者における賞味期限表示の大括り化（年月表示、日まとめ表示）の取組を呼び掛けています。令和4（2022）年10月時点で納品期限の緩和に取り組む食品小売事業者は240事業者（令和3（2021）年10月時点：186事業者）、賞味期限表示の大括り化に取り組む食品製造事業者は267事業者（令和3（2021）年10月時点：223事業者）となり、これに取り組む事業者名及び取組事例を公表しました。

また、食品ロス削減のための消費者啓発の取組を促すため、令和4（2022）年10月の食品ロス削減月間に、ポスターなど普及啓発資材を活用した消費者に対する食品ロス削減のための啓発活動を行う小売・外食事業者や事業者へ食品ロス削減の普及啓発を呼び掛ける地方公共団体を募集した結果、116事業者、81地方公共団体から応募があり、これに取り組む事業者名を公表しました。

さらに、令和5（2023）年2月の恵方巻シーズンには、予約販売等の需要に見合った販売に取り組む食品小売事業者向けのPR資材を提供するとともに、恵方巻のロス削減に取り組む事業者の公表も行いました。

生産・流通・消費等の過程で発生する未利用食品について、食品関連事業者や生産現場等からの寄附を受けて、必要としている人や施設等に提供するフードバンク活動が全国各地で広がりつつあり、令和5（2023）年3月末現在、国内で234団体が活動しています。

---

1 メーカー（製）、中間流通・卸（配）、小売（販）のこと

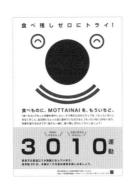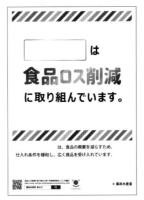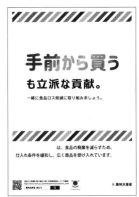

小売店・外食店で掲示する消費者向けポスター等

農林水産省は、フードバンク活動を通じた食品ロス削減を図るため、令和4（2022）年度に、以前より実施していたフードバンクのスタートアップ団体への支援に加え、広域連携等の先進的な取組の支援等を行うとともに、食品産業から発生する食品ロスの削減につながる商品（見切り品等）を寄附金付きで販売し、利益の一部をフードバンク活動の支援に活用する新たな仕組みを構築するため、食品小売事業者における実証・検討を支援しました。

あわせて、新型コロナウイルス感染症の影響の長期化により、こども食堂や生活困窮者等へ食品を届きやすくすることが課題となり、こども食堂等へ食品の提供を行っているフードバンクの役割が重要であることから、フードバンクに対して、食品の受入れ・提供を拡大するために必要となる経費の支援を行いました。さらに、フードバンクの活動強化に向けて、食品提供元の確保等の課題解決に資する専門家派遣やフードバンク・食品関連事業者・こども食堂等のネットワーク強化のサポート等を実施しました。

国の災害用備蓄食品については、令和3（2021）年4月に関係府省庁が申合せを行い、食品ロス削減及び生活困窮者支援等の観点から有効に活用するため、入替えにより災害用備蓄食品の役割を終えたものについて、原則として、フードバンク等への提供に取り組むこととしており、令和3（2021）年5月から、農林水産省のウェブサイトにおいて、ポータルサイトを設け、各府省庁の取組を取りまとめて情報提供を行いました。

くわえて、農林水産省本省においては、入替えに伴って役割を終えた災害用備蓄食品について、令和4（2022）年10月30日に埼玉県さいたま市において開催された「第6回食品ロス削減全国大会」（さいたま市・全国おいしい食べきり運動ネットワーク協議会主催、消費者庁・農林水産省・環境省共催）における無償配布を実施するとともに、令和4（2022）年12月に、フードバンク等4団体への無償提供を実施しました（6品目、計15,516食）。また、地方農政局等においても同様の取組を進めました。

令和4（2022）年の「食品ロス削減月間」には、消費者庁、農林水産省、環境省が共同で公募により決定したデザインを用いた普及啓発ポスターを作成し、地方公共団体等に配布するとともに、集中的な情報発信に取り組みました。

また、消費者・事業者・地方公共団体等の食品ロス削減に関わる様々な関係者が一堂に会し、関係者の連携強化や食品ロス削減に対する意識向上を図ることを目的として開催された「第6回食品ロス削減全国大会」においては、関係各省庁もブース出展等を行いました。このほか、各種セミナー等において、食品リサイクルと食品ロスの削減について、まだ食べられる食品を捨てることを「もったいない」と感じてもらえるよう、普及啓発活動を行いました。

さらに、消費者庁、農林水産省、環境省では、全国おいしい食べきり運動ネットワーク協議

第5章 生産者と消費者との交流の促進、環境と調和のとれた農林漁業の活性化等

会と共同で、「「おいしい食べきり」全国共同キャンペーン」を令和4（2022）年12月から令和5（2023）年1月にかけて実施しました。外食時の食べきり（「30（さんまる）・10（いちまる）運動」等）のほか、新型コロナウイルス感染症対策として、テイクアウト等による家庭での食事の機会が増加していることから、テイクアウト時の適量購入や家庭での食べきりについても啓発を行いました。家庭や外食時に食品ロスを減らすポイントについてまとめた啓発資材の提供や「外食時のおいしく「食べきり」ガイド」、飲食店等の食品ロス削減のための好事例集の周知等による啓発活動を実施しました。

　官民を挙げた取組である食品ロス削減国民運動ロゴマークとして、各団体・企業での利用を推進してきた「ろすのん」について、平成30（2018）年6月に通常の泣いているマークに加えて、笑っているマークも追加しました。平成25（2013）年にマークの利用がスタートし、令和5（2023）年3月末現在では1,309件の利用件数となりました。

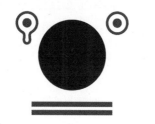 

食品ロス削減国民運動ロゴマーク「ろすのん」

　消費者庁では、食品ロス削減の取組を広く国民運動として展開していくことを目的として、「令和4年度「めざせ！食品ロス・ゼロ」川柳コンテスト」を実施し、計13,708件の応募の中から、審査の結果、「日本から　世界に広がれ「もったいない」」が内閣府特命担当大臣（消費者及び食品安全）賞に選ばれました。また、地域において食品ロス削減を推進する人材を育成するために「食品ロス削減推進サポーター」制度を創設し、令和4（2022）年度では、サポーター育成のためのオンライン講座を8回実施しました。令和5（2023）年3月現在では1,427人をサポーターとして認定しています。

　くわえて、読み聞かせを通じて親子で食品ロス問題を学べるよう、食品ロス削減啓発絵本を作成し、中国・四国地方にある10か所の国立大学附属幼稚園において、読み聞かせイベントを実施しました。

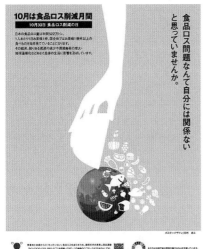
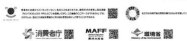

食品ロス削減月間啓発
ポスター（令和4年度版）

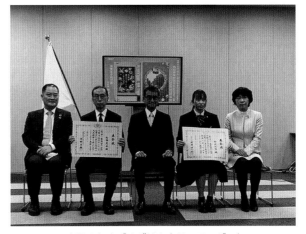

令和4年度「めざせ！食品ロス・ゼロ」
川柳コンテスト表彰式の様子

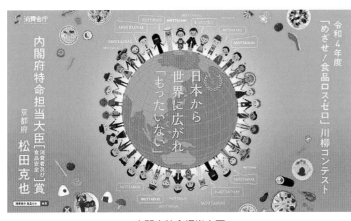

内閣府特命担当大臣
（消費者及び食品安全）賞

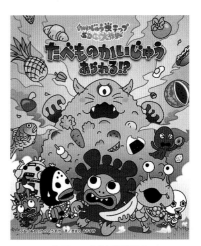

食品ロス削減啓発絵本
©TPC　©KSW

　環境省では、食品ロスに関する情報を集約したポータルサイトを作成し、それぞれの主体が食品ロスに関する正確で分かりやすい情報を得ることができる環境を整備しています。また、食品ロス削減に関する普及啓発の一環として、啓発キャラクター「すぐたべくん」を活用し、食品小売店で購入する際、すぐに食べる商品については、賞味期限や消費期限がより長い商品を選んで購入するのではなく、陳列されている手前から順番に購入することについて普及啓発を行っています。また、令和2（2020）年度に「Newドギーバッグアイデアコンテスト」を実施し、ドギーバッグによる持ち帰りに代わる新たなネーミングとして「mottECO（モッテコ）」を大賞として選定しました。飲食店等での外食時においてはまずは食べきることを前提として、食べ残してしまった場合には消費者の自己責任の範囲で「mottECO」を行うことが当たり前になるように、普及に取り組んでいます。

第5章 生産者と消費者との交流の促進、環境と調和のとれた農林漁業の活性化等

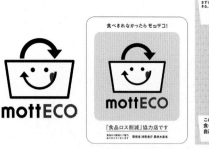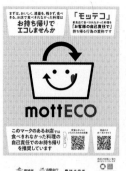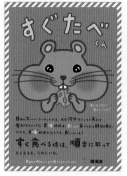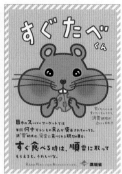

「mottECO（モッテコ）」普及啓発資材　　　　「すぐたべくん」ポスター

食品ロスポータルサイト（環境省）
URL：https://www.env.go.jp/recycle/foodloss/index.html

　また、地方公共団体の食品ロス削減の取組の支援も行っています。環境省では、全国おいしい食べきり運動ネットワーク協議会が取りまとめた「食品ロス削減のための施策バンク」の中から、他の地方公共団体担当者が同様の取組をする際に参考となる事例を取りまとめた「自治体職員向け食品ロス削減のための取組マニュアル」を平成30（2018）年10月から公表しています。令和4（2022）年10月の更新版では、新たに3地方公共団体における事例を追加しました。

　学校教育においては、各教科等の中で、食事ができるまでの過程を知り、働く人々に感謝の気持ちを持つこと、残さず食べたり無駄なく調理したりすること等を指導しています。文部科学省では、小学生用食育教材や中学生用食育教材、「食に関する指導の手引－第二次改訂版－」等において食品ロスの削減について取り上げています。

　環境省では、学校給食における再生利用等の取組を促進するとともに、食育・環境教育を推進するため、学校給食の実施に伴い発生する廃棄物の3R促進モデル事業を平成27（2015）年度から実施しています。モデル事業参加学校の多くでは、給食の食べ残し量の減少や、児童を通じて保護者にも意識や行動の変化が見られます。

　また、教育現場における食品ロス削減に係る取組についての事例を取りまとめた「自治体職員のための学校給食の食べ残しを減らす事業の始め方マニュアル」を平成30（2018）年3月から公表しています。令和4（2022）年3月の更新版では、新たに2地方公共団体における事例を追加しました。

column コラム　食品ロスの削減に関する取組

　日頃の買物の中で、購入してすぐに食べる場合に、商品棚の手前にある商品を積極的に選ぶ「てまえどり」については、販売期限が過ぎることによる食品ロスを削減する効果が期待されます。

　消費者庁、農林水産省、環境省では、一般社団法人日本フランチャイズチェーン協会と連携して、全国のコンビニエンスストアにおいて「てまえどり」の呼び掛けを「食品ロス削減月間」（10月）に合わせて実施しました。また、令和4（2022）年12月にはユーキャン新語・流行語大賞トップ10に選出されるなど「てまえどり」の普及・認知が進んでいます。

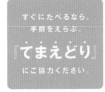

「てまえどり」啓発ポスター

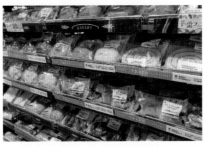

「てまえどり」店頭POP

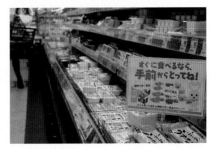

コープこうべにおける「てまえどり」啓発の様子

　消費者庁、環境省では、食品ロス削減の取組を広く国民運動として展開していくことを目的として、「令和4年度食品ロス削減推進表彰」を実施しました（募集期間：令和4（2022）年6月28日～8月26日）。企業、団体、学校、個人など様々な主体から計128件の応募があり、内閣府特命担当大臣（消費者及び食品安全）賞には特定非営利活動法人eワーク愛媛による「愛媛県地域循環型食品ロス削減ネットワークによる食品ロス削減推進」、環境大臣賞には株式会社クラダシによる「農家の未収穫ロス削減をサポートし、地方創生を実現するエコシステム「クラダシチャレンジ」」が選ばれました。

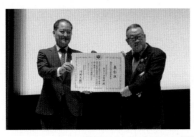
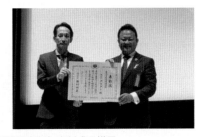

「令和4年度食品ロス削減推進表彰」表彰式の様子

「令和4年度食品ロス削減推進表彰」
受賞者紹介（消費者庁）
URL：https://www.caa.go.jp/policies/policy/consumer_policy/information/food_loss/efforts/food_loss_award/2022/winners_introduction/

「令和4年度食品ロス削減推進表彰」
受賞者紹介（環境省）
URL：https://www.env.go.jp/recycle/foodloss/event02.html

第5章　生産者と消費者との交流の促進、環境と調和のとれた農林漁業の活性化等

4 バイオマス利用と食品リサイクルの推進

　バイオマスは、動植物由来の再生可能な資源であり、家庭やレストラン等から出る食品廃棄物や家畜排せつ物など私たちの身近に豊富に存在しています。バイオマスを利用することは、循環型社会の形成や地球温暖化の防止に寄与するほか、新たな産業の創出や農山漁村の活性化につながるものです。

　政府は、「バイオマス活用推進基本法」（平成21年法律第52号）及びこれに基づく「バイオマス活用推進基本計画」（令和4年（2022）年9月6日閣議決定）の下で、バイオマスの活用の推進に関する施策を総合的かつ計画的に推進しています。新たな「バイオマス活用推進基本計画」においては、下水汚泥資源などを含めた総合的なバイオマス利用の推進や新たな技術開発によるバイオマス産業の創出を推進しています。

　食品廃棄物については、食品関連事業者による飼料や肥料等への再生利用の取組が進められているものの、消費者に近い食品流通の川下や家庭での廃棄物については、分別が難しく、それらの取組は必ずしも十分とはいえない状況にあります。このため、食品流通の川下においても比較的、分別が容易で取り組みやすいメタン化[1]を促進しています。具体的には、下水処理施設の混合利用による食品廃棄物のメタン化の取組の支援や、メタン化に伴い発生する消化液の肥料利用に向けた取組に対する支援など、地域の実情に応じた食品廃棄物の再生利用を推進しています。

　令和元（2019）年7月には「食品リサイクル法」に基づく新たな基本方針を策定し、再生利用等実施率の数値目標の見直しを行うなど、食品循環資源の再生利用等の更なる促進を図っています。また、「食品リサイクル法」の再生利用事業計画（食品リサイクル・ループ）の認定制度の活用等により、食品関連事業者、再生利用事業者及び農林漁業者等の三者が連携し、地域で発生した食品循環資源を肥料や飼料として再生利用し、これにより生産された農産物を地域において利用する取組も進んでおり、令和5（2023）年3月末現在で54の計画が認定されています（図表2-5-5）。

　これらの取組の結果、食品産業全体の再生利用等実施率は令和2（2020）年度には86％になりました。

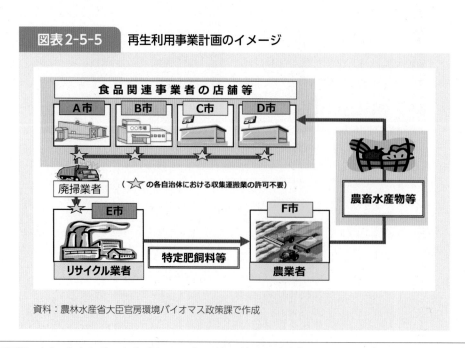

図表2-5-5　再生利用事業計画のイメージ

資料：農林水産省大臣官房環境バイオマス政策課で作成

1　メタン発酵によりバイオガスを生成し、エネルギー利用する取組

食文化の継承のための活動の支援等

第1節 ボランティア活動等における取組

　食生活が多様化する中で、地域の郷土料理や伝統料理等の食文化を大切にし、次の世代への継承を図るには、地域の食生活改善推進員等、国民の生活に密着した活動を行っている食育ボランティアの役割が重要です。

　食生活改善推進員は、郷土料理や食文化の継承を目的とした「おやこの食育教室」等を実施しており、令和4（2022）年度は令和3（2021）年度に引き続き、新型コロナウイルス感染症の発生状況を踏まえ、料理講習会の実施が困難な地域では、家庭訪問活動を行い、家族で食事をする時間が増えた今を家庭における伝承料理の継承のチャンスと捉え、レシピの配布等を通して普及啓発しました。

　また、地域に伝わる郷土料理を知ってもらおうと作成した「日本の味　郷土料理めぐり」を活用し、郷土料理の伝承に努めました。

　さらに、一般財団法人日本食生活協会では、日本の食に対する興味や関心を高め、郷土料理の更なる活性化に寄与することを目的として、平成28（2016）年度に「郷土料理スペシャリスト」の認定制度を開設し、「郷土料理スペシャリスト」として認定された人々が活動しています。

事例

食生活改善推進員による食文化継承の取組

一般財団法人日本食生活協会

三重県食生活改善推進連絡協議会

「郷土料理の伝承　〜紀州北部に伝わる伝統食〜」

　紀北町（きほくちょう）協議会では、町立中学校で「押し寿司」の調理実習を行いました。新型コロナウイルス感染症の影響のため、久しぶりとなりましたが、令和4（2022）年度は全学年で調理実習を実施することができました。食生活改善推進員のアドバイスの下、生徒たちは真剣に取り組んでいました。

　「押し寿司」は古くから祭りや結婚式等、祝い事の時に作られており、ごはんの間に花みょうがの葉を使うのが特徴です。花みょうがの葉は良い香りがして、日持ちも良くなります。花みょうがの葉がない時は、白菜やレタス等でも代用することが可能で、野菜をたっぷり使うことができるため、郷土料理の伝承とともに野菜摂取の大切さについても普及しています。

　これからも地域に伝わる郷土の味を次世代に伝えていきたいと思います。

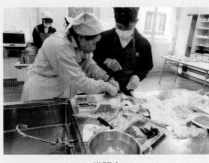
講習会

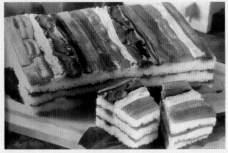
押し寿司

徳島県食生活改善推進協議会

「郷土料理の伝承 ～海部の郷土料理の普及～」

牟岐町協議会では、先人たちの知恵と技が詰まった食文化、郷土料理を中学生、高校生、大学生等の若者世代に伝える活動をしています。

令和4（2022）年度は、牟岐町を訪れるサマースクールの高校生、大学生に地域の郷土料理である「金時豆入りちらし寿司」、「柚子寒天」、「もち麦汁」を伝え、料理を自分で作る楽しさ、達成感、郷土料理の素晴らしさを感じ取ってもらいました。海の幸、山の幸を生かした「金時豆入りちらし寿司」は、柚子酢の香りがとても豊かで、旬の野菜、豆、魚、ひじき等様々な具材が入っており、栄養バランスに優れています。学生からは「懐かしい味がする、豊かな味、故郷の味だ。」という感想があり、地域の味を再確認してもらいました。

このほかにも徳島県には、鯵やボウゼなどを使った魚の姿寿司、島そうめん、出世いも、こけら寿司（押し寿司）、寒天等、素晴らしい食文化があります[1]。食生活改善推進員の活動として、引き続き、これらを絶やすことなく伝承していきます。

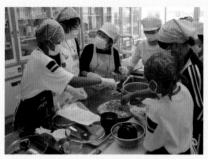

講習会

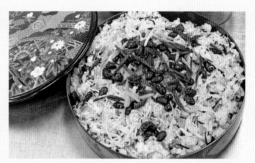

金時豆入りちらし寿司

---

1 うちの郷土料理　徳島県（農林水産省）https://www.maff.go.jp/j/keikaku/syokubunka/k_ryouri/search_menu/area/tokushima.html

第2節 専門調理師等の活用における取組

　一般社団法人全日本司厨士協会は、各地の保育所・幼稚園・小学校での料理教室等の開催や福祉施設での継続的な慰問活動等、総合的な食育の推進・普及を実施しています。また、全国の地方支部においては、若手シェフ向けの講習会を多数開催し、調理技術の継承にも力を入れています。

　地元の食材の認知度の向上や次世代のシェフを目指す学生・生徒の技術力の向上を目的として、地場産物を使った料理コンクールや、鶏のさばき方、魚のおろし方といった調理技術の講習会等を実施しています。

　さらに、世界各地に配属される公邸料理人の育成に当たって、赴任している方の現地レポートを機関紙に掲載するなど情報を提供するとともに、若手シェフを対象とした講習会を開催し、食文化の継承のために、調理技術の向上等に努めています。

　公益社団法人日本調理師会では、食を通じて親子の心の触れ合いを図り愛情を深めるとともに、地域の特産品を主な食材とした手作り弁当により子供の味覚を育み、それによって食育の推進に寄与することを目的に、毎年「全国こどものための愛情弁当コンテスト」を開催しています。本コンテストでは、全国から、育ち盛りの子供たちに対して、応募者が食べさせてあげたい地域の特産品を用いた弁当レシピを募集しており、第12回大会では、最優秀作品5賞を決定しています。令和4（2022）年度は、各地域の新型コロナウイルス感染症の感染拡大の実情に応じて、表彰式や様々なイベント活動を再開しています。地産品を使った伝統的な日本料理や郷土料理、西洋料理・中国料理等の部門を設けた料理コンクールを通じ、今後とも、日本古来の伝統料理の伝承や地産地消の推進について広く普及啓発していきます。

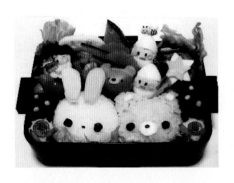

「全国こどものための愛情弁当コンテスト」
最優秀賞
作品名：動物たちとニコニコ弁当

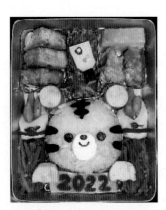

「全国こどものための
愛情弁当コンテスト」最優秀賞
作品名：新春！とらどし弁当

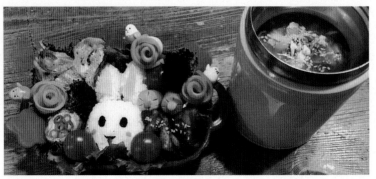

「全国こどものための愛情弁当コンテスト」最優秀賞
作品名：お花畑弁当

事例

若手シェフへの技能の伝承

一般社団法人全日本司厨士協会

　一般社団法人全日本司厨士協会では、若手シェフの育成は食文化の継承につながるものと考え、彼らの調理技術の向上を目的とした料理講習会や料理コンクール等を全国各地で継続的に開催しています。

　東海地方本部では、令和4（2022）年7月に水産加工の企業と共同で真鯛と舌平目のおろし方の講習会を開催しました。普段、魚をおろす機会のない10名の参加者は懸命にその技術を学び、実習後にベテランシェフが作った舌平目の料理を試食することで、五感を総動員させた講習会となりました。そのほか、地元食材を使った料理コンクールを令和4（2022）年6月と7月に開催しました。レシピと展示作品で評価を行う1次審査及び1次審査を通過した選手が調理した料理の味や作業工程等で評価を行う2次審査により総合的に審査しました。

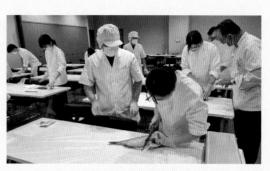

魚のおろし方の実習

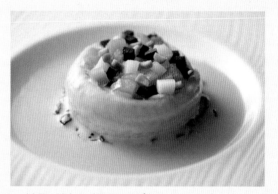

料理の試食　舌平目のメダイヨン ソースサフラン

　京滋地方本部では、令和4（2022）年9月に有機農業の見学会を開催し、20名の参加者は生産者と交流をしながら土壌の作り方等を学びました。

　中国地方本部では、「食品衛生法等の一部を改正する法律」（平成30年法律第46号）に基づくHACCP[1]に沿った衛生管理の制度化について、新型コロナウイルス感染症の影響を考慮し、LINEのアプリ上で法改正やHACCPの要点をまとめた動画を共有する講習会を令和4（2022）年8月に開催しました。受講者からは「いつでも、どこでも繰り返し受講できる」と好評でした。SNSを使った学習は時間を有効に使えるため、今後の若手シェフ育成の重要なツールとなることを期待しています。

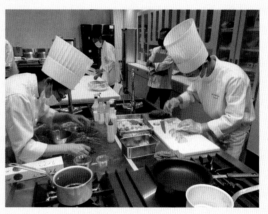

地元食材を使った料理コンクール

　今後も、様々な角度から若手シェフの育成を行うとともに、日本の食文化を広く世に発信していきます。

1　Hazard Analysis and Critical Control Pointの略。食品等事業者自らが食中毒菌汚染や異物混入等の危害要因（ハザード）を把握した上で、原材料の入荷から製品の出荷に至る全工程の中で、それらの危害要因を食品衛生上問題のないレベルにまで除去又は低減させるために特に重要な工程を管理し、製品の安全性を確保しようとする衛生管理の手法

第6章 食文化の継承のための活動の支援等

第3節 地域の多様な食文化の継承につながる食育の推進

(1)「和食」の保護と次世代への継承のための産学官一体となった取組

平成25（2013）年に、「和食；日本人の伝統的な食文化」がユネスコ無形文化遺産に登録されたことを契機として、海外では、日本食レストランが平成25（2013）年からの8年間で約3倍の15万9千店（外務省調べにより、農林水産省において推計）に増加しました。また、訪日外国人が訪日前に期待していたこととして「日本食を食べること」が最も多くなるなど[1]、海外における日本食への関心が高まっています。一方、我が国では、食の多様化や家庭環境の変化などを背景に、和食や地域の食文化を受け継ぎ、伝えることが困難になりつつあります。

農林水産省では、地域の食文化を保護・継承していくため、47都道府県の郷土料理の歴史・由来、関連行事、使用食材、レシピ等をデータベース化したウェブサイト「うちの郷土料理」を基に、海外向けに複数の言語に翻訳したウェブサイト「Our Regional Cuisines」を令和4（2022）年に開設しました。さらに、全国に存在する伝統的な加工食品（伝統食）をデータベース化したウェブサイト「にっぽん伝統食図鑑」を令和5（2023）年3月に開設し、国内外に向けて日本語と英語で情報発信を行っています。また、子供たちや子育て世代に対して、和食文化の普及活動を行う中核的な人材（和食文化継承リーダー）を育成するために、栄養士や保育士等向けの研修会を全国で開催しています。

さらに、次世代を担う子供たちへ和食文化を伝えていくための取組として、文部科学省やユネスコスクール[2]の加盟校等と連携して、発達段階に応じて和食文化の全体像が学べる小学生向けの学習教材等を利用したモデル授業を3校で行いました。

このほか、活動5年目を迎えた官民協働の「Let's！和ごはんプロジェクト」においては、「和食の日（11月24日）」を含む11月を「和ごはん月間」として、プロジェクトのメンバー企業等が連携して和食の魅力や価値、手軽さを発信するイベントや料理教室等を重点的に開催しました。また、プロジェクトの開始後に初めて、農林水産省主催のリアルでのイベントを大阪で開催し、令和5（2023）年のユネスコ無形文化遺産登録10周年に向けて機運醸成を図りました。あわせて、SNS等で和食の魅力も発信しました。

また、砂糖の消費量が減少している中で、砂糖に関する正しい知識や砂糖・甘味に由来する食文化の魅力等について広く情報発信する「「ありが糖運動」～大切な人への「ありがとう」をスイーツで～」を展開しています。令和2（2020）年4月に「ありが糖運動」ロゴマークを制定したほか、「ありが糖運動」公式SNS（Facebook及びTwitter）も開設し、砂糖に関する情報発信を継続・強化しています。

文化庁では、文化審議会食文化ワーキンググループの報告書に基づき、「文化財保護法」（昭和25年法律第214号）に基づく文化財の登録等を推進するとともに、特色ある食文化の継承・振興に取り組む地方公共団体等に対して、調査研究や地域での保護継承、文化的価値を分かりやすく伝える「食文化ストーリー」の構築・発信等を行うモデル事例の形成を支援しています。地域の食文化の文化財の登録等に向けた調査研究や市民講座、シンポジウムの開催、SNSや映像コンテンツを活用した発信等の取組を行っています。

また、我が国の多様な食文化の継承・振興への機運を醸成するため、「100年フード」及び「食文化ミュージアム」の取組を実施しています。「100年フード」は、地域で世代を超えて受

1　観光庁「訪日外国人消費動向調査2019年年次報告書」
2　ユネスコ憲章に示されたユネスコの理念を実現するため、平和や国際的な連携を実践する学校

け継がれてきた食文化を、文化庁とともに継承していくことを目指す取組です。「食文化ミュージアム」は、食文化への学びや体験の提供に取り組む博物館、道の駅、食の体験・情報発信施設等に関する情報を一体的に発信する取組です。令和5（2023）年3月には「第一回100年フードサミット～100年フードが地域をつなぐ～」を開催し、地域の食文化の継承と、その魅力を発信する取組について、パネルディスカッション等を行いました。

　和食文化の保護・継承に取り組む一般社団法人和食文化国民会議（以下「和食会議」という。）は、講演会の開催のほか、平成27（2015）年より、「和食の日（11月24日）」の前後には、全国の小・中学校、保育所等を対象として和食給食の提供や和食文化に関する授業を行う「だしで味わう和食の日」の取組を実施しています。また、「五節供[1]」にちなんだ和食を推進する取組の一つとして令和3（2021）年7月に和食会議のウェブサイト「くらしの歳時記」を開設し、令和4（2022）年11月には冊子の制作・配布を行い、「和食」の保護・継承活動を行っています。

　今後も、産学官が一体となって和食文化の保護・継承の取組を推進するとともに、地域活性化につなげていくことが重要です。

和食会議ウェブサイト
（一般社団法人和食文化国民会議）
URL：https://washokujapan.jp/

第6章

食文化の継承のための活動の支援等

---

1 「人日の節供（1月7日）」、「上巳の節供（3月3日）」、「端午の節供（5月5日）」、「七夕の節供（7月7日）」及び「重陽の節供（9月9日）」のこと。合わせて「五節供」とされる。節供は、節日に旬の食材でご馳走を作り、神さまにお供えした上で皆と分け合っていただくことで、家族や友人の無病息災を願うことから、「節句」ではなく、本来の意味を伝える「節供」で表現。一般社団法人和食文化国民会議ウェブサイト参照：https://gosekku-washoku.jp/about/

　農林水産省では、地域固有の多様な食文化を地域で保護・継承していくための取組を進めており、令和４（2022）年度に、47都道府県の伝統的な加工食品（伝統食）の歴史・文化、関連行事、製造方法、保護・継承の取組をデータベース化するウェブサイト「にっぽん伝統食図鑑」を開設しました。令和４（2022）年度は、伝統食の各分類の歴史や文化、製造方法等を取りまとめるとともに、３県（福井県、奈良県、熊本県）において、地方公共団体、大学等研究機関、民間団体、教育関係者、民間企業等を構成員とした地域検討委員会を開催し、選定された品目を調査し、取りまとめ、このウェブサイトを通じて情報発信を行いました。また、複数の言語に翻訳したウェブサイトで国内外に向けて情報発信を行いました。

　そのほか、幼稚園、保育所等の教諭、保育士、栄養士や小学校の教諭、栄養教諭、学校栄養職員等を対象として、子供たちや子育て世代に対して和食文化を伝える中核的な人材（和食文化継承リーダー）の育成研修の一環として、行事や四季のしつらい、伝わる資料づくり、発酵味噌づくりなど様々なスキルを学ぶ「スキルアップカレッジ2022」をオンラインイベントで３回開催し、各回、約100名程度の参加がありました。

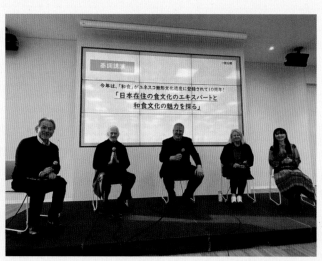

スキルアップカレッジ2022　第３回の模様（基調講演）

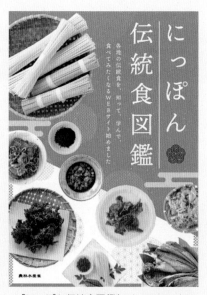

「にっぽん伝統食図鑑」リーフレット

「にっぽん伝統食図鑑」（農林水産省）
URL: https://traditional-foods.maff.go.jp

（2）地域の食文化の魅力を再発見する取組

四季折々の食材に恵まれた日本は、長い年月をかけて地域の伝統的な行事や作法と結び付いた食文化を形成してきました。

一方で、食生活の多様化に伴い、地域の郷土料理や伝統料理等の食文化が次世代に十分に継承されない傾向も見られます。地域の食文化を継承していくためには、伝統的な郷土料理や食文化を支えてきた地域の食材等の特徴を理解し、伝えていくことが大切です。

家庭での継承が難しくなっている近年の状況を踏まえ、地域において、市町村や民間団体、農業協同組合、生活協同組合等が、子供たちや子育て世代を始めとする地域の消費者を対象に、郷土料理作り教室の開催や大豆の種まきから行う味噌作り体験、食品工場見学等を実施しています。また、地域の伝統野菜や米等の植付けから収穫までの一連の農作業体験を通じて、農作業の楽しさや苦労等を学ぶことのできる農業体験の機会の提供が全国で行われています。これらの取組を通して、地域の食文化や地場産物等への理解や関心を高めることが期待されています。

農林水産省では、地方公共団体、農林漁業者等が連携した、全国各地で行われている郷土料理や伝統野菜を始めとする伝統的食材等の魅力の再発見につながる取組を支援しています。

第6章

食文化の継承のための活動の支援等

体験活動や郷土料理作りを通じて、子供たちに先人たちの知恵と技をつなぐ（第6回食育活動表彰　消費・安全局長賞受賞）

愛媛県農山漁村生活研究協議会（愛媛県）

愛媛県農山漁村生活研究協議会（以下「協議会」という。）は、郷土料理の伝承活動を中心とした食育活動を展開しています。平成12（2000）年度から活動を開始し、食文化普及講座や保存伝承の活動等を実施してきました。会員は1,000人を超え、その多くは農林水産業に従事しており、食材の利活用・調理の方法や手順だけでなく、地域の豊かな自然や農林水産業が果たす役割を伝承しています。

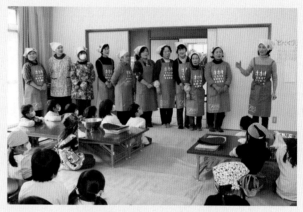
児童に郷土料理を説明する協議会員

これまでに県下13地区の拠点で、延べ3万人以上の児童や消費者に対して、郷土料理に込められた先人の知恵と技をつないできました。

　地域の小学校等で開催する「えひめ食文化普及講座」では、ふるさとの味教室、農作物の栽培や収穫体験、魚のさばき方体験、はだか麦の味噌やジャム作り体験等、その地域の特色を生かした講座を開催しています。児童たちは祖父母世代の会員と一緒に郷土料理を作ることにより郷土への愛着を感じるようになりました。また、児童が食文化普及講座で学んだことを保護者に伝えることで、親世代の受講や地域の伝統行事への親子での参加等にもつながっています。

　さらに、協議会が出版したレシピ集「愛媛のふるさとごはん」は多くの家庭で活用されており、令和2（2020）年度からは新たにインターネットで郷土料理作りの動画を配信することで、愛媛の食材と食文化の魅力を世界に向けて発信できるようにしました。

　引き続き、地域に根ざした食文化の伝承を行うとともに、生涯にわたって健全な食生活が実践できる食育の推進に取り組んでいきます。

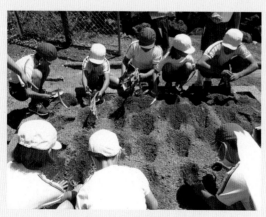
こんにゃく栽培体験の様子

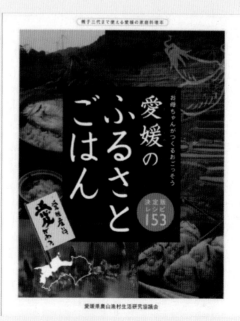
協議会出版の「レシピ集」

事例 地域の食文化の継承
（第37回国民文化祭「美ら島おきなわ文化祭2022」）

　文化庁では、都道府県等と共催で、観光やまちづくり、国際交流、福祉、教育、産業等の施策と有機的に連携しつつ、地域の文化資源等の特色を生かした文化の祭典として、「国民文化祭」を昭和61（1986）年から開催しています。

　令和4（2022）年10月22日から11月27日まで開催された第37回国民文化祭「美ら島おきなわ文化祭2022」では、沖縄の伝統料理から現代料理まで、沖縄の食文化を学びながら楽しむイベント「沖縄食文化フェスティバル」を開催しました。

○沖縄食文化フェスティバル（11月19日・20日　名護市21世紀の森屋内運動場等（沖縄県名護市））

　会場では、琉球料理や琉球の歴史の研究家等による沖縄食文化トークショーや芸能などのステージイベント、パネル展示、沖縄そば打ち体験や琉球菓子づくり等のワークショップ、物産品販売や飲食店舗ブース等を設け、沖縄食文化の魅力を楽しめる内容とし、県内外に沖縄の食文化を発信しました。中でも、沖縄流"食"のおもてなし体験ブースでは、せりふ・音楽・踊りで構成される沖縄独自の歌舞劇である組踊や琉球舞踊の演舞を鑑賞しながら宮廷料理を試食する「美ら島宮廷レストラン」が実施され、子供からお年寄りまで幅広い世代の来場者が琉球王朝時代のウトゥイムチ（おもてなし）を体験し、楽しみました。

　また、名護市教育委員会の協力の下、同イベントの連携企画として名護市内35か所の幼稚園、小・中学校の学校給食で琉球料理や沖縄料理を提供しました。名護市立屋部小学校では琉球料理を学ぶ特別授業を行い、その後の給食では琉球料理が琉球漆器に盛り付けられて提供され、子供たちが楽しみながら沖縄の食文化に触れました。

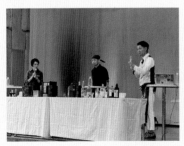 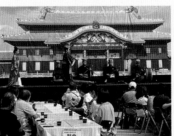 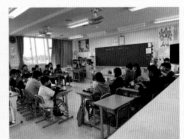

トークショー「泡盛の多様性」　　沖縄流"食"のおもてなし体験　　学校給食での琉球料理の提供

（3）関連情報の収集と発信

　農林水産省では、地域における多様な食文化の保護・継承活動をより一層進めるため、様々な活動を行っています。

　その活動の一環として、農林水産省と地方農政局等が事務局となって、都道府県、市町村、地域の食文化の保護・継承の関係団体・関係者、和食文化継承リーダー、その他食文化関係団体・関係者（料理人、研究家等）、食品関連事業者等を結び付けるネットワーク「地域の和食文化ネットワーク」において、個人又は団体で行っている取組をより広域的、活発的、継続的に進めるため、地域内の関係者のネットワーク化（メンバー間の連携等）を図りつつ、セミナーや勉強会等のイベントの開催情報、活動に使える予算（活動費）等の情報を定期的に発信しています。

「地域の和食文化ネットワーク」（農林水産省）
URL: https://www.maff.go.jp/j/keikaku/syokubunka/network/main.html

第4節 学校給食での郷土料理等の積極的な導入や行事の活用

　地域に根ざした伝統的な郷土料理や行事食は、その土地の産物を独自の方法で調理し、それが受け継がれてきたものです。これらを学校給食の献立として提供することは、子供たちが地域の自然や文化、産業等に関する理解を深める上で有効な手段です。また、地域の郷土料理や地場産物等を活用した献立の提供も、日本における食文化や、住んでいる地域の食文化が他地域と比べ、どのような特徴を持っているのかを知る上で有効です。このような観点から、現在、学校給食の献立に各地の郷土料理や行事食等が取り入れられています。

　農林水産省においては、地域の食材を活用した伝統料理を取り入れた献立の開発や学校給食に活用する食材の食農体験の機会創出を支援しています。

第6章　食文化の継承のための活動の支援等

第2部
第7章

食品の安全性・栄養等に関する調査、研究、情報提供及び国際交流の推進

第1節 リスクコミュニケーションの充実

1 リスクコミュニケーションの推進

平成15（2003）年に施行された「食品安全基本法」（平成15年法律第48号）は、有害な微生物や化学物質等の食品に含まれるハザード（危害要因）を摂取することによって人の健康に悪影響を及ぼす可能性がある場合に、その発生を防止し、又はそのリスクを適切なレベルに低減するための枠組みである「リスクアナリシス」の考え方に基づいた我が国の食品安全行政について規定しています。

リスクアナリシスは、「リスク評価」、「リスク管理」及び「リスクコミュニケーション」の3つの要素からなっています。この枠組みに基づき、リスク評価機関である食品安全委員会と、リスク管理機関である厚生労働省、農林水産省、消費者庁等が連携・協力して、食品安全行政を展開しています。

このうち、リスクコミュニケーションについては、リスクアナリシスの全過程において、消費者、生産者、食品関連事業者、行政等の関係者間での意見交換を行うとともに、パブリックコメント等を行うことにより公正性や透明性を確保し、国民の意見をリスク評価やリスク管理措置の決定に反映させています。また、食品の安全性に関する国民の知識と理解を深めるため、各種会合や資料を公開するほか、意見交換会の開催、意見・情報の募集、ウェブサイト、メールマガジン、SNS等による情報発信等を行っています。

2 意見交換会等

食品の安全性等に関するリスクコミュニケーションの取組の一つとして、消費者庁、食品安全委員会、厚生労働省、農林水産省等が連携して、意見交換会を開催しています。

「食品中の放射性物質」については、平成23（2011）年度から関係府省庁で連携し、重点的に取り組んでいます。

生産現場では、市場に放射性物質の基準値を上回る農畜産物が流通することのないように、放射性物質の吸収抑制対策、暫定許容値以下の飼料の使用等、それぞれの品目に合わせた取組が行われています。このような生産現場における努力の結果、基準値超過が検出された割合は、全ての品目で平成23（2011）年以降低下し、平成30（2018）年度以降は、全ての農畜産物[1]において基準値超過はありません。

消費者庁が令和5（2023）年3月に公表した消費者の意識調査によると、放射性物質を理由に福島県産品の購入をためらう人の割合は5.8％となり、調査開始以来、最も低い水準となりました。

東京電力福島第一原子力発電所の事故に起因する風評の主な要因は、食品中の放射性物質に関する検査の結果等の周知不足であり、広く国民に正確な情報を発信することが重要であることから、復興庁が中心となり、関係府省庁と共に、「風評払拭・リスクコミュニケーション強化戦略」（平成29（2017）年12月12日原子力災害による風評被害を含む影響への対策タスクフォース決定）を策定しました。本戦略では、福島県産品の魅力、その安全性などの情報発信

1　栽培・飼養管理が可能な品目

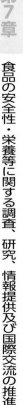

第7章　食品の安全性・栄養等に関する調査、研究、情報提供及び国際交流の推進

を一層強化することとしています。

　令和4（2022）年度は、生産現場が行っている放射性物質の低減対策の取組や食品中の放射性物質に関する検査結果の現状等について、正確な情報提供や消費者等との意見交換等を実施しました。東京都及び大阪府では広く消費者全般を対象とし、福岡県、滋賀県、東京都及び福島県では大学生を対象としました。

　さらに、主に小学生とその保護者等を対象に、食中毒予防及び食品中の放射性物質に関する理解の増進を目的として、関係府省庁が連携し、令和4（2022）年10月にオンライン授業を実施するとともに、11月に東京で開催された農業と食の魅力発信等のための体験イベントに出展し、キッズ教室及びスタンプラリーを実施しました。

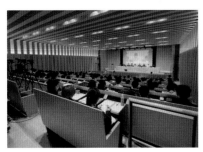

大学生向け意見交換会の様子

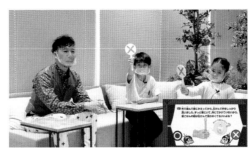

親子向けオンライン授業の様子

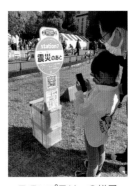

スタンプラリーの様子

　なお、意見交換会等で使用した資料や議事録は、関係府省庁のウェブサイトにおいて公開しています。

　また、令和4（2022）年度からの新たな取組として、無関心層を含む幅広い層の消費者に対し、被災地の食品の安全性、おいしさや魅力等を実感してもらえるよう、東京都及び神奈川県の駅やショッピングモールにおいて、イベントを開催しました。

　これらに加え、消費者庁では関係府省の協力も得て、地方公共団体等との連携による食品に関するリスクコミュニケーションにも取り組んでおり、令和4（2022）年度は食品中の放射性物質に関して140回の意見交換会等を開催しました。また、食品に関する身近なリスクと安全について、消費者、事業者、専門家等との情報共有・理解促進のためのリスクコミュニケーションを実施しています。令和4（2022）年度は、健康食品や食品表示等に関して35回の意見交換会等を実施するとともに、地方公共団体等と協力して消費者の身近な場において食品安全に関する正確な情報を発信できる人材（食品安全コミュニケーター）の養成にも積極的に取り組んでいます。

　食品安全委員会では、毎年度策定する食品安全委員会運営計画に基づき、食品安全委員会が行う食品健康影響評価（リスク評価）結果等への理解の促進等のため、地方公共団体とも連携しつつ、意見交換会を開催しています。令和4（2022）年度は「食品添加物のリスク評価をアップデート－評価指針を改正、ワイン添加物も続々評価－」や「食品に生える「かび」の基礎知識と「かび毒」の評価」などをテーマとして、報道関係者等を対象に意見交換会を開催したほか、食品関係事業者等を対象として、講座「精講：食品添加物のリスク評価をアップデート～評価指針を改正、ワイン添加物も続々評価～」を行いました。また、消費者に対する食品安全教育に資するため、地方公共団体と共催の意見交換会の実施、地方公共団体や消費者団体等が主催する学習会等への講師派遣を実施するなど、積極的な情報提供や意見交換に努めてい

ます。なお、意見交換会で使用した資料や議事概要は、ウェブサイトにおいて公開しています。

　厚生労働省では、消費者に食品の安全性確保についての理解を深めてもらうとともに、食品の安全性確保に対する意見を聴くために、輸入食品の安全性確保に関する意見交換会を開催したほか、地方公共団体等が主催する意見交換会や講習会等の機会を活用し、情報提供や意見交換に努めています。

　農林水産省では、食品の安全性確保に向けた意見交換会の模様をウェブサイトに掲載しています。

　また、「こども霞が関見学デー」では、各府省庁において工夫を凝らしながら、取組を進めています。厚生労働省では、子供が食の安全について学ぶきっかけになるよう、楽しみながら食品の安全について学べるクイズやペーパークラフト、夏休みの自由研究にも役立つワークブック等のコンテンツをウェブサイトに掲載したほか、正しい手洗い方法を学ぶ動画や、輸入食品の安全性について学べる動画を作成し、公開しました。農林水産省では、「こども霞が関見学デー」の一環として公開したウェブサイト「マフ塾」にて、「夏野菜カレーづくりに挑戦して食中毒予防を学ぼう！」をテーマに、自由研究にも使用できる学習テキストや動画を用いて、食事や調理をする際、食中毒にかからないために、気を付けるべきポイントを紹介しました。

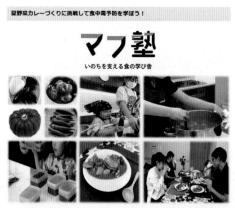

ウェブサイト「夏野菜カレーづくりに挑戦して食中毒予防を学ぼう！」

第2節 食品の安全性に関する情報の提供

　食品の安全性に関する情報については、消費者庁及び食品安全委員会が国民からの情報を、食品安全委員会及び厚生労働省（国立医薬品食品衛生研究所）が国内外の食品安全関係情報を、厚生労働省が食中毒情報等を収集し、必要に応じて随時、関係府省庁で共有するとともに、消費者にも情報提供しています。

　健全な食生活の実践には、科学的知見に基づき合理的な判断を行う能力を身に付けた上で、食生活や健康に関する正しい知識を持ち、自ら食を選択していく必要があります。そのためには、消費者に的確な情報を分かりやすく提供することが重要です。消費者庁では、関係府省庁の総合調整を行うとともに、消費者に向けた分かりやすい情報提供を行っています。食品の安全に関する注意喚起や回収情報、報道発表や地方公共団体への情報提供等について、ウェブサイトのほか、リコール情報サイトやSNS（Facebook及びTwitter）等を通じ、消費者に周知を図っており、消費者庁のみならず、関係府省庁が持つ情報へのアクセスが可能となるポータルサイト「食品安全総合情報サイト」を開設しています。

リコール情報サイト（消費者庁）
URL：https://www.recall.caa.go.jp

消費者庁Twitterアカウント
（@caa_shohishacho）
URL：https://twitter.com/caa_shohishacho

消費者庁Facebookアカウント
URL：https://www.facebook.com/caa.shohishacho

食品安全総合情報サイト（消費者庁）
URL：https://www.food-safety.caa.go.jp

　消費者庁は、平成23（2011）年度から重点的に取り組んでいる食品中の放射性物質についての情報提供に関し、基準値や検査結果等、食品等の安全に関わることを分かりやすく説明する冊子「食品と放射能Q&A」と、理解のポイントを整理してハンディタイプにまとめた「食品と放射能Q&Aミニ」を適宜更新して、提供しています。

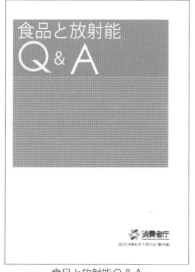

食品と放射能Q＆A

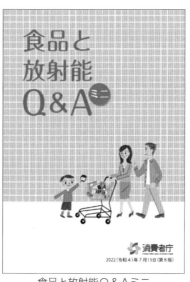

食品と放射能Q＆Aミニ

食品中の放射性物質
（解説資料（パンフレット））（消費者庁）
URL：https://www.caa.go.jp/policies/policy/consumer_safety/food_safety/food_safety_portal/radioactive_substance/

また、健康食品については、広く消費者に利用されている一方、健康被害の報告や「期待された効果がなかった」、「安全性・有効性に関する情報が得にくかった」などの相談が寄せられていることを受けて、健康食品に関する消費者の疑問に答え、選択や利用の際に注意すべきポイント等を分かりやすく伝えるため、パンフレット「健康食品Q&A」及びリーフレット「健康食品5つの問題」を作成し、配布していることに加え、消費者庁が行う意見交換会等の教本として使用するなど、様々な場面で活用しています。

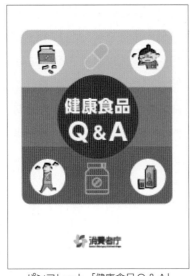
パンフレット「健康食品Q&A」

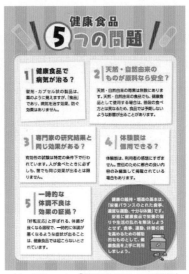
リーフレット「健康食品5つの問題」

　食品安全委員会では、食品健康影響評価（リスク評価）に係る審議経過の透明性の確保と情報提供のため、食品安全委員会の会合や各種専門調査会等について、原則公開とし、議事録や配布資料を迅速にウェブサイトで公開しています。また、新型コロナウイルス感染症対策のため、ウェブ会議システムの活用やYouTubeによる会議のライブ配信を行っています。このほか、広報誌「食品安全」において、主なリスク評価結果等、食品安全委員会の一年の活動について、図表を交えて分かりやすく説明しています。

　また、原則毎週、メールマガジンを配信し、食品安全委員会や専門調査会の審議結果の概要や開催案内等の食品の安全性に関する情報を配信しています。さらに、SNS（Facebook及びTwitter）、ブログ、YouTube等を活用し、食品の安全性に関して社会的に注目されている食中毒に関する予防等について適時適切な情報発信を行っています。また、国内外の食品の安全性に関する情報等をデータベースシステムである「食品安全総合情報システム」に蓄積し、ウェブサイトを通じて広く共有し、情報が活用されるよう努めています。

　くわえて、食品安全に関する論文、食品安全委員会が取りまとめたリスク評価の内容などを国内外に広く発信するため、英文電子ジャーナル「Food Safety」を年4回発行しています。

広報誌「食品安全」（食品安全委員会）
URL：https://www.fsc.go.jp/visual/kikanshi/k_index.html

食品安全総合情報システム（食品安全委員会）
URL：https://www.fsc.go.jp/fsciis/

　厚生労働省では、消費者が食品の安全性確保について正しい知識が得られるよう、リーフレットやパンフレット等の普及啓発資材を作成するとともに、ウェブサイトにおいて、食品添加物、残留農薬等の規格基準や監視状況を始めとする施策に関する情報のほか、家庭でできる食中毒予防等についての情報発信を行っています。

　また、食品安全に特化した公式のSNS（Twitter[1]）を開設し、食中毒の予防啓発等を積極的に発信しています。

　さらに、生や加熱不十分な鶏肉料理によるカンピロバクター食中毒が例年発生していることを踏まえ、飲食店や家庭に対してパンフレット等を作成し、情報提供しています。

　冬場に多く発生するノロウイルス食中毒については、「ノロウイルスに関するQ&A」、「ノロウイルス食中毒予防対策リーフレット」、「ノロウイルス等の食中毒防止のための適切な手洗い（動画）」等により、食中毒予防対策の啓発を行っています。

　くわえて、子供向けのページでは、食中毒予防や輸入食品の安全性に関するクイズや動画を掲載するほか、教材としても使える動画やパンフレット等を掲載し、教育現場でも活用できる情報を発信しています。

食中毒（厚生労働省）
URL：https://www.mhlw.go.jp/stf/seisakunitsuite/bunya/kenkou_iryou/shokuhin/syokuchu/index.html

細菌による食中毒（厚生労働省）
URL：https://www.mhlw.go.jp/stf/seisakunitsuite/bunya/kenkou_iryou/shokuhin/syokuchu/saikin.html

食中毒の原因（細菌以外）（厚生労働省）
URL：https://www.mhlw.go.jp/stf/seisakunitsuite/bunya/kenkou_iryou/shokuhin/syokuchu/03.html

（こども向け）食品の安全（厚生労働省）
URL：https://www.mhlw.go.jp/stf/seisakunitsuite/bunya/kenkou_iryou/shokuhin/kodomo/index.html

　また、令和3（2021）年6月に「食品衛生法等の一部を改正する法律」（平成30年法律第46号）が施行されたことを受け、その概要や新しい制度について分かりやすくまとめたウェブサイト及びリーフレットを作成し、情報提供するとともに、食品安全を確保するための厚生労働省の取組についてまとめたパンフレット「食品の安全確保に向けた取り組み」を改正法の内容を踏まえて改訂し、配布しています。

第7章 食品の安全性・栄養等に関する調査、研究、情報提供及び国際交流の推進

1　厚生労働省食品安全情報＠Shokuhin_ANZEN

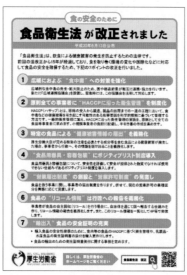

リーフレット
「食品衛生法が改正されました」

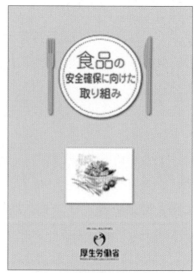

パンフレット
「食品の安全確保に向けた取り組み」

食品衛生法の改正について（厚生労働省）
URL：https://www.mhlw.go.jp/stf/seisakunitsuite/bu
nya/0000197196.html

食品の安全確保に向けた取り組み（厚生労働省）
URL：https://www.mhlw.go.jp/content/11130500/
000717858.pdf

　そのほかにも、季節に応じて増加する食中毒（細菌性食中毒、有毒植物、毒キノコ等）については、特に注意が必要な時期に政府広報等を通じて消費者への注意喚起を実施し、食品の安全に関する正確な情報が消費者へ確実に届くよう、引き続き関係府省庁と連携していきます。

　アレルギーについては、平成29（2017）年3月には、「アレルギー疾患対策基本法」（平成26年法律第98号）に基づき、「アレルギー疾患対策の推進に関する基本的な指針」（平成29年厚生労働省告示第76号）が告示されました。本指針では、国民が、アレルギー疾患に関し、科学的知見に基づく適切な情報を入手できる体制を整備することとされており、食物アレルギー等のアレルギー疾患に関する情報提供の充実のため、厚生労働省の補助事業として一般社団法人日本アレルギー学会がウェブサイトを開設しています。

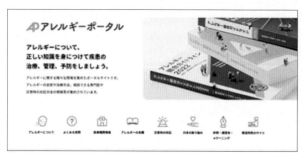

「アレルギーポータル」サイト

アレルギーポータル
（一般社団法人日本アレルギー学会、厚生労働省）
URL：https://allergyportal.jp/

　特に食物アレルギー表示については、「食品表示法」（平成25年法律第70号）に基づく「食品表示基準」（平成27年内閣府令第10号）により、個々の原材料又は添加物の直後に、それぞれに含まれる特定原材料等（小麦等、発症数等から特にアレルギーを起こしやすいものとして、表示が義務又は推奨されるもの）を表示する「個別表示」を原則としています。

　なお、令和3（2021）年度「食物アレルギーに関連する食品表示に関する調査研究事業報告書」において、平成30（2018）年度報告書に引き続き、くるみによる食物アレルギーの症例数が増加していること等を踏まえ、令和5（2023)年3月に、令和7(2025)年3月31日までの2年間の経過措置を設け、義務表示対象品目としてくるみを追加することとしました。

　また、外食・中食における食物アレルギーに関する取組について、「アレルギー疾患対策の推進に関する基本的な指針」の令和4（2022）年3月の改正において、国は事業者等が行う情報提供に関する取組等を積極的に推進する旨が追加されました。これを踏まえ、令和5（2023）年3月に、アレルギー患者向けに、外食・中食を利用する際に気を付けてほしいポイントについて、事業者向けに、食物アレルギー対応の必要性、事業者の取組事例や食物アレルギーに関する基礎知識などについて、イラスト等を用いて分かりやすく説明したパンフレットを作成しました。

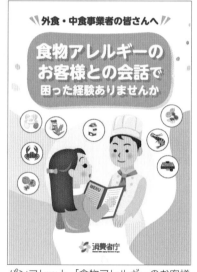
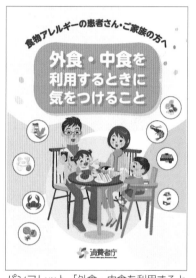

パンフレット「食物アレルギーのお客様との会話で困った経験ありませんか」

パンフレット「外食・中食を利用するときに気をつけること」

　農林水産省は、消費者が健全な食生活を送るためには、食品の安全性について正しい知識を持ち、適切に食品を選び、取り扱うことが重要であるとの観点から、ウェブサイト、メールマガジン、セミナー等で情報提供するとともに、SNS（Facebookなど）等を通じて情報発信を行っています。ウェブサイトでは「安全で健やかな食生活を送るために」のページを設け、消費者が日常生活に役立てられるような情報を掲載しています。

安全で健やかな食生活を送るために（農林水産省）
URL：https://www.maff.go.jp/j/fs/index.html

　具体的には、ふだんの生活において、特に、作り置きの料理等で注意が必要なウェルシュ菌や肉の加熱不十分で注意が必要なカンピロバクター等による食中毒を防止するために、家庭での調理や食品の保存方法について情報発信を行っています。また、季節性の高い食中毒の防止に向けて、野菜・山菜に似た有毒植物や毒キノコについても注意喚起をしています。さらに、YouTube等を通じて動画も公開し、食中毒予防に向けた注意喚起を行いました。令和4（2022）年度は「安全で美味しい夏野菜カレーづくり」、「安全で美味しいお弁当の作り方」を作成し、動画の中に子供を登場させるなどして、子供を含む幅広い世代を対象に親しみやすい内容としました。

　メールマガジン「食品安全エクスプレス」では、農林水産省を始めとする関係府省庁による

報道発表資料、意見・情報の募集、審議会、意見交換会等の開催情報等を毎日（土曜日、日曜日、祝日等を除く。）配信し、食品の安全に関する情報を提供しています。

また、アクリルアミドやトランス脂肪酸など、国民の関心度が高い食品中の危害要因を中心に、国民が正しい知識を習得する一助となるよう、危害要因の基本的な事項、国内外における健康影響等に関する評価結

食品安全エクスプレス（メールマガジン）（農林水産省）
URL：https://www.maff.go.jp/j/syouan/johokan/mail_magagine.html

果、危害要因の低減に向けた農林水産省及び食品事業者の取組の状況等についての情報を、ウェブサイトにて継続的に発信しています。

食品中のアクリルアミドに関する情報（農林水産省）
URL：https://www.maff.go.jp/j/syouan/seisaku/acryl_amide/

トランス脂肪酸に関する情報（農林水産省）
URL：https://www.maff.go.jp/j/syouan/seisaku/trans_fat/

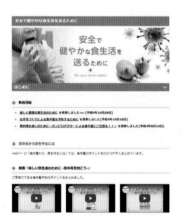

安全で健やかな食生活を送るために

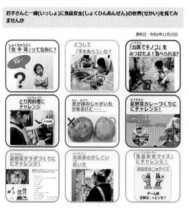

お子さんと一緒に食品安全の世界を見てみませんか
（ウェブサイトでの情報発信の例）

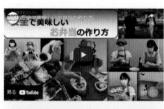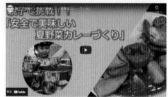

安全で美味しいお弁当の作り方（上段）、
安全で美味しい夏野菜カレーづくり（下段）

さらに、科学的根拠に基づき食品の安全性を向上させるため、農林水産省は、農畜水産物・加工食品中の有害化学物質・有害微生物の含有実態や汚染実態の調査、汚染防止・低減技術の開発、汚染防止・低減対策の策定・普及、それらの効果検証を実施しています。

農薬コーナー（農林水産省）
URL：https://www.maff.go.jp/j/nouyaku/

そのほか、農林水産物の安全性の向上を図るため、生産時に使用される生産資材の安全確保にも努めています。例えば農薬は、農産物の安定生産に必要な資材ですが、その一方で、人の健康や環境に影響を及ぼし得るものであるため、農薬の登録制度により、その効果や安全性を科学的知見に基づいて評価し、問題がないことを確認して製造や販売、使用を認めています。平成30（2018）年に改正された「農薬取締法」（昭和23年法律第82号）に基づき、令和3（2021）年度から再評価を開始しました。再評価は最新の科学的知見に基づき、全ての農薬についておおむね15年ごとに実施することとしています。国内での使用量が多い農薬を優先して順次再評価を進めているところです。また、農林水産省では、農薬に関する基礎知識や評価、適正な使用等に関する情報をウェブサイトに掲載しています。

第3節 基礎的な調査・研究等の実施及び情報の提供

1 「日本人の食事摂取基準」の作成・公表、活用促進

　厚生労働省では、国民の健康の維持・増進、生活習慣病の予防を目的として、国民が健全な食生活を営むことができるように、「日本人の食事摂取基準」を策定し、5年ごとに改定しています。「日本人の食事摂取基準（2020年版）」は、令和2（2020）年度から令和6（2024）年度まで使用する予定です。

日本人の食事摂取基準（厚生労働省）
URL：https://www.mhlw.go.jp/stf/seisaku nitsuite/bunya/kenkou_iryou/kenko u/eiyou/syokuji_kijyun.html

　同基準は、更なる高齢社会の進展や糖尿病有病者数の増加等を踏まえ、生活習慣病の発症予防及び重症化予防に加え、高齢者の低栄養予防やフレイル予防も視野に入れて検討を行いました。エネルギーの指標として目標とするBMIの範囲や、炭水化物、たんぱく質、脂質、各種ビタミン及びミネラルといった栄養素を性・年齢階級別でどのくらい摂取すればよいかについて定めています。「日本人の食事摂取基準」については厚生労働省ウェブサイトに掲載し、情報提供を行っています 。

2 「日本食品標準成分表」の充実、活用促進

　「日本食品標準成分表」は、戦後間もない昭和25（1950）年に初版が公表されて以降、国民が日常摂取する食品の成分に関する基礎データを提供することを目的として、食品数や成分項目の充実を図るための改訂を重ねてきています。文部科学省は、令和2（2020）年12月に収載食品の総数が2,478食品となる「日本食品標準成分表2020年版（八訂）」を公表し、以降も国民の食生活の実態等に応じた新規収載食品の追加等内容を充実させることとしています。日本食品標準成分表は最新の成分値の電子データ等をウェブサイトで公開しているほか、この成分値を容易に検索できる「食品成分データベース」としても公開し、国民が利用しやすい情報となるよう努めています。

食品成分データベース（文部科学省）
URL: https://fooddb.mext.go.jp/

第7章

食品の安全性・栄養等に関する調査、研究、情報提供及び国際交流の推進

3 「国民健康・栄養調査」の実施、活用

　厚生労働省は、「健康増進法」（平成14年法律第103号）に基づき、国民の健康の増進の総合的な推進を図るための基礎資料として、国民の身体の状況、栄養摂取量及び生活習慣の状況を明らかにするため、「国民健康・栄養調査」を実施しています。

　「国民健康・栄養調査」は原則として毎年秋頃に実施しており、身長、体重、血圧等の身体状況に関する事項、食事の状況やエネルギー及び栄養素等摂取状況に関する事項、食習慣、運動習慣、休養習慣、飲酒習慣、歯の健康保持習慣等生活習慣の状況に関する事項について把握し、解析した結果を公表しています。

　「国民健康・栄養調査」の結果については、厚生労働省ウェブサイトに掲載するとともに、国立研究開発法人医薬基盤・健康・栄養研究所国立健康・栄養研究所のウェブサイトにおいて、昭和20年代から実施されてきた「国民栄養調査」の結果も併せて掲載するなど情報提供を行っています。

栄養・食育対策（厚生労働省）
URL：https://www.mhlw.go.jp/stf/seisakunitsuite/bunya/kenkou_iryou/kenkou/eiyou/index.html

国民健康・栄養調査（厚生労働省）
URL：https://www.mhlw.go.jp/bunya/kenkou/kenkou_eiyou_chousa.html

4 農林漁業や食生活、食料の生産、流通、消費に関する統計調査等の実施・公表

　農林水産省は、食育を推進する上で必要となる農林漁業の姿や食料の生産、流通、消費に関する基礎的な統計データを広く国民に提供し、食育に対する国民の理解増進を図っています。主なものとしては、米や野菜等の主要な農畜産物、魚介などの水産物の生産や流通に関する調査を実施し、公表しています。

　また、食育に関する国民の意識を把握するために、「食育に関する意識調査」を実施し、調査結果を公表しています。

　環境省では、「子どもの健康と環境に関する全国調査（エコチル調査）」として、化学物質のばく露等が子供の健康に与える影響を明らかにするため、平成22（2010）年度から約10万組の親子を対象に、生体試料の収集及び分析、質問票によるフォローアップ等を行っています。その一環として食生活を含めた生活環境についても調査しており、その研究成果を公表しています。

食育に関する意識調査（農林水産省）
URL:https://www.maff.go.jp/j/syokuiku/ishiki.html

子どもの健康と環境に関する全国調査（エコチル調査）
（環境省）
URL:https://www.env.go.jp/chemi/ceh/index.html

第4節 食品表示の理解促進

近年、消費者の食品の安全や健康に対する意識は高まり、食品の分かりやすい表示に対する要求も強くなってきています。消費者庁では、食品表示を食品選択に役立ててもらうため、消費者団体等と連携した消費者向けセミナーを全国各地で開催するとともに、都道府県や事業者団体等が企画する研修会等への講師派遣等を行うことにより消費者、事業者等への理解促進を図っており、令和4（2022）年度も以下を中心に、普及・啓発に取り組んでいます。

（1）加工食品の原料原産地表示制度

輸入品を除く全ての加工食品について、重量割合1位の原材料の原産地（当該原材料が加工食品の場合は製造地。）の表示を義務付けており、令和4（2022）年3月にこの新しい原料原産地制度の経過措置期間が終了しましたが、引き続き、消費者向けの啓発チラシや上記消費者向けセミナーを活用した普及・啓発に取り組んでいます。

（2）食品添加物の表示制度

食品添加物表示制度について、食品表示基準に規定された表示禁止事項に当たるか否かのメルクマールとなる「食品添加物の不使用表示に関するガイドライン」を公表しており、併せて消費者向けの啓発チラシ・ポスターも公表しています。

（3）保健機能食品と栄養成分表示制度

保健機能食品は、国が定めた安全性や有効性に関する基準等に従って、機能性を表示できる食品であり、「特定保健用食品」、「機能性表示食品」、「栄養機能食品」の3種類があります。これらの食品や栄養成分表示制度の一層の理解向上を図るため、新たな取組として、LINE公式アカウント「消費者庁　若者ナビ！」への投稿、消費者教育ポータルサイトへの資料掲載及び事業者団体等に対するポータルサイトの利用周知等を通じて、消費者等への正確な情報の普及啓発に努めています。

さらに、文部科学省が学校における食育を推進するために教職員向けに作成した「食に関する指導の手引－第二次改訂版－」においても、正しい知識・情報に基づいて食品の品質及び安全性等について自ら判断し、食品に含まれる栄養素や衛生に気を付けていくことが重要であるという視点で、「食品表示など食品の品質や安全性等の情報を進んで得ようとする態度を養う」などの記載をしており、学校現場で活用されています。

保健機能食品について（消費者庁）
URL: https://www.caa.go.jp/policies/policy/food_labeling/foods_with_health_claims/

第7章 食品の安全性・栄養等に関する調査、研究、情報提供及び国際交流の推進

消費者庁では、「令和3（2021）年度地方消費者行政に関する先進的モデル事業」において、消費者が栄養成分表示を知って、活用する機会を増やすことを目的とした動画プログラムを作成しました。さらに、動画プログラムを当庁ウェブサイト及びYouTubeへ掲載し、これを周知するリーフレットを作成しました。また、本動画は、消費者庁だけでなく地域で活躍

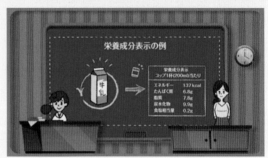

動画プログラム

する栄養士等も研修会等で利活用しています。本動画プログラムが、健康的な食生活のために消費者が栄養成分表示を利活用するきっかけになるよう、引き続き、普及啓発に取り組んでいきます。

これでわかる栄養成分表示！
基本のキ（消費者庁）
URL：https://www.caa.go.jp/poli
cies/policy/food_labeling/n
utrient_declearation/consu
mers/movie/movie_01.html

今日からスタート！ 栄養成分表示を
使って減塩ライフ！（消費者庁）
URL：https://www.caa.go.jp/poli
cies/policy/food_labeling/n
utrient_declearation/consu
mers/movie/movie_02.html

体重や体型が気になる方に！
栄養成分表示の活用術（消費者庁）
URL：https://www.caa.go.jp/poli
cies/policy/food_labeling/n
utrient_declearation/consu
mers/movie/movie_03.html

（動画を活用した取組事例）

【千葉県　山武郡　九十九里町】九十九里町では、食に関する情報が溢れる中で、住民が食に対する正しい知識を持つこと、また情報を適切に選別し、活用できる力を習得することを目指して取り組んでいます。その取組の一環として、令和4（2022）年度に九十九里町の行政栄養士が、同町の食生活改善推進員に対して、栄養成分表示の理解を深めることを目的として研修会を開催しました。研修会では、動画プログラムを紹介し、その内容の振り返りとして栄

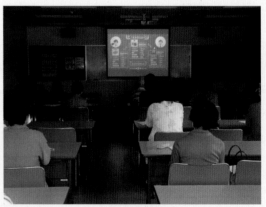

研修会の様子

養成分表示に関するクイズを実施しました。参加者からは、研修会を通じて「これまではエネルギーの記載しか見ていなかったが、食塩相当量も確認してみようと思った。」や「栄養成分表示を日々の生活に生かしたい。」等の感想がありました。

九十九里町では今後、地域で実施する健康相談で動画を紹介する等、地域住民の栄養成分表示についての理解度向上を目指した取組を進めていきます。

第5節 海外の「食育（Shokuiku）」に関連する状況、国際交流の推進等

1 食育や日本食・食文化の海外展開と海外調査の推進

　政府は、我が国の食育の理念や取組等を積極的に海外に発信し、「食育（Shokuiku）」という言葉が日本語のまま海外で理解され、通用することを目指しています。

　外務省では、海外広報文化活動の中で食育関連トピックを取り上げています。具体的には、日本の食文化等も取り上げている海外向け日本事情発信誌「にぽにか」を、在外公館を通じて配布しています。また、海外のテレビ局で放映され、在外公館でも上映や貸出しが行われている映像資料「ジャパン・ビデオ・トピックス」においても、日本の食文化や日本食等を紹介しています。

　さらに、在外公館では、対日理解の促進、良好な対日感情の醸成を目的に、各国の要人、文化人、飲食・食品業界関係者、一般市民等に対して、日本の食文化の紹介や日本食の作り方のデモンストレーションをオンラインでの配信も利用しながら行うなどして、日本の食文化の魅力を発信する取組を行っています。

　農林水産省では、外国人料理人や食品関連事業者等を対象とした海外での日本食普及セミナーや日本料理コンテストにおいて、日本の食文化や日本料理の調理の基本、日本産食材の活用方法等を学べる講義や調理実演を実施したほか、ポータルサイトの活用（6言語対応）等により、日本食・食文化の魅力を世界に発信しました。また、海外の外国人料理人の日本料理に関する知識・調理技能を習得度合いに応じて認定する「日本料理の調理技能認定制度」（平成28（2016）年度創設）の認定取得者は、令和4（2022）年度末時点で、令和3（2021）年度に比べて354人増加の2,422人になっています。

　さらに、農林水産省の英語版ウェブサイトの「Promotion of Shokuiku（Food and Nutrition Education）」で、「食生活指針」、「食事バランスガイド」、「「食事バランスガイド」解説」、「日本型食生活のススメ」の英訳版等、海外に向けて日本の食育を紹介する際に活用できるパンフレット等を掲載しています。また、「東京栄養サミット2021」の開催にあわせて、海外に向けて日本の食育を紹介するパンフレットを作成しました。そのほか、独立行政法人国際協力機構が実施した研修プログラムにおいて、アフリカ、アジア及び中南米から参加した研修員に向けて、我が国の食育に関する取組を紹介しました。

Promotion of Shokuiku
(Food and Nutrition Education)（農林水産省）
URL：https://www.maff.go.jp/e/policies/tech_res/shokuiku.html

2 海外における食生活の改善等

　世界では令和3（2021）年時点で、最大で約8億2,800万人が栄養不足に苦しんでおり、その大半が開発途上国で暮らしていると推計されています。

　このような窮状を改善するため、我が国は、様々な形で取組を行っています。政府として

第7章 食品の安全性・栄養等に関する調査、研究、情報提供及び国際交流の推進

は、食料不足に直面している開発途上国からの援助要請を受け、食糧援助規約に基づき食糧援助を実施しており、令和4（2022）年度には二国間及び国際機関との連携で78億円（令和3（2021）年度は74億円）の支援を実施しました。また、我が国は、国連食糧農業機関（FAO）に対して、令和4（2022）年度には約46億円の分担金を拠出するとともに、難民や被災者に対する緊急食料支援等を行うために、国連世界食糧計画（WFP）に対して、令和4（2022）年度には約367億円、国連パレスチナ難民救済事業機関（UNRWA[1]）に対して約13.5億円を拠出しました。

　また、我が国は、令和3（2021）年12月に「東京栄養サミット2021」を開催し、本サミットの成果文書として、「東京栄養宣言（グローバルな成長のための栄養に関する東京コンパクト）」を発出しました。この成果も踏まえ、国際社会における栄養改善のための協力を推進しています。

　平成28（2016）年9月、世界的な栄養改善の取組を強化するため設立された官民連携「栄養改善事業推進プラットフォーム（NJPPP[2]）」には、現在、約95の民間企業及び団体が加入し、営利事業として持続可能なモデルを構築することを目指して一体的に活動しています。

栄養改善事業推進プラットフォーム
URL：http://njppp.jp/

　例えば、インドネシアにおいて、令和3（2021）年度の調査で、インドネシア人の野菜摂取量が減少傾向にあることが示されたことから、令和4（2022）年度は、栄養教材付きのミールキットを配布して栄養リテラシーの向上と野菜摂取の行動変容への影響を調査するプロジェクトを実施しています。そのほか、我が国は、平成28（2016）年8月から、「食と栄養のアフリカ・イニシアチブ（IFNA[3]）」を通じて農業・食料アプローチに焦点を当てた現場でのマルチセクターの栄養改善の取組を開発協力実施機関や非政府組織（NGO）等多くの関係者と共に推進しています。

　平成28（2016）年7月に策定（平成30（2018）年7月改定）された「アジア健康構想に向けた基本方針」に加え、令和元（2019）年6月には、健康・医療戦略推進本部において、栄養改善も対象とする「アフリカ健康構想に向けた基本方針」が決定され、同年8月のTICAD 7の基調講演において、内閣総理大臣から「アフリカ健康構想」の立ち上げが発表されました。

　我が国の民間企業の活動の後押しを通じて保健課題を解決する本健康構想を一つのきっかけとして、ガーナにおいて、我が国の民間企業と公益財団法人による栄養改善事業が開始されました。同事業は、栄養補助食品やICTツール等を用いた栄養改善を行うもので、国連世界食糧計画（WFP）の支援事業にもつながっています。

　令和4年（2022）年8月に開催されたTICAD 8では、令和3（2021）年12月の東京栄養サミットを踏まえ、IFNA等の下、2億人の子供の栄養改善、令和12（2030）年までの栄養コア人材5,000名の育成等を目指すことを表明しました。また、令和4（2022）年8月のTICAD 8チュニス宣言においては、アフリカ連合の令和4（2022）年のテーマの重要な要素である、アフリカの食料安全保障と栄養におけるレジリエンスの強化を支持すると述べています。

1　United Nations Relief and Works Agency for Palestine Refugees in the Near Eastの略
2　Nutrition Japan Public Private Platformの略
3　Initiative for Food and Nutrition Security in Africaの略

さらに、令和4（2022）年5月に策定されたグローバルヘルス戦略においても、栄養をユニバーサル・ヘルス・カバレッジ（UHC）に取り込む必要性が記載されています。

3 国際的な情報交換等

食品安全委員会では、定期的に海外の有識者と意見交換会や勉強会を実施しており、国際的に活躍されている方々を通じて食品の安全性に関する最新の知見の収集や情報の発信を行っています。

国立研究開発法人医薬基盤・健康・栄養研究所国立健康・栄養研究所（以下「研究所」という。）では、「栄養と身体活動に関するWHO[1]協力センター」として、3期目の再指定を受け、西太平洋地域のWHO協力センターと栄養不良の二重負荷等の分野で協力を図りつつ、国際貢献の役割を果たすべく研究活動を進めています。

令和4（2022）年12月に東京で開催された第22回国際栄養学会議では、研究所の100年の歴史と今後の展望をテーマとしたシンポジウムを主催し、これまでの研究成果等を紹介しました。

また、アジア各国の研究者を招き、研修や共同研究を行っています。令和4（2022）年度は、カンボジア（6～8月）及び中国（10～12月）からの研究者2名を招へいし、オンラインで実施しました。カンボジアからの研究者は、健康と栄養政策のモニタリングと評価に必要な国民栄養調査等を実施するための人材と基盤体制が自国に不足していることを考察しました。中国からの研究者は、「システム思考」の手法を用いて、食品に対する国民の知識・態度・行動が不健康な食事にどのような影響を及ぼすかを考察しました。本事業の成果は、アジア太平洋地域の国々の栄養改善と食育の推進体制の構築・発展に貢献するだけでなく、人々の健康維持・増進を目指すための一助となりました。今後も継続して招へい研究者らとの研究交流や共同研究を行う予定です。

---

1 World Health Organizationの略

第3部

食育推進施策の目標と現状に関する評価

第3部 食育推進施策の目標と現状に関する評価

　令和4（2022）年度は、第4次基本計画（計画期間：令和3（2021）年度からおおむね5年間）に基づく取組の2年目です。第4次基本計画では、16の目標が掲げられており、数値目標として定められた24の目標値のうち、令和4（2022）年度現在で目標を達成しているのは、「㉒郷土料理や伝統料理を月1回以上食べている国民の割合」の1項目でした（図表3-1）。

　また、そのほか、第4次基本計画作成時の値に比べて改善を示したのは、以下に示す項目でした。
　⑥栄養教諭による地場産物に係る食に関する指導の平均取組回数
　⑨主食・主菜・副菜を組み合わせた食事を1日2回以上ほぼ毎日食べている国民の割合
　⑩主食・主菜・副菜を組み合わせた食事を1日2回以上ほぼ毎日食べている若い世代の割合
　⑭生活習慣病の予防や改善のために、ふだんから適正体重の維持や減塩等に気をつけた食生活を実践する国民の割合
　⑳食品ロス削減のために何らかの行動をしている国民の割合
　㉓食品の安全性について基礎的な知識を持ち、自ら判断する国民の割合
　㉔推進計画を作成・実施している市町村の割合

　○図表の数値は、原則として四捨五入しており、合計とは一致しない場合があります。

目標		第４次基本計画作成時の値（令和２（2020）年度）	現状値（令和４（2022）年度）	目標値（令和７（2025）年度）
	具体的な目標値			
1	食育に関心を持っている国民を増やす			
	① 食育に関心を持っている国民の割合	83.2%	78.9%	90%以上
2	朝食又は夕食を家族と一緒に食べる「共食」の回数を増やす			
	② 朝食又は夕食を家族と一緒に食べる「共食」の回数	週9.6回	週9.6回	週11回以上
3	地域等で共食したいと思う人が共食する割合を増やす			
	③ 地域等で共食したいと思う人が共食する割合	70.7%	57.8%	75%以上
4	朝食を欠食する国民を減らす			
	④ 朝食を欠食する子供の割合	4.6%（令和元（2019）年度）	5.6%	0%
	⑤ 朝食を欠食する若い世代の割合	21.5%	26.7%	15%以下
5	学校給食における地場産物を活用した取組等を増やす			
	⑥ 栄養教諭による地場産物に係る食に関する指導の平均取組回数	月9.1回（令和元（2019）年度）	月10.5回	月12回以上
	⑦ 学校給食における地場産物を使用する割合（金額ベース）を現状値（令和元（2019）年度）から維持・向上した都道府県の割合	－	76.6%	90%以上
	⑧ 学校給食における国産食材を使用する割合（金額ベース）を現状値（令和元（2019）年度）から維持・向上した都道府県の割合	－	78.7%	90%以上
6	栄養バランスに配慮した食生活を実践する国民を増やす			
	⑨ 主食・主菜・副菜を組み合わせた食事を１日２回以上ほぼ毎日食べている国民の割合	36.4%	40.6%	50%以上
	⑩ 主食・主菜・副菜を組み合わせた食事を１日２回以上ほぼ毎日食べている若い世代の割合	27.4%	28.4%	40%以上
	⑪ １日当たりの食塩摂取量の平均値	10.1g（令和元（2019）年度）	10.1g（令和元（2019）年度）	8g以下
	⑫ １日当たりの野菜摂取量の平均値	280.5g（令和元（2019）年度）	280.5g（令和元（2019）年度）	350g以上
	⑬ １日当たりの果物摂取量100g未満の者の割合	61.6%（令和元（2019）年度）	61.6%（令和元（2019）年度）	30%以下
7	生活習慣病の予防や改善のために、ふだんから適正体重の維持や減塩等に気をつけた食生活を実践する国民を増やす			
	⑭ 生活習慣病の予防や改善のために、ふだんから適正体重の維持や減塩等に気をつけた食生活を実践する国民の割合	64.3%	66.5%	75%以上

食育推進施策の目標と現状に関する評価

目標 / 具体的な目標値	第4次基本計画作成時の値（令和2(2020)年度）	現状値（令和4(2022)年度）	目標値（令和7(2025)年度）
8 ゆっくりよく噛んで食べる国民を増やす			
⑮ ゆっくりよく噛んで食べる国民の割合	47.3%	46.8%	55%以上
9 食育の推進に関わるボランティアの数を増やす			
⑯ 食育の推進に関わるボランティア団体等において活動している国民の数	36.2万人（令和元(2019)年度）	33.1万人（令和3(2021)年度）	37万人以上
10 農林漁業体験を経験した国民を増やす			
⑰ 農林漁業体験を経験した国民（世帯）の割合	65.7%	62.4%	70%以上
11 産地や生産者を意識して農林水産物・食品を選ぶ国民を増やす			
⑱ 産地や生産者を意識して農林水産物・食品を選ぶ国民の割合	73.5%	69.8%	80%以上
12 環境に配慮した農林水産物・食品を選ぶ国民を増やす			
⑲ 環境に配慮した農林水産物・食品を選ぶ国民の割合	67.1%	61.7%	75%以上
13 食品ロス削減のために何らかの行動をしている国民を増やす			
⑳ 食品ロス削減のために何らかの行動をしている国民の割合	76.5%（令和元(2019)年度）	76.9%	80%以上
14 地域や家庭で受け継がれてきた伝統的な料理や作法等を継承し、伝えている国民を増やす			
㉑ 地域や家庭で受け継がれてきた伝統的な料理や作法等を継承し、伝えている国民の割合	50.4%	44.0%	55%以上
㉒ 郷土料理や伝統料理を月1回以上食べている国民の割合	44.6%	63.1%	50%以上
15 食品の安全性について基礎的な知識を持ち、自ら判断する国民を増やす			
㉓ 食品の安全性について基礎的な知識を持ち、自ら判断する国民の割合	75.2%	77.5%	80%以上
16 推進計画を作成・実施している市町村を増やす			
㉔ 推進計画を作成・実施している市町村の割合	87.5%（令和元(2019)年度）	90.5%	100%

資料：
①～③、⑤、⑨、⑩、⑭、⑮、⑰～⑲、㉑～㉓ 「食育に関する意識調査」（農林水産省）
④ 「全国学力・学習状況調査」（文部科学省）
⑥ 「学校における地場産物に係る食に関する指導の取組状況調査」（文部科学省）
⑦、⑧ 「学校給食における地場産物・国産食材の使用状況調査」（文部科学省）
⑪～⑬ 「国民健康・栄養調査」（厚生労働省）
⑯、㉔ 農林水産省消費・安全局消費者行政・食育課調べ
⑳ 令和元(2019)年度の値は「令和元年度消費者の意識に関する調査結果報告書－食品ロスの認知度と取組状況等に関する調査－」（消費者庁）、令和4(2022)年度の値は「令和4年度第2回 消費生活意識調査」（消費者庁）
注：1）青色で塗りつぶしている目標は、達成済みのもの
　　2）「6栄養バランスに配慮した食生活を実践する国民を増やす」の食育ピクトグラム「太りすぎない　やせすぎない」は、⑪の目標値に対応

①食育に関心を持っている国民の割合

食育に関心を持っている（食育に「関心がある」又は「どちらかといえば関心がある」）国民の割合は78.9%でした（第4次基本計画作成時の調査結果は83.2%）（図表3-2）。

| 図表3-2 | 食育に関心を持っている国民の割合の推移 |

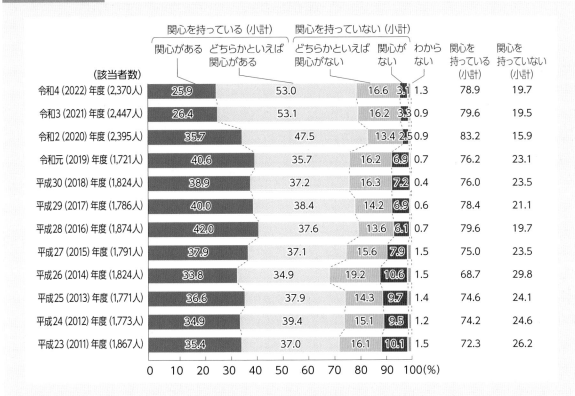

資料：農林水産省（平成27（2015）年度までは内閣府）「食育に関する意識調査[1]」
注：「わからない」について、令和2（2020）、令和3（2021）、令和4（2022）年度は「無回答」

1　令和元（2019）年度までは「調査員による個別面接聴取」、令和2（2020）年度以降は「郵送及びインターネットを用いた自記式」

②**朝食又は夕食を家族と一緒に食べる「共食」の回数**

　朝食又は夕食を家族と一緒に食べる「共食」の回数[1]は、一週間当たり9.6回（朝食4.0回、夕食5.6回の合計）でした（第4次基本計画作成時は一週間当たり9.6回（朝食4.1回、夕食5.5回の合計））（図表3-3）。

　朝食、夕食を家族と一緒に「ほとんど毎日食べる」人の割合は朝食48.1％、夕食68.7％でした（第4次基本計画作成時の調査結果は朝食49.7％、夕食67.7％）（図表3-4）。

| 図表3-3 | 朝食又は夕食を家族と一緒に食べる「共食」の回数の推移 |

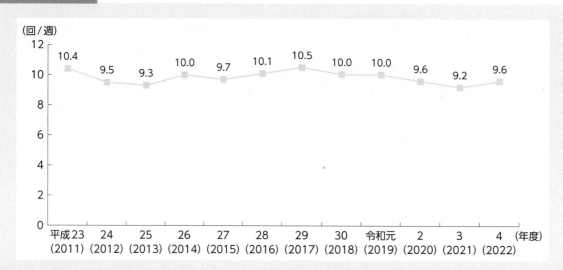

資料：農林水産省（平成27（2015）年度までは内閣府）「食育に関する意識調査」

1　共食の回数は、「ほとんど毎日食べる」を7回、「週に4～5日食べる」を4.5回、「週に2～3日食べる」を2.5回、「週に1日程度食べる」を1回とし、それぞれ朝食・夕食ごとに、該当人数を掛け、合計したものを全体数で割り、朝食と夕食の回数を足して週当たりの回数を出している。

図表3-4　朝食、夕食を家族と一緒に食べる頻度の推移

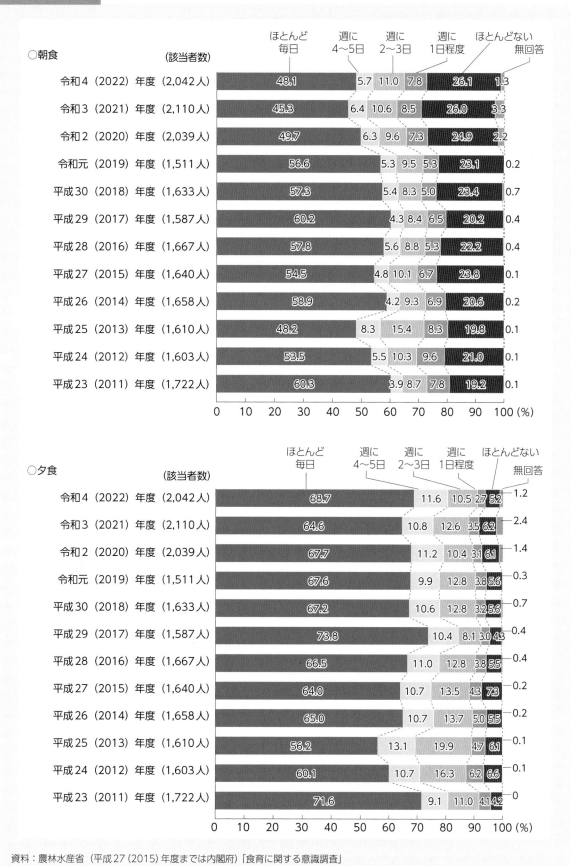

○朝食

	ほとんど毎日	週に4〜5日	週に2〜3日	週に1日程度	ほとんどない	無回答
令和4（2022）年度（2,042人）	48.1	5.7	11.0	7.8	26.1	1.3
令和3（2021）年度（2,110人）	45.3	6.4	10.6	8.5	26.0	3.3
令和2（2020）年度（2,039人）	49.7	6.3	9.6	7.3	24.9	2.2
令和元（2019）年度（1,511人）	56.6	5.3	9.5	5.3	23.1	0.2
平成30（2018）年度（1,633人）	57.3	5.4	8.3	5.0	23.4	0.7
平成29（2017）年度（1,587人）	60.2	4.3	8.4	6.5	20.2	0.4
平成28（2016）年度（1,667人）	57.8	5.6	8.8	5.3	22.2	0.4
平成27（2015）年度（1,640人）	54.5	4.8	10.1	6.7	23.8	0.1
平成26（2014）年度（1,658人）	58.9	4.2	9.3	6.9	20.6	0.2
平成25（2013）年度（1,610人）	48.2	8.3	15.4	8.3	19.8	0.1
平成24（2012）年度（1,603人）	53.5	5.5	10.3	9.6	21.0	0.1
平成23（2011）年度（1,722人）	60.3	3.9	8.7	7.8	19.2	0.1

○夕食

	ほとんど毎日	週に4〜5日	週に2〜3日	週に1日程度	ほとんどない	無回答
令和4（2022）年度（2,042人）	68.7	11.6	10.5	2.7	5.2	1.2
令和3（2021）年度（2,110人）	64.6	10.8	12.6	3.5	6.2	2.4
令和2（2020）年度（2,039人）	67.7	11.2	10.4	3.1	6.1	1.4
令和元（2019）年度（1,511人）	67.6	9.9	12.8	3.8	5.6	0.3
平成30（2018）年度（1,633人）	67.2	10.6	12.8	3.2	5.6	0.7
平成29（2017）年度（1,587人）	73.8	10.4	8.1	3.0	4.3	0.4
平成28（2016）年度（1,667人）	66.5	11.0	12.8	3.8	5.5	0.4
平成27（2015）年度（1,640人）	64.0	10.7	13.5	4.3	7.3	0.2
平成26（2014）年度（1,658人）	65.0	10.7	13.7	5.0	5.5	0.2
平成25（2013）年度（1,610人）	56.2	13.1	19.9	4.7	6.1	0.1
平成24（2012）年度（1,603人）	60.1	10.7	16.3	6.2	6.6	0.1
平成23（2011）年度（1,722人）	71.6	9.1	11.0	4.1	4.2	0

資料：農林水産省（平成27（2015）年度までは内閣府）「食育に関する意識調査」

③地域等で共食したいと思う人が共食する割合

地域や所属コミュニティ（職場等を含む。）での食事会等の機会があれば「参加したいと思う」（「とてもそう思う」又は「そう思う」）と回答した人のうち、過去1年間に地域等での共食の場へ「参加した」と回答した人の割合は57.8％でした（第4次基本計画作成時の調査結果は70.7％）（図表3-5）。

| 図表3-5 | 地域等で共食したいと思う人が共食する割合の推移 |

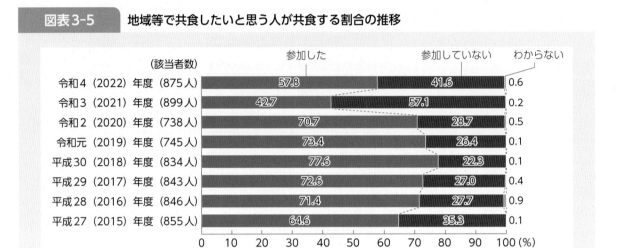

資料：農林水産省（平成27（2015）年度は内閣府）「食育に関する意識調査」
注：地域や所属コミュニティ（職場等を含む。）での食事会等の機会があれば「参加したいと思う」（「とてもそう思う」又は「そう思う」）と回答した人が対象
注：令和2（2020）、令和3（2021）、令和4（2022）年度調査については、設問の冒頭に「新型コロナウイルス感染症の感染防止対策が十分にとられているという前提でお伺いします。」との文言を追記している。
注：「わからない」について、平成27（2015）、令和2（2020）、令和3（2021）、令和4（2022）年度は「無回答」

④朝食を欠食する子供の割合

朝食を欠食する子供（朝食を毎日食べることを「全くしていない」又は「あまりしていない」と回答した小学校6年生）の割合は5.6％でした（第4次基本計画作成時の調査結果は4.6％）（図表3-6）。

| 図表3-6 | 朝食を欠食する子供の割合の推移 |

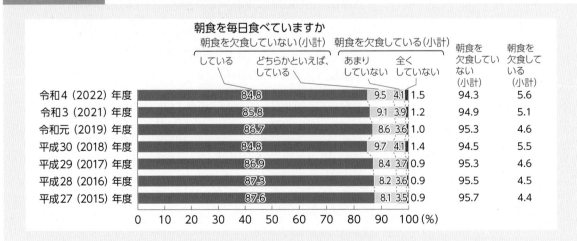

資料：文部科学省「全国学力・学習状況調査」
注：小学校6年生が対象
注：令和2（2020）年度は、新型コロナウイルス感染症の影響等により、調査の実施を見送り

⑤朝食を欠食する若い世代の割合

　朝食を欠食する（「週に2～3日食べる」又は「ほとんど食べない」）若い世代の割合は26.7％でした（第4次基本計画作成時の調査結果は21.5％）（図表3-7）。

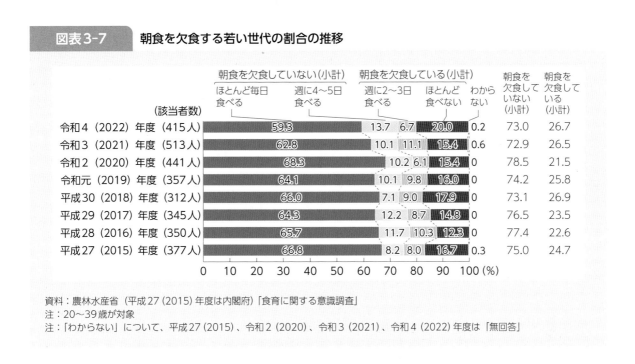

| 図表3-7 | 朝食を欠食する若い世代の割合の推移 |

	朝食を欠食していない（小計）		朝食を欠食している（小計）		わからない	朝食を欠食していない（小計）	朝食を欠食している（小計）
	ほとんど毎日食べる	週に4～5日食べる	週に2～3日食べる	ほとんど食べない			
令和4（2022）年度（415人）	59.3	13.7	6.7	20.0	0.2	73.0	26.7
令和3（2021）年度（513人）	62.8	10.1	11.1	15.4	0.6	72.9	26.5
令和2（2020）年度（441人）	68.3	10.2	6.1	15.4	0	78.5	21.5
令和元（2019）年度（357人）	64.1	10.1	9.8	16.0	0	74.2	25.8
平成30（2018）年度（312人）	66.0	7.1	9.0	17.9	0	73.1	26.9
平成29（2017）年度（345人）	64.3	12.2	8.7	14.8	0	76.5	23.5
平成28（2016）年度（350人）	65.7	11.7	10.3	12.3	0	77.4	22.6
平成27（2015）年度（377人）	66.8	8.2	8.0	16.7	0.3	75.0	24.7

資料：農林水産省（平成27（2015）年度は内閣府）「食育に関する意識調査」
注：20～39歳が対象
注：「わからない」について、平成27（2015）、令和2（2020）、令和3（2021）、令和4（2022）年度は「無回答」

⑥栄養教諭による地場産物に係る食に関する指導の平均取組回数

　栄養教諭による地場産物に係る食に関する指導の平均取組回数は月10.5回でした（第4次基本計画作成時の調査結果は月9.1回）（図表3-8）。

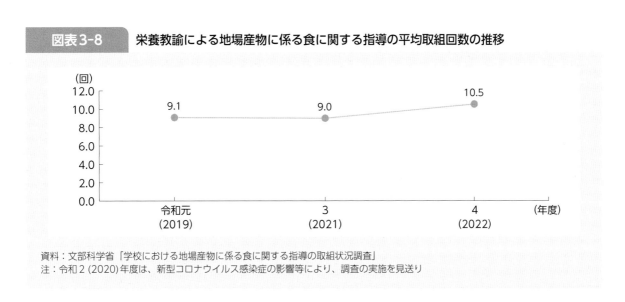

| 図表3-8 | 栄養教諭による地場産物に係る食に関する指導の平均取組回数の推移 |

資料：文部科学省「学校における地場産物に係る食に関する指導の取組状況調査」
注：令和2（2020）年度は、新型コロナウイルス感染症の影響等により、調査の実施を見送り

⑦学校給食における地場産物を使用する割合（金額ベース）を現状値（令和元（2019）年度）から維持・向上した都道府県の割合

　学校給食における地場産物を使用する割合（金額ベース）を現状値（令和元（2019）年度）から維持・向上した都道府県の割合は76.6％でした（文部科学省「令和4年度学校給食における地場産物・国産食材の使用状況調査」）。

⑧学校給食における国産食材を使用する割合（金額ベース）を現状値（令和元（2019）年度）から
維持・向上した都道府県の割合

　学校給食における国産食材を使用する割合（金額ベース）を現状値（令和元（2019）年度）
から維持・向上した都道府県の割合は78.7％でした（文部科学省「令和4年度学校給食にお
ける地場産物・国産食材の使用状況調査」）。

⑨主食・主菜・副菜を組み合わせた食事を1日2回以上ほぼ毎日食べている国民の割合

　主食・主菜・副菜を組み合わせた食事を1日2回以上「ほぼ毎日」食べていると回答した人
の割合は40.6％でした（第4次基本計画作成時の調査結果は36.4％）（図表3-9）。

図表3-9 主食・主菜・副菜を組み合わせた食事を1日2回以上ほぼ毎日食べている国民の割合の推移

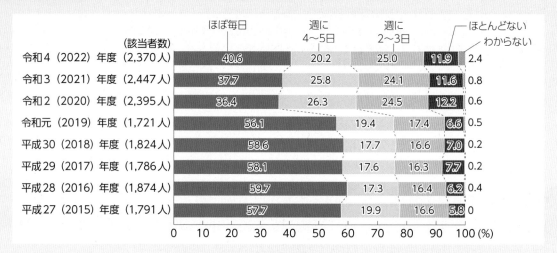

資料：農林水産省（平成27（2015）年度は内閣府）「食育に関する意識調査」
注：「わからない」について、令和2（2020）、令和3（2021）、令和4（2022）年度は「無回答」

⑩**主食・主菜・副菜を組み合わせた食事を1日2回以上ほぼ毎日食べている若い世代の割合**

　主食・主菜・副菜を組み合わせた食事を1日2回以上「ほぼ毎日」食べていると回答した若い世代の割合は28.4%でした（第4次基本計画作成時の調査結果は27.4%）（図表3-10）。

| 図表3-10 | 主食・主菜・副菜を組み合わせた食事を1日2回以上ほぼ毎日食べている若い世代の割合の推移 |

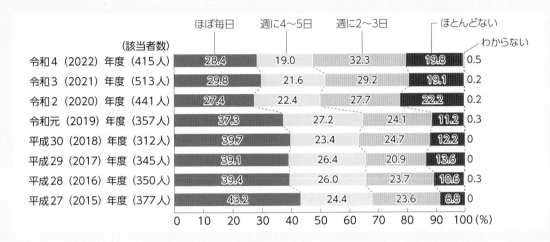

資料：農林水産省（平成27（2015）年度は内閣府）「食育に関する意識調査」
注：20〜39歳が対象
注：「わからない」について、令和2（2020）、令和3（2021）、令和4（2022）年度は「無回答」

⑪**1日当たりの食塩摂取量の平均値**

　1日当たりの食塩摂取量の平均値は10.1gでした（厚生労働省「令和元年国民健康・栄養調査」[1]）。

⑫**1日当たりの野菜摂取量の平均値**

　1日当たりの野菜摂取量の平均値は280.5gでした（厚生労働省「令和元年国民健康・栄養調査」）。

⑬**1日当たりの果物摂取量100g未満の者の割合**

　1日当たりの果物摂取量100g未満の者の割合は61.6%でした（厚生労働省「令和元年国民健康・栄養調査」）。

1　令和2（2020）年及び令和3（2021）年の国民健康・栄養調査は新型コロナウイルス感染症の影響で中止

⑭生活習慣病の予防や改善のために、ふだんから適正体重の維持や減塩等に気をつけた食生活を実践する国民の割合

　生活習慣病の予防や改善のために、ふだんから適正体重の維持や減塩等に気をつけた食生活を「実践している」（「いつも気をつけて実践している」又は「気をつけて実践している」）と回答した人の割合は66.5％でした（第４次基本計画作成時の調査結果は64.3％）（図表3-11）。

| 図表3-11 | 生活習慣病の予防や改善のために、ふだんから適正体重の維持や減塩等に気をつけた食生活を実践する国民の割合の推移 |

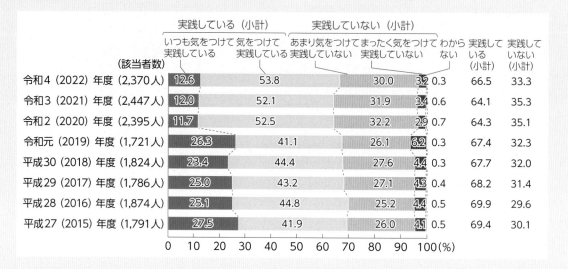

資料：農林水産省（平成27（2015）年度は内閣府）「食育に関する意識調査」
注：「わからない」について、令和2（2020）、令和3（2021）、令和4（2022）年度は「無回答」

⑮ゆっくりよく噛んで食べる国民の割合

　ふだん「ゆっくりよく噛んで食べている」（「ゆっくりよく噛んで食べている」又は「どちらかといえばゆっくりよく噛んで食べている」）と回答した人の割合は46.8％でした（第４次基本計画作成時の調査結果は47.3％）（図表3-12）。

| 図表3-12 | ゆっくりよく噛んで食べる国民の割合の推移 |

資料：農林水産省（平成27（2015）年度は内閣府）「食育に関する意識調査」
注：「わからない」について、平成27（2015）、令和2（2020）、令和3（2021）、令和4（2022）年度は「無回答」

⑯食育の推進に関わるボランティア団体等において活動している国民の数

　食育の推進に関わるボランティア団体等において活動している国民の数は33.1万人（令和3（2021）年度）でした（第4次基本計画作成時の調査結果は36.2万人）（図表3-13）。

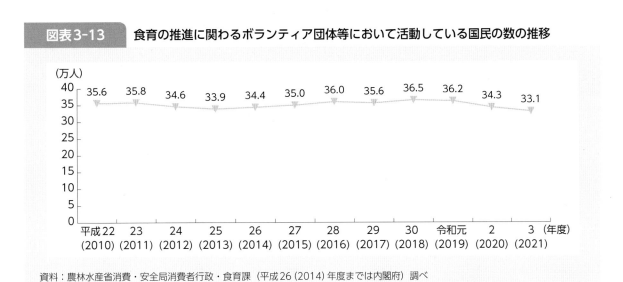

図表3-13　食育の推進に関わるボランティア団体等において活動している国民の数の推移

資料：農林水産省消費・安全局消費者行政・食育課（平成26（2014）年度までは内閣府）調べ

⑰農林漁業体験を経験した国民（世帯）の割合

　農林漁業体験を経験した国民（世帯）の割合（本人又は家族の中に、農林漁業体験に参加した人がいる割合）は62.4％でした（第4次基本計画作成時の調査結果は65.7％）（図表3-14）。

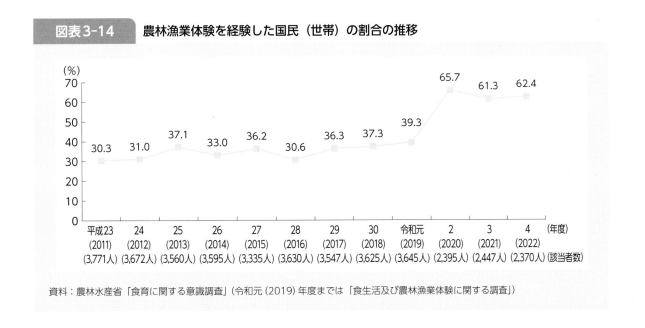

図表3-14　農林漁業体験を経験した国民（世帯）の割合の推移

資料：農林水産省「食育に関する意識調査」（令和元（2019）年度までは「食生活及び農林漁業体験に関する調査」）

食育推進施策の目標と現状に関する評価

⑱産地や生産者を意識して農林水産物・食品を選ぶ国民の割合

産地や生産者を意識（地元産品や、被災地の産品など自分が応援したい地域の産品や、応援したい生産者を意識）して農林水産物・食品を「選んでいる」（「いつも選んでいる」又は「時々選んでいる」）と回答した人の割合は69.8％でした（第4次基本計画作成時の調査結果は73.5％）（図表3-15）。

図表3-15　産地や生産者を意識して農林水産物・食品を選ぶ国民の割合の推移

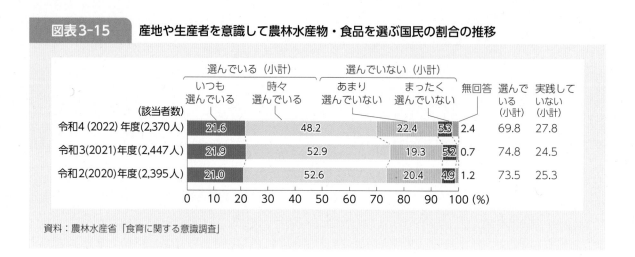

資料：農林水産省「食育に関する意識調査」

⑲環境に配慮した農林水産物・食品を選ぶ国民の割合

環境に配慮した農林水産物・食品（農薬や化学肥料に頼らず生産された有機農産物や、過剰包装でなくごみが少ない商品など、環境への負荷をなるべく低減した農林水産物・食品）を「選んでいる」（「いつも選んでいる」又は「時々選んでいる」）と回答した人の割合は61.7％でした（第4次基本計画作成時の調査結果は67.1％）（図表3-16）。

図表3-16　環境に配慮した農林水産物・食品を選ぶ国民の割合の推移

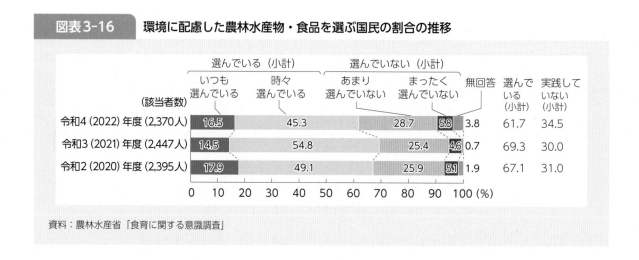

資料：農林水産省「食育に関する意識調査」

⑳食品ロス削減のために何らかの行動をしている国民の割合

食品ロス削減のために何らかの行動をしている国民の割合は76.9％でした（第4次基本計画作成時の調査結果は76.5％）（図表3-17）。

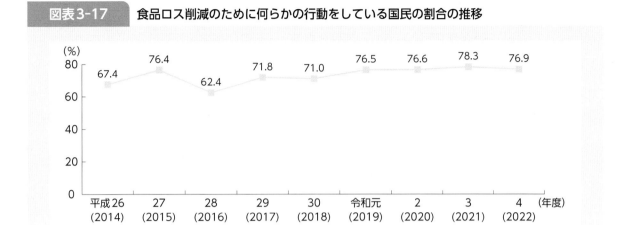

| 図表3-17 | 食品ロス削減のために何らかの行動をしている国民の割合の推移 |

資料：消費者庁「消費者意識基本調査」（平成26（2014）、27（2015）年度）、「消費生活に関する意識調査−食品ロス問題等に関する調査−」（平成28（2016）年度）、「消費者の意識に関する調査結果報告書−食品ロス削減の周知及び実践状況に関する調査−」（平成29（2017）年度）、「消費者の意識に関する調査結果報告書−食品ロスの認知度と取組状況等に関する調査−」（平成30（2018）、令和元（2019）年度、令和2（2020）年度、令和3（2021）年度）、「令和4年度第2回 消費生活意識調査」（令和4（2022）年度）

㉑地域や家庭で受け継がれてきた伝統的な料理や作法等を継承し、伝えている国民の割合

郷土料理や伝統料理など、地域や家庭で受け継がれてきた料理や味、箸づかいなどの食べ方・作法を継承し、伝えている国民の割合は、44.0％でした（第4次基本計画作成時の調査結果は50.4％）（図表3-18）。

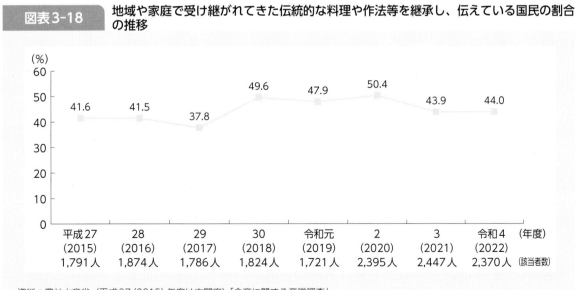

| 図表3-18 | 地域や家庭で受け継がれてきた伝統的な料理や作法等を継承し、伝えている国民の割合の推移 |

資料：農林水産省（平成27（2015）年度は内閣府）「食育に関する意識調査」

㉒郷土料理や伝統料理を月1回以上食べている国民の割合

郷土料理や伝統料理を「月1回以上」（「ほぼ毎日」、「週に3〜5日程度」、「週に1〜2日程度」、「月に2〜3日程度」又は「月に1日程度」）食べている国民の割合は、63.1％でした（第4次基本計画作成時の調査結果は44.6％）（図表3-19）。

図表3-19 郷土料理や伝統料理を月1回以上食べている国民の割合の推移

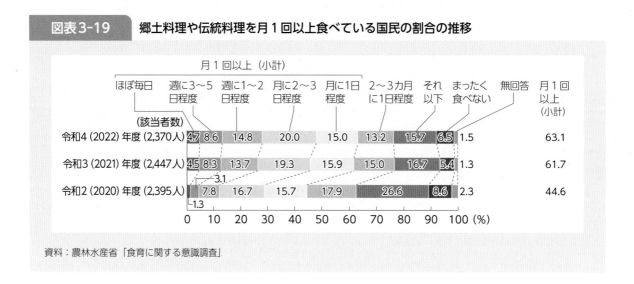

資料：農林水産省「食育に関する意識調査」

㉓食品の安全性について基礎的な知識を持ち、自ら判断する国民の割合

安全な食生活を送ることについて「判断している」（「いつも判断している」又は「判断している」）と回答した人の割合は77.5％でした（第4次基本計画作成時の調査結果は75.2％）（図表3-20）。

図表3-20 食品の安全性について基礎的な知識を持ち、自ら判断する国民の割合の推移

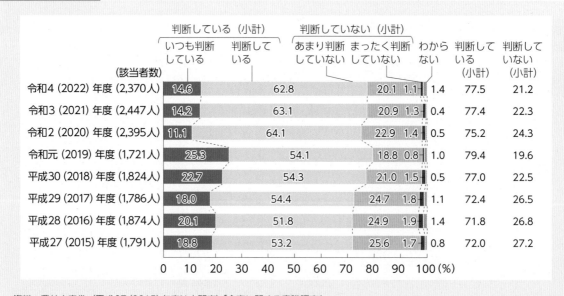

資料：農林水産省（平成27（2015）年度は内閣府）「食育に関する意識調査」
注：「わからない」について、令和2（2020）、令和3（2021）、令和4（2022）年度は「無回答」

㉔推進計画を作成・実施している市町村の割合

　令和5（2023）年3月末時点で食育推進計画を作成・実施している市町村の割合は90.5%でした（第4次基本計画作成時の作成割合は87.5%）（図表3-21）。

図表3-21　推進計画を作成・実施している市町村の割合の推移

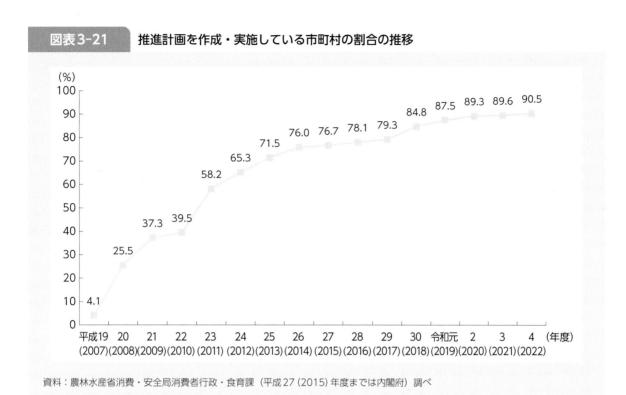

資料：農林水産省消費・安全局消費者行政・食育課（平成27（2015）年度までは内閣府）調べ

資料編

食育関連予算の概要（施策別）

（単位：百万円）

施策	関連施策	令和4年度予算額	令和5年度予算額
1. 家庭における食育の推進	【こども家庭庁】 **成育医療等基本方針に基づく母子保健活動の推進** 　成育基本法の趣旨を踏まえ、成育医療等基本方針に基づき、「朝食を欠食するこどもの割合」等の指標を設定し、自治体における計画の策定を支援するなど、従来までの「健やか親子21」の取組を含めた母子保健活動の推進を行う。	34	1,820の内数
	【文部科学省】 **「早寝早起き朝ごはん」フォーラム事業・推進校事業** 　国立青少年教育振興機構と連携・協力し、「早寝早起き朝ごはん」国民運動を促進するための地域のフォーラム事業、中高生の基本的な生活習慣の維持・向上、定着を図るための推進校事業を実施する。	－ （国立青少年教育振興機構の予算で実施）	－ （国立青少年教育振興機構の予算で実施）
	家庭教育支援基盤構築事業 　地域の多様な人材を活用した家庭教育支援チーム等による、保護者への子供の生活習慣や食育を含む学習機会の提供など、地域の実情に応じた家庭教育支援の取組を推進する。	75の内数	75の内数
2. 学校、保育所等における食育の推進	【文部科学省】 **給食・食育の諸課題に関する調査研究等** 　第4次食育推進基本計画で求められている食品ロス（SDGs）等に関し、栄養教諭が中核となり取り組んだ事例を収集し、課題等を調査する。 　各都道府県教育委員会の学校給食の衛生管理に関する指導者に対して研修を実施するとともに、当該指導者を学校給食施設に派遣して衛生管理の改善指導を実施する。	32	－
	食に関する健康課題対策支援事業 　栄養教諭の食に関する個別指導力を一層向上させるため、個別指導の重要性や手法等についての研修会を実施するほか、個別指導の経験豊富な指導主事等を学校に派遣し、個別指導に必要とされる資質・能力を身につけられるよう、栄養教諭に対して指導・助言を行う。	－	27
	学校給食地場産物使用促進事業 　学校給食における地場産物・有機農産物の使用に当たっての課題解決に資するため、学校側や生産・流通側の調整役としての仕組みづくりを担うコーディネーターの配置に必要となる経費や、地場産物等の大量調理に当たり必要となる備品の購入に係る経費、学校で地場産物等に係る指導を行うために必要となる生産者側の人材派遣等の経費等を支援する。	46	45
	学校施設環境改善交付金のうち学校給食施設整備事業 　学校給食の普及充実及び安全な学校給食の実施を図るため、衛生管理の充実強化等に必要な学校給食施設の整備に対する補助を行う。	189,215の内数	68,718の内数
	【環境省】 **食品ロス削減及び食品廃棄物等の3R促進事業** 　学校給食から排出される食品廃棄物の3Rの実施及び当該3Rの取組を題材とした食育・環境教育活動の実施等について、地方公共団体を支援する。 　学校において食育・環境教育を実施することは給食の食べ残し等の食品ロスの削減に資すると考えられ、食品ロス削減に関する普及啓発の観点からも、学校において食品ロス削減に係る取組を行うことは重要である。このため、学校給食から排出される食品廃棄物の3Rの実施及び当該3Rの取組を題材とした食育・環境教育活動の推進策の検討	127の内数	152の内数

施策	関連施策	令和4年度予算額	令和5年度予算額
	や食品ロス削減の取組の普及啓発を行い、その効果検証を行う地方公共団体を支援する。		
3．地域における食育の推進	【こども家庭庁】 こどもの生活・学習支援事業 　放課後児童クラブ等の終了後に、ひとり親家庭や貧困家庭等のこどもに対し、悩み相談を行いつつ、基本的な生活習慣の習得支援・学習支援、食事の提供等を行い、ひとり親家庭や貧困家庭等のこどもの生活向上を図る自治体の取組を支援する。	16,004の内数	16,241の内数
	こどもの未来応援地域ネットワーク形成支援事業 　関係行政機関やNPO等民間団体との連携体制の整備、こどもの居場所づくり等のこどもの貧困対策を実施する地方公共団体を地域こどもの未来応援交付金により支援する。	2,343の内数	－
	【厚生労働省】 国民健康づくり運動（「健康日本21（第二次）」）の推進 　平成25年度からの「二十一世紀における第二次国民健康づくり運動（健康日本21（第二次））」について、国民の自主的な参加による国民運動として、普及推進を図るとともに、国民の身体状況や食生活等の状況を明らかにする国民健康・栄養調査の実施、最新の科学的根拠に基づく食事摂取基準の策定など、健康増進の総合的な推進を図る。	775	809
	8020（ハチマルニイマル）運動・口腔保健推進事業 　都道府県が実施する歯の健康づくりのために行われる地域の実情に応じた歯科保健医療事業の円滑な推進を支援する。	811の内数	1,130の内数
	【農林水産省】 消費・安全対策交付金のうち地域での食育の推進 　第4次食育推進基本計画に掲げられた目標達成に向けて、地域の関係者等が連携して取り組む食育活動を重点的かつ効率的に推進する。また、地域の関係者等が取り組む、こども食堂等の共食の場の提供やこども宅食における日本型食生活の普及・啓発などの食育の取組を支援する。	2,541の内数	2,006の内数
	【経済産業省】 ヘルスケア産業基盤高度化推進事業（ヘルスケアサービス社会実装事業） 　企業が従業員の健康に経営的視点から取り組む、健康経営を発展させる。具体的には、健康経営に係る顕彰制度の推進とともに、健康経営の効果検証等を行い、健康経営のすそ野拡大及び質的向上を図り、健康への投資を促進する。	750の内数	880の内数
4．食育推進運動の展開	【農林水産省】 食育活動の全国展開事業 　第4次食育推進基本計画に基づき食育推進全国大会の開催や、食育活動の優良事例の情報発信、持続可能な食を支える食育の推進のための普及啓発等を行うことで、食育の全国展開を図る。	67	65
	水産バリューチェーン事業のうち流通促進・消費等拡大対策事業 　加工・流通業者等が、連携して販路開拓等の様々な課題に対処する取組等を支援。併せて、消費者への魚食普及を推進する取組を支援する。	591の内数	546の内数
5．生産者と消費者との交流の促進、環境と調和のとれた農林漁業の活性化等	【消費者庁】 「倫理的消費（エシカル消費）」普及・啓発活動 　地方公共団体や民間団体によるエシカル消費に関する普及活動の調査等を実施するとともに、各種イベント等への積極的な参画や情報発信の取組を強化する。	17	11

施策	関連施策	令和4年度予算額	令和5年度予算額
	食品ロス削減に係る取組 　食品ロスを削減することの重要性について、理解と関心を増進できるよう、資材の提供、教育、普及啓発を推進する。また、食品ロスに関する実態、先進的な取組や優良事例等を広く提供できるよう、情報収集や調査等を実施する。	122	48
	【総務省】		
	都市・農山漁村の地域連携による子ども農山漁村交流推進支援事業 　子ども農山漁村交流の取組の拡大、定着を図るため、送り側・受入側の地方公共団体双方が連携して行う実施体制の構築を支援するモデル事業を実施する。 　モデル事業の取組事例やノウハウの横展開を進めるためのセミナーを開催する。	28	18
	【農林水産省】		
	農山漁村振興交付金のうち農山漁村発イノベーション対策 　農山漁村が持つ豊かな自然や「食」等、農林水産物や農林水産業に関わる多様な地域資源を活用し新事業や付加価値を創出する農山漁村発イノベーションを推進する取組を支援する。	9,752の内数	9,070の内数
	消費者理解醸成・行動変容推進事業（ニッポンフードシフト総合推進事業） 　近年の食料供給情勢の変化等を踏まえつつ、食と環境を支える農業・農村への国民の理解と共感・支持を得るため、メディア・SNS等を活用したストーリー性のある情報発信を展開するとともに、シンポジウム・フェアを開催する。	900	64
	地域食品産業連携プロジェクト推進事業 　地域の農林水産物を有効活用するため、地域の食品産業を中心とした多様な関係者が、それぞれの経営資源を結集するプラットフォームを設置して、地域の社会課題解決と経済性が両立する新たなビジネスを継続的に創出する仕組みの構築を支援する。	192	124
	食品原材料調達安定化等対策事業のうち農林水産業と食品産業の連携強化支援事業 　加工食品の原材料切り替えなど、地域の農林水産物を原材料として使用する取組を対象に、専門家を派遣して、農林漁業者と食品製造事業者とのマッチングを支援するとともに、地域の食品産業を中心とした多様な関係者が、それぞれの経営資源を結集するプラットフォームを設置して、新たなビジネスを継続的に創出する取組を支援する。	100	－
	畜産生産力・生産体制強化対策事業のうち国産飼料資源生産利用拡大対策 　国産飼料の着実な利用拡大により、飼料自給率の向上を図り、力強い畜産経営を確立するため、食品残さ等の未利用資源を飼料として利活用するための体制構築・実証の取組を支援する。	438の内数	343の内数
	みどりの食料システム戦略推進交付金のうち有機農業産地づくり推進 　地域ぐるみで有機農業に取り組む市町村等の取組を推進するため、有機農業の生産から、学校給食等での利用など消費まで一貫し、事業者や地域内外の住民を巻き込んで推進する取組を支援する。	3,837の内数	696の内数
	みどりの食料システム戦略推進交付金のうち国産有機農産物等バリューチェーン構築推進事業 　小売り等の事業者と連携した国産有機食品の需要喚起や消費者への情報発信を促すための民間事業者への研修等の取組を支援する。	837の内数	696の内数

施策	関連施策	令和4年度予算額	令和5年度予算額
	みどりの食料システム戦略推進交付金のうちフードサプライチェーンの環境配慮見える化推進事業 　温室効果ガスの削減や生物多様性の保全に向けては、生産から消費に至るフードサプライチェーンの各段階が協働し、投資家や消費者の理解を得ながら進めていく必要があることから、環境負荷低減の「見える化」や、消費者を含むステークホルダーの理解と行動変容の促進に向けた取組を実施する。	837の内数	696の内数
	食品ロス削減総合対策事業のうち食品ロス削減等推進事業 　事業系食品ロスの半減目標の達成に向け、民間事業者等が行う食品ロス削減等に係る新規課題等の解決に必要な経費を支援する。また、フードバンクの役割の重要性の高まりを踏まえ、スタートアップ団体や広域連携等の先進的な取組を行う団体を支援する。	117	140
	食品ロス削減及びフードバンク支援緊急対策事業 　フードバンク等に対して、食品の受入れ・提供を拡大するために必要となる経費を支援するとともに、フードバンクの活動強化に向け、食品供給元の確保等の課題解決に資するよう、専門家派遣、マッチング・ネットワーク強化を支援する。	300	－
	みどりの食料システム戦略推進交付金のうちバイオマス地産地消対策 　メタン発酵後の残渣をバイオ液肥等として地域で有効利用するための取組を支援する。	3,837の内数	696の内数
6. 食文化の継承のための活動への支援等	【文部科学省】 伝統文化親子教室事業 　次代を担う子供たちに対して、伝統文化等に関する活動を、計画的・継続的に体験・修得できる機会を提供することにより、伝統文化を将来にわたって確実に継承し、発展させるとともに、子供たちの豊かな人間性を涵養する。	1,789の内数	1,489の内数
	国民文化祭 　観光、まちづくり、国際交流、福祉、教育、産業その他各関連分野における施策と有機的に連携しつつ、地域の文化資源等の特色を生かした文化の祭典を実施し、各種の文化活動を全国規模で発表、共演、交流する場を提供するとともに、文化により生み出される様々な価値を文化の継承、発展及び創造に活用し、一層の芸術文化の振興に寄与する。	259の内数	259の内数
	【農林水産省】 マーケットイン輸出ビジネス拡大支援事業のうち 訪日外国人対応による輸出促進連携支援事業 　日本の食・食文化の魅力でインバウンドの回復・増大を図り、これを農林水産物・食品の輸出につなげる好循環の構築に向けた取組を支援するとともに、新たな需要の開拓のため、訪日外国人及び海外消費者を中心に関心が高まっている日本の食・食文化について、より高付加価値な情報の整理・発信等に向けた取組を支援する。	80の内数	80の内数
7. 食品の安全性、栄養その他の食生活に関する調査、研究、情報の提供及び国際交流の推進	【内閣府食品安全委員会】 リスクコミュニケーションの実施 　意見交換会の開催や年誌の発行等を行い、食品安全委員会が行うリスク評価に関する科学的情報について、分かりやすく解説し国民一般に対して提供を行う。	24	24
	【消費者庁】 食品に係るリスクコミュニケーションの実施 　食品の安全に関して、消費者が正しい情報に基づき適切な消費行動が出来るよう、消費者の関心が高いテーマを取り上げた意見交換会等を実施する。	63の内数	71の内数

173

施策	関連施策	令和4年度予算額	令和5年度予算額
	【外務省】		
	日本事情発信資料の作成 　日本食や日本の食文化の紹介も含めた海外向け日本事情発信誌や映像資料を作成する。	78の内数	81の内数
	国際連合食糧農業機関（FAO）分担金 　国連食糧農業機関（FAO）に対して分担金を拠出することにより，同機関が実施する食品の安全や栄養改善に関する事業や調査分析、情報収集等の取組へ貢献する。	4,567の内数	5,011の内数
	在外公館文化事業 　在外公館が管轄地域における要人との人脈形成、対日理解の促進や親日層の形成を目的として、外交活動の一環として主催（共催）する総合的な日本文化の発信事業。	199の内数	199の内数
	国際連合世界食糧計画（WFP）拠出金 　国連世界食糧計画（WFP）への拠出を通じて国際的な連携・交流の促進及び飢餓や栄養不足の問題等に関する情報提供を行う。	810の内数	270の内数
	【文部科学省】		
	現代型食生活のための食品成分情報取得・活用強化事業 　日本食品標準成分表に関して、現代型食生活を踏まえた収載食品の追加・更新等に係る調査及び食品成分データベースを基本としたオープンデータの利活用のためのシステム化調査等を行う。	72の内数	128の内数
	【厚生労働省】		
	食品に関する情報提供や意見交換（リスクコミュニケーション）の推進 　食品安全に対する消費者の意識の高まりなどに対応するため、食品安全基本法や食品衛生法に基づき、消費者などへの積極的な情報の提供や双方向の意見交換を行う。	9	9

注1：本概要は、食育関連の額を特定できる予算事項について掲載。
注2：令和4年度予算額は、補正後予算額。
注3：本概要は、百万円未満を四捨五入の上、百万円単位で表記している。
注4：各関連施策については、施策7区分中、その施策目的上最も関連のある区分に掲載。
注5：内数により小計が算出できない関連施策が存在するため、総計は計上しない。
注6：令和4年度と令和5年度で事業名が異なるものについては、
　　　令和5年度事業名の後ろに（）書きで令和4年度事業名を表記している。

食育基本法 （平成17年法律第63号）
最終改正：平成27年9月11日法律第66号

目次

二十一世紀における我が国の発展のためには、子どもたちが健全な心と身体を培い、未来や国際社会に向かって羽ばたくことができるようにするとともに、すべての国民が心身の健康を確保し、生涯にわたって生き生きと暮らすことができるようにすることが大切である。

子どもたちが豊かな人間性をはぐくみ、生きる力を身に付けていくためには、何よりも「食」が重要である。今、改めて、食育を、生きる上での基本であって、知育、徳育及び体育の基礎となるべきものと位置付けるとともに、様々な経験を通じて「食」に関する知識と「食」を選択する力を習得し、健全な食生活を実践することができる人間を育てる食育を推進することが求められている。もとより、食育はあらゆる世代の国民に必要なものであるが、子どもたちに対する食育は、心身の成長及び人格の形成に大きな影響を及ぼし、生涯にわたって健全な心と身体を培い豊かな人間性をはぐくんでいく基礎となるものである。

一方、社会経済情勢がめまぐるしく変化し、日々忙しい生活を送る中で、人々は、毎日の「食」の大切さを忘れがちである。国民の食生活においては、栄養の偏り、不規則な食事、肥満や生活習慣病の増加、過度の痩身志向などの問題に加え、新たな「食」の安全上の問題や、「食」の海外への依存の問題が生じており、「食」に関する情報が社会に氾濫する中で、人々は、食生活の改善の面からも、「食」の安全の確保の面からも、自ら「食」のあり方を学ぶことが求められている。また、豊かな緑と水に恵まれた自然の下で先人からはぐくまれてきた、地域の多様性と豊かな味覚や文化の香りあふれる日本の「食」が失われる危機にある。

こうした「食」をめぐる環境の変化の中で、国民の「食」に関する考え方を育て、健全な食生活を実現することが求められるとともに、都市と農山漁村の共生・対流を進め、「食」に関する消費者と生産者との信頼関係を構築して、地域社会の活性化、豊かな食文化の継承及び発展、環境と調和のとれた食料の生産及び消費の推進並びに食料自給率の向上に寄与することが期待されている。

国民一人一人が「食」について改めて意識を高め、自然の恩恵や「食」に関わる人々の様々な活動への感謝の念や理解を深めつつ、「食」に関して信頼できる情報に基づく適切な判断を行う能力を身に付けることによって、心身の健康を増進する健全な食生活を実践するために、今こそ、家庭、学校、保育所、地域等を中心に、国民運動として、食育の推進に取り組んでいくことが、我々に課せられている課題である。さらに、食育の推進に関する我が国の取組が、海外との交流等を通じて食育に関して国際的に貢献することにつながることも期待される。

ここに、食育について、基本理念を明らかにしてその方向性を示し、国、地方公共団体及び国民の食育の推進に関する取組を総合的かつ計画的に推進するため、この法律を制定する。

第一章　総則

（目的）

第一条　この法律は、近年における国民の食生活をめぐる環境の変化に伴い、国民が生涯にわたって健全な心身を培い、豊かな人間性をはぐくむための食育を推進することが緊要な課題となっていることにかんがみ、食育に関し、基本理念を定め、及び国、地方公共団体等の責務を明らかにするとともに、食育に関する施策の基本となる事項を定めることにより、食育に関する施策を総合的かつ計画的に推進し、もって現在及び将来にわたる健康で文化的な国民の生活と豊かで活力ある社会の実現に寄与することを目的とする。

（国民の心身の健康の増進と豊かな人間形成）

第二条　食育は、食に関する適切な判断力を養い、生涯にわたって健全な食生活を実現することにより、国民の心身の健康の増進と豊かな人間形成に資することを旨として、行われなけれ

ばならない。

（食に関する感謝の念と理解）

第三条　食育の推進に当たっては、国民の食生活が、自然の恩恵の上に成り立っており、また、食に関わる人々の様々な活動に支えられていることについて、感謝の念や理解が深まるよう配慮されなければならない。

（食育推進運動の展開）

第四条　食育を推進するための活動は、国民、民間団体等の自発的意思を尊重し、地域の特性に配慮し、地域住民その他の社会を構成する多様な主体の参加と協力を得るものとするとともに、その連携を図りつつ、あまねく全国において展開されなければならない。

（子どもの食育における保護者、教育関係者等の役割）

第五条　食育は、父母その他の保護者にあっては、家庭が食育において重要な役割を有していることを認識するとともに、子どもの教育、保育等を行う者にあっては、教育、保育等における食育の重要性を十分自覚し、積極的に子どもの食育の推進に関する活動に取り組むこととなるよう、行われなければならない。

（食に関する体験活動と食育推進活動の実践）

第六条　食育は、広く国民が家庭、学校、保育所、地域その他のあらゆる機会とあらゆる場所を利用して、食料の生産から消費等に至るまでの食に関する様々な体験活動を行うとともに、自ら食育の推進のための活動を実践することにより、食に関する理解を深めることを旨として、行われなければならない。

（伝統的な食文化、環境と調和した生産等への配意及び農山漁村の活性化と食料自給率の向上への貢献）

第七条　食育は、我が国の伝統のある優れた食文化、地域の特性を生かした食生活、環境と調和のとれた食料の生産とその消費等に配意し、我が国の食料の需要及び供給の状況についての国民の理解を深めるとともに、食料の生産者と消費者との交流等を図ることにより、農山漁村の活性化と我が国の食料自給率の向上に資するよ

う、推進されなければならない。

（食品の安全性の確保等における食育の役割）

第八条　食育は、食品の安全性が確保され安心して消費できることが健全な食生活の基礎であることにかんがみ、食品の安全性をはじめとする食に関する幅広い情報の提供及びこれについての意見交換が、食に関する知識と理解を深め、国民の適切な食生活の実践に資することを旨として、国際的な連携を図りつつ積極的に行われなければならない。

（国の責務）

第九条　国は、第二条から前条までに定める食育に関する基本理念（以下「基本理念」という。）にのっとり、食育の推進に関する施策を総合的かつ計画的に策定し、及び実施する責務を有する。

（地方公共団体の責務）

第十条　地方公共団体は、基本理念にのっとり、食育の推進に関し、国との連携を図りつつ、その地方公共団体の区域の特性を生かした自主的な施策を策定し、及び実施する責務を有する。

（教育関係者等及び農林漁業者等の責務）

第十一条　教育並びに保育、介護その他の社会福祉、医療及び保健（以下「教育等」という。）に関する職務に従事する者並びに教育等に関する関係機関及び関係団体（以下「教育関係者等」という。）は、食に関する関心及び理解の増進に果たすべき重要な役割にかんがみ、基本理念にのっとり、あらゆる機会とあらゆる場所を利用して、積極的に食育を推進するよう努めるとともに、他の者の行う食育の推進に関する活動に協力するよう努めるものとする。

2　農林漁業者及び農林漁業に関する団体（以下「農林漁業者等」という。）は、農林漁業に関する体験活動等が食に関する国民の関心及び理解を増進する上で重要な意義を有することにかんがみ、基本理念にのっとり、農林漁業に関する多様な体験の機会を積極的に提供し、自然の恩恵と食に関わる人々の活動の重要性について、国民の理解が深まるよう努めるとともに、教育関係者等と相互に連携して食育の推進に関する活動を行うよう努めるものとする。

（食品関連事業者等の責務）

第十二条 食品の製造、加工、流通、販売又は食事の提供を行う事業者及びその組織する団体（以下「食品関連事業者等」という。）は、基本理念にのっとり、その事業活動に関し、自主的かつ積極的に食育の推進に自ら努めるとともに、国又は地方公共団体が実施する食育の推進に関する施策その他の食育の推進に関する活動に協力するよう努めるものとする。

（国民の責務）

第十三条 国民は、家庭、学校、保育所、地域その他の社会のあらゆる分野において、基本理念にのっとり、生涯にわたり健全な食生活の実現に自ら努めるとともに、食育の推進に寄与するよう努めるものとする。

（法制上の措置等）

第十四条 政府は、食育の推進に関する施策を実施するため必要な法制上又は財政上の措置その他の措置を講じなければならない。

（年次報告）

第十五条 政府は、毎年、国会に、政府が食育の推進に関して講じた施策に関する報告書を提出しなければならない。

第二章　食育推進基本計画等

（食育推進基本計画）

第十六条 食育推進会議は、食育の推進に関する施策の総合的かつ計画的な推進を図るため、食育推進基本計画を作成するものとする。

2　食育推進基本計画は、次に掲げる事項について定めるものとする。

　　一　食育の推進に関する施策についての基本的な方針

　　二　食育の推進の目標に関する事項

　　三　国民等の行う自発的な食育推進活動等の総合的な促進に関する事項

　　四　前三号に掲げるもののほか、食育の推進に関する施策を総合的かつ計画的に推進するために必要な事項

3　食育推進会議は、第一項の規定により食育推進基本計画を作成したときは、速やかにこれを農林水産大臣に報告し、及び関係行政機関の長

に通知するとともに、その要旨を公表しなければならない。

4　前項の規定は、食育推進基本計画の変更について準用する。

（都道府県食育推進計画）

第十七条 都道府県は、食育推進基本計画を基本として、当該都道府県の区域内における食育の推進に関する施策についての計画（以下「都道府県食育推進計画」という。）を作成するよう努めなければならない。

2　都道府県（都道府県食育推進会議が置かれている都道府県にあっては、都道府県食育推進会議）は、都道府県食育推進計画を作成し、又は変更したときは、速やかに、その要旨を公表しなければならない。

（市町村食育推進計画）

第十八条 市町村は、食育推進基本計画（都道府県食育推進計画が作成されているときは、食育推進基本計画及び都道府県食育推進計画）を基本として、当該市町村の区域内における食育の推進に関する施策についての計画（以下「市町村食育推進計画」という。）を作成するよう努めなければならない。

2　市町村（市町村食育推進会議が置かれている市町村にあっては、市町村食育推進会議）は、市町村食育推進計画を作成し、又は変更したときは、速やかに、その要旨を公表しなければならない。

第三章　基本的施策

（家庭における食育の推進）

第十九条 国及び地方公共団体は、父母その他の保護者及び子どもの食に対する関心及び理解を深め、健全な食習慣の確立に資するよう、親子で参加する料理教室その他の食事についての望ましい習慣を学びながら食を楽しむ機会の提供、健康美に関する知識の啓発その他の適切な栄養管理に関する知識の普及及び情報の提供、妊産婦に対する栄養指導又は乳幼児をはじめとする子どもを対象とする発達段階に応じた栄養指導その他の家庭における食育の推進を支援するために必要な施策を講ずるものとする。

（学校、保育所等における食育の推進）

第二十条 国及び地方公共団体は、学校、保育所等において魅力ある食育の推進に関する活動を効果的に促進することにより子どもの健全な食生活の実現及び健全な心身の成長が図られるよう、学校、保育所等における食育の推進のための指針の作成に関する支援、食育の指導にふさわしい教職員の設置及び指導的立場にある者の食育の推進において果たすべき役割についての意識の啓発その他の食育に関する指導体制の整備、学校、保育所等又は地域の特色を生かした学校給食等の実施、教育の一環として行われる農場等における実習、食品の調理、食品廃棄物の再生利用等様々な体験活動を通じた子どもの食に関する理解の促進、過度の痩身又は肥満の心身の健康に及ぼす影響等についての知識の啓発その他必要な施策を講ずるものとする。

（地域における食生活の改善のための取組の推進）

第二十一条 国及び地方公共団体は、地域において、栄養、食習慣、食料の消費等に関する食生活の改善を推進し、生活習慣病を予防して健康を増進するため、健全な食生活に関する指針の策定及び普及啓発、地域における食育の推進に関する専門的知識を有する者の養成及び資質の向上並びにその活用、保健所、市町村保健センター、医療機関等における食育に関する普及及び啓発活動の推進、医学教育等における食育に関する指導の充実、食品関連事業者等が行う食育の推進のための活動への支援等必要な施策を講ずるものとする。

（食育推進運動の展開）

第二十二条 国及び地方公共団体は、国民、教育関係者等、農林漁業者等、食品関連事業者等その他の事業者若しくはその組織する団体又は消費生活の安定及び向上等のための活動を行う民間の団体が自発的に行う食育の推進に関する活動が、地域の特性を生かしつつ、相互に緊密な連携協力を図りながらあまねく全国において展開されるようにするとともに、関係者相互間の情報及び意見の交換が促進されるよう、食育の推進に関する普及啓発を図るための行事の実施、重点的かつ効果的に食育の推進に関する活動を推進するための期間の指定その他必要な施

策を講ずるものとする。

2 国及び地方公共団体は、食育の推進に当たっては、食生活の改善のための活動その他の食育の推進に関する活動に携わるボランティアが果たしている役割の重要性にかんがみ、これらのボランティアとの連携協力を図りながら、その活動の充実が図られるよう必要な施策を講ずるものとする。

（生産者と消費者との交流の促進、環境と調和のとれた農林漁業の活性化等）

第二十三条 国及び地方公共団体は、生産者と消費者との間の交流の促進等により、生産者と消費者との信頼関係を構築し、食品の安全性の確保、食料資源の有効な利用の促進及び国民の食に対する理解と関心の増進を図るとともに、環境と調和のとれた農林漁業の活性化に資するため、農林水産物の生産、食品の製造、流通等における体験活動の促進、農林水産物の生産された地域内の学校給食等における利用その他のその地域内における消費の促進、創意工夫を生かした食品廃棄物の発生の抑制及び再生利用等必要な施策を講ずるものとする。

（食文化の継承のための活動への支援等）

第二十四条 国及び地方公共団体は、伝統的な行事や作法と結びついた食文化、地域の特色ある食文化等我が国の伝統のある優れた食文化の継承を推進するため、これらに関する啓発及び知識の普及その他の必要な施策を講ずるものとする。

（食品の安全性、栄養その他の食生活に関する調査、研究、情報の提供及び国際交流の推進）

第二十五条 国及び地方公共団体は、すべての世代の国民の適切な食生活の選択に資するよう、国民の食生活に関し、食品の安全性、栄養、食習慣、食料の生産、流通及び消費並びに食品廃棄物の発生及びその再生利用の状況等について調査及び研究を行うとともに、必要な各種の情報の収集、整理及び提供、データベースの整備その他食に関する正確な情報を迅速に提供するために必要な施策を講ずるものとする。

2 国及び地方公共団体は、食育の推進に資するため、海外における食品の安全性、栄養、食習慣等の食生活に関する情報の収集、食育に関す

る研究者等の国際的交流、食育の推進に関する活動についての情報交換その他国際交流の推進のために必要な施策を講ずるものとする。

第四章　食育推進会議等

（食育推進会議の設置及び所掌事務）

第二十六条　農林水産省に、食育推進会議を置く。

2　食育推進会議は、次に掲げる事務をつかさどる。

一　食育推進基本計画を作成し、及びその実施を推進すること。

二　前号に掲げるもののほか、食育の推進に関する重要事項について審議し、及び食育の推進に関する施策の実施を推進すること。

（組織）

第二十七条　食育推進会議は、会長及び委員二十五人以内をもって組織する。

（会長）

第二十八条　会長は、農林水産大臣をもって充てる。

2　会長は、会務を総理する。

3　会長に事故があるときは、あらかじめその指名する委員がその職務を代理する。

（委員）

第二十九条　委員は、次に掲げる者をもって充てる。

一　農林水産大臣以外の国務大臣のうちから、農林水産大臣の申出により、内閣総理大臣が指定する者

二　食育に関して十分な知識と経験を有する者のうちから、農林水産大臣が任命する者

2　前項第二号の委員は、非常勤とする。

（委員の任期）

第三十条　前条第一項第二号の委員の任期は、二年とする。ただし、補欠の委員の任期は、前任者の残任期間とする。

2　前条第一項第二号の委員は、再任されることができる。

（政令への委任）

第三十一条　この章に定めるもののほか、食育推進会議の組織及び運営に関し必要な事項は、政令で定める。

（都道府県食育推進会議）

第三十二条　都道府県は、その都道府県の区域における食育の推進に関して、都道府県食育推進計画の作成及びその実施の推進のため、条例で定めるところにより、都道府県食育推進会議を置くことができる。

2　都道府県食育推進会議の組織及び運営に関し必要な事項は、都道府県の条例で定める。

（市町村食育推進会議）

第三十三条　市町村は、その市町村の区域における食育の推進に関して、市町村食育推進計画の作成及びその実施の推進のため、条例で定めるところにより、市町村食育推進会議を置くことができる。

2　市町村食育推進会議の組織及び運営に関し必要な事項は、市町村の条例で定める。

附　則　抄

（施行期日）

第一条　この法律は、公布の日から起算して一月を超えない範囲内において政令で定める日から施行する。

（平成一七年政令第二三五号で平成一七年七月一五日から施行）

附　則（平成二一年六月五日法律第四九号）抄

（施行期日）

第一条　この法律は、消費者庁及び消費者委員会設置法（平成二十一年法律第四十八号）の施行の日から施行する。

附　則（平成二七年九月一一日法律第六六号）抄

（施行期日）

第一条　この法律は、平成二十八年四月一日から施行する。ただし、次の各号に掲げる規定は、当該各号に定める日から施行する。

一　附則第七条の規定　公布の日

（食育基本法の一部改正に伴う経過措置）

第四条　この法律の施行の際現に第二十五条の規定による改正前の食育基本法第二十六条第一項の規定により置かれている食育推進会議は、第二十五条の規定による改正後の食育基本法第二十六条第一項の規定により置かれる食育推進会議となり、同一性をもって存続するものとする。

（政令への委任）

第七条　附則第二条から前条までに定めるもののほか、この法律の施行に関し必要な経過措置は、政令で定める。

第4次食育推進基本計画

令和3年3月31日
食育推進会議決定

はじめに

食は命の源であり、私たち人間が生きるために食は欠かせない。また、国民が健康で心豊かな生活を送るためには、健全な食生活を日々実践し、おいしく楽しく食べることやそれを支える社会や環境を持続可能なものにしていくことが重要である。

平成17年6月に食育基本法（平成17年法律第63号）が制定され、国は15年にわたり、都道府県、市町村、関係機関・団体等多様な関係者とともに食育を推進してきた。その間、日常生活の基盤である家庭における共食を原点とし、学校、保育所等が子供の食育を進め、都道府県、市町村、様々な関係機関・団体等、地域における多様な関係者が様々な形で食育を主体的に推進してきた。

しかしながら、我が国の食をめぐる環境は大きく変化してきており、様々な課題を抱えている。

高齢化が進行する中で、健康寿命の延伸や生活習慣病の予防が引き続き国民的課題であり、栄養バランスに配慮した食生活の重要性は増している。人口減少、少子高齢化、世帯構造の変化や中食市場の拡大が進行するとともに、食に関する国民の価値観や暮らしの在り方も多様化し、健全な食生活を実践することが困難な場面も増えてきている。古くから各地で育まれてきた地域の伝統的な食文化が失われていくことも危惧される。

食を供給面から見ると、農林漁業者や農山漁村人口の著しい高齢化・減少が進む中、我が国の令和元年度の食料自給率はカロリーベースで38％、生産額ベースで66％と食料の多くを海外からの輸入に頼っている。一方で、食品ロスが平成29年度推計で612万トン発生しているという現実もある。

また、近年、日本各地で異常気象に伴う自然災害が頻発する等、地球規模の気候変動の影響が顕在化しており、食の在り方を考える上で環境問題を避けることはできなくなっている。

国際的な観点から見ると、平成27年9月の国連サミットで採択された国際開発目標である「持続可能な開発のための2030アジェンダ」は、17の目標と169のターゲットから成る「SDGs（持続可能な開発目標）」を掲げ、「誰一人取り残さない」社会の実現を目指すものである。SDGsの目標には、「目標2．飢餓を終わらせ、食料安全保障及び栄養改善を実現し、持続可能な農業を促進する」、「目標4．すべての人々への包摂的かつ公正な質の高い教育を提供し、生涯学習の機会を促進する」、「目標12．持続可能な生産消費形態を確保する」などの食育と関係が深い目標がある。食育の推進は、我が国の「SDGsアクションプラン2021」（令和2年12月持続可能な開発目標（SDGs）推進本部決定）の中に位置付けられており、SDGsの達成に寄与するものである。

さらに、新型コロナウイルス感染症の流行は、世界規模に拡大し、その影響は人々の生命や生活のみならず、行動・意識・価値観にまで波及した。接触機会低減のためのテレワークの増加、出張機会の減少等により、在宅時間が一時的に増加するとともに、外出の自粛等により飲食業が甚大な影響を受けるなど、我が国の農林水産業や食品産業にも様々な影響を与えた。また、在宅時間や家族で食を考える機会が増えることで、食を見つめ直す契機ともなっており、家庭での食育の重要性が高まるといった側面も有している。

こうした「新たな日常」の中でも、食育がより多くの国民による主体的な運動となるためには、ICT（情報通信技術）や社会のデジタル化の進展を踏まえ、デジタルツールやインターネットも積極的に活用していくことが必要である。

このような情勢を踏まえ、食育に関する施策を総合的かつ計画的に推進していくため、令和3年度からおおむね5年間を計画期間とする第4次食育推進基本計画を作成する。

第1　食育の推進に関する施策についての基本的な方針

食育を推進することは、国民が生涯にわたって健全な心身を培い、豊かな人間性を育むことに資するとともに、国民の食生活が自然の恩恵の上に成り立ち、食に関わる人々の様々な行動に支えられていることへの感謝の念や理解を深めることにつながるものであり、持続可能な社会の実現に向けた重要な取組である。

食育により、国民の健全な食生活の実現や、その実現を支える地域社会の活性化、豊かな食文化の継承及び発展、環境と調和のとれた食料の生産及び消費の推進並びに食料自給率の向上を図り、それらを通じて、国民の心身の健康の増進と豊かな人間形成を目指すとともに、社会全体で連携・

協働して持続可能な食料システム（フードシステム）を構築することが期待されている。

本計画では、国民の健康や食を取り巻く環境の変化、社会のデジタル化など、食育をめぐる状況を踏まえ、①生涯を通じた心身の健康を支える食育の推進、②持続可能な食を支える食育の推進、③「新たな日常」やデジタル化に対応した食育の推進に重点をおいた取組が求められる。

また、持続可能な世界の実現を目指すため、SDGsへの関心が世界的に高まり、ESG投資（環境（Environment）、社会（Social）、ガバナンス（Governance）を重視した投資）も世界的に拡大する中、持続可能性の観点から食育も重視されており、SDGsの視点で食育に取り組む企業も出てきている。

SDGsが経済、社会、環境の三側面を含みこれらの相互関連性・相乗効果を重視しつつ、統合的解決の視点を持って取り組むことが求められていることにも留意し、SDGsと深く関わりがある食育の取組においても、SDGsの考え方を踏まえ、相互に連携する視点を持って推進する必要がある。

国民の健全な食生活の実現と、環境や食文化を意識した持続可能な社会の実現のために、行政、教育関係者、農林漁業者、食品関連事業者、ボランティア等関係する各主体が相互の理解を深め、連携・協働し、国民運動として食育を推進する。

1．重点事項

今後5年間に特に取り組むべき重点事項を以下のとおり定め、総合的に推進する。

（1）生涯を通じた心身の健康を支える食育の推進

社会における高齢化の進行の中で、健康寿命の延伸が国民的課題であり、国民が生涯にわたって健全な心身を培い、豊かな人間性を育むためには、妊産婦や、乳幼児から高齢者に至るまで、ライフステージやライフスタイル、多様な暮らしに対応し、切れ目のない、生涯を通じた食育を推進することが重要である。

しかしながら、依然として、成人男性には肥満者が多いこと、若い女性にはやせの者が多いこと、高齢者では男女とも低栄養傾向の者の割合が高いこと等、食生活に起因する課題は多い。

少子高齢化が進むとともに、世帯構造や社会環境も変化し、単独世帯やひとり親世帯が増えており、また、貧困の状況にある子供に対する支援が重要な課題になるなど、家庭生活の状況が多様化する中で、家庭や個人の努力のみでは、健全な食生活の実践につなげていくことが困難な状況も見受けられる。

こうした状況を踏まえ、「人生100年時代」に向けて、生活習慣病の予防や健康寿命の延伸を実現し、全ての国民が健全で充実した食生活を実現することを目指し、家庭、学校・保育所、職場、地域等の各場面において、地域や関係団体の連携・協働を図りつつ生涯を通じた食育を推進する。また、子供のうちに健全な食生活を確立することは、生涯にわたり健全な心身を培い、豊かな人間性を育んでいく基礎となることに留意する。

加えて、健康や食に関して無関心な層も含め、デジタルツールや行動経済学に基づく手法の1つであるナッジ（そっと後押しする：人々がより良い選択を自発的に取れるように手助けする手法）を活用する等、自然に健康になれる食環境づくりを推進する。

（2）持続可能な食を支える食育の推進

国民が健全な食生活を送るためには、その基盤として持続可能な環境が不可欠であり、食育関係者を含む国民が一体となって、食を支える環境の持続に資する食育を推進する。

（食と環境の調和：環境の環（わ））

農林水産業・食品産業の活動が自然資本や環境に立脚していることから、国民の食生活が、自然の恩恵の上に成り立つことを認識し、食料の生産から消費等に至る食の循環が環境へ与える影響に配慮して、食におけるSDGsの目標12「つくる責任・つかう責任」を果たすことができるよう国民の行動変容を促すことが求められている。食に関する人間の活動による環境負荷が自然の回復力の範囲内に収まり、食と環境が調和し、持続可能なものとなる必要がある。

さらに、我が国では、食料及び飼料等の生産資材の多くを海外からの輸入に頼っている一方で、大量の食品廃棄物を発生させ、環境への負担を生じさせている。また、年間612万トン（平成29年度推計）の食品ロスが発生しており、この削減に取り組むことにより、食べ物を大切にするとい

う考え方の普及や環境への負荷低減を含む各種効果が期待できる。

このため、生物多様性の保全に効果の高い食料の生産方法や資源管理等に関して、国民の理解と関心の増進のための普及啓発、持続可能な食料システム（フードシステム）につながるエシカル消費（人や社会、環境に配慮した消費行動）の推進、多様化する消費者の価値観に対応したフードテック（食に関する最先端技術）への理解醸成等、環境と調和のとれた食料生産とその消費に配慮した食育を推進する。

（農林水産業や農山漁村を支える多様な主体とのつながりの深化：人の輪（わ））

食料の生産から消費等に至るまでの食の循環は、多くの人々の様々な活動に支えられており、そのことへの感謝の念や理解を深めることが大切である。

一方で、ライフスタイル等の変化により、国民が普段の食生活を通じて農林水産業等や農山漁村を意識する機会が減少しつつある。

そのような中で、生産者等と消費者との交流や都市と農山漁村の共生・対流等を進め、消費者と生産者等の信頼関係を構築し、我が国の食料需給の状況への理解を深め、持続可能な社会を実現していくことが必要である。

このため、農林漁業体験の推進、生産者等や消費者との交流促進、地産地消の推進等、食の循環を担う多様な主体のつながりを広げ深める食育を推進する。

（日本の伝統的な和食文化の保護・継承：和食文化の和（わ））

南北に長く、海に囲まれ、豊かな自然に恵まれた我が国では、四季折々の食材が豊富であり、地域の農林水産業とも密接に関わった豊かで多様な和食文化を築き、「和食；日本人の伝統的な食文化」はユネスコの無形文化遺産に登録された。和食文化は、ごはんを主食とし、一汁三菜[1]を基本としており、地域の風土を活かしたものであり、その保護・継承は、国民の食生活の文化的な豊かさを将来にわたって支える上で重要であるとともに、地域活性化、食料自給率の向上及び環境への

負荷低減に寄与し、持続可能な食に貢献することが期待される。

また、和食は栄養バランスに優れ、長寿国である日本の食事は世界的にも注目されている。

しかし、近年、グローバル化、流通技術の進歩、生活様式の多様化等により、地場産物を生かした郷土料理、その作り方や食べ方、食事の際の作法等、優れた伝統的な和食文化が十分に継承されず、その特色が失われつつある。

このため、食育活動を通じて、郷土料理、伝統料理、食事の作法等、伝統的な地域の多様な和食文化を次世代へ継承するための食育を推進する。

これらの持続可能な食に必要な、環境の環（わ）、人の輪（わ）、和食文化の和（わ）の3つの「わ」を支える食育を推進する。

（3）「新たな日常」やデジタル化に対応した食育の推進

新型コロナウイルス感染症の拡大前から、生活を支える多くの分野でICTやAI（人工知能）の活用等デジタル技術の進展・普及が加速していたが、当該感染症の拡大防止のため、身体的距離の確保や3密（密接、密閉、密集）の回避が迫られる中、デジタル技術の活用は喫緊の課題となっている。

他方、こうした「新たな日常」は、在宅時間や家族で食を考える機会が増えることで、食を見つめ直す契機ともなっており、家庭での食育の重要性が高まるといった側面も有している。

当該感染症の影響は長期間にわたり、収束後も以前の生活に完全に戻ることは困難と考えられる。そのため、上記（1）及び（2）に示した重点事項に横断的に取り組むため、「新しい生活様式」に対応し、「新たな日常」においても食育を着実に実施するとともに、より多くの国民による主体的な運動となるよう、ICT等のデジタル技術を有効活用して効果的な情報発信を行うなど、新しい広がりを創出するデジタル化に対応した食育を推進する。

一方、デジタル化に対応することが困難な高齢者等も存在することから、こうした人々に十分配慮した情報提供等も必要である。

また、「新たな日常」の中ではテレワークによ

1　「一汁三菜」とは、米を炊いた「ごはん」を主食とし、味噌汁やすまし汁等の「汁」、主菜一つに副菜二つの「菜」三品に「漬物」を組み合わせた和食の基本となる献立

る通勤時間の減少等から、自宅で料理や食事をすることも増えており、食生活を見直す機会にもなるものであることから、乳幼児から高齢者までの全ての世代において栄養バランス、食文化、食品ロスなど、食に関する意識を高めることにつながるよう食育を推進する。

２．基本的な取組方針
（１）国民の心身の健康の増進と豊かな人間形成

「国民の心身の健康の増進と豊かな人間形成に資すること」は、食育を推進する際の目的の要であり、食育に関するあらゆる施策は、これを踏まえて講じられるべきである。また、健康寿命の延伸という観点からは、肥満に加え、やせや低栄養の問題も起きていることや、生活習慣病の発症だけでなく、重症化の予防や改善も視野に入れる必要がある。

このため、健全な食生活の実践に向けて、栄養の偏りや食習慣の乱れを改善するよう、引き続き取組の推進が必要である。

また、我が国では、様々な種類の食材が多様な形で加工・提供されるようになってきており、健全な食生活を自ら実践していくためには、食に関する知識や食品の選び方等も含めた判断力を国民一人一人が備える必要性が従来以上に高まっている。

このため、健全な食生活に必要な知識や判断力については、年齢や健康状態、更には生活環境によっても異なる部分があることに配慮しつつ、国民の生涯にわたる健全な食生活の実現を目指して施策を講じる。

（２）食に関する感謝の念と理解

世界の食料事情は、現在、約6.9億人の人々が飢餓や栄養不足で苦しんでいることを始めとして、楽観視できない状況にある。このような世界の厳しい状況を理解し、食事ができることに感謝の念を持ちつつ、国内では大量の食料が食べられないまま廃棄されているという食料資源の浪費や環境への負荷の増加にも目を向ける必要がある。

これらを踏まえ、「もったいない」という精神で、食べ物を無駄にせず、食品ロスの削減に取り組むことは、食育の観点からも極めて大切である。

また、日々の食生活は、自然の恩恵の上に成り立ち、食べるという行為自体が貴重な動植物の命

を受け継ぐことであることや、食料の生産から消費等に至るまでの食の循環においては、生産者を始めとして多くの人々の苦労や努力に支えられていることを実感できるよう、動植物の命を尊ぶ機会となるような様々な体験活動や適切な情報発信等を通じて、自然に感謝の念や理解が深まっていくよう配慮した施策を講じる。

（３）食育推進運動の展開

食育推進運動の展開に当たっては、国民一人一人が食育の意義や必要性等を理解するとともに、これに共感し、自ら主体的に食育を実践できるよう取り組む必要がある。

このため、国民や民間団体等の自発的意思を尊重しながら、産学官による連携等、多様な主体の参加と連携・協働に立脚し、デジタル技術も活用しつつ効果的に国民運動を推進することを目指した施策を講じる。

（４）子供の食育における保護者、教育関係者等の役割

我が国の未来を担う子供への食育の推進は、健全な心身と豊かな人間性を育んでいく基礎をなすものであり、子供の成長、発達に合わせた切れ目のない推進が重要である。

そこで、父母その他の保護者や教育、保育に携わる関係者等の意識の向上を図るとともに、相互の密接な連携の下、家庭、学校、保育所、地域社会等の場で子供が楽しく食について学ぶことができるような取組が積極的になされるよう施策を講じる。

子供への食育を推進する際には、健全な食習慣や食の安全についての理解を確立していく中で、食に関する感謝の念と理解、食品の安全及び健康な食生活に必要な栄養に関する知識、社会人として身に付けるべき食事の際の作法等、食に関する基礎の習得について配意する。

また、社会環境の変化や様々な生活様式等、食をめぐる状況の変化に伴い、健全な食生活を送ることが難しい子供の存在にも配慮し、多様な関係機関・団体が連携・協働した施策を講じる。

（５）食に関する体験活動と食育推進活動の実践

食は観念的なものではなく、日々の調理や食事等とも深く結び付いている極めて体験的なものである。

このため、食との関係が消費のみにとどまることが多い国民が意欲的に食育の推進のための活動を実践できるよう、食料の生産から消費等に至るまでの食の循環を理解する機会や、食に関する体験活動に参加する機会を提供するなどの施策を講じる。

その際は、体験活動を推進する農林漁業者、食品関連事業者、教育関係者等多様な主体により、できるだけ多くの国民が体験活動に参加できるよう、オンラインでの活動も活用しつつ関係機関・団体等との連携・協働を図るとともに、上記（2）の「食に関する感謝の念と理解」にも配慮し、施策を講じる。

（6）我が国の伝統的な食文化、環境と調和した生産等への配慮及び農山漁村の活性化と食料自給率の向上への貢献

食をめぐる問題は、伝統的な食文化や食生活に見られるように、人々の精神的な豊かさと密接な関係を有しており、先人によって培われてきた多様な食文化を後世に伝えつつ、時代に応じた優れた食文化や豊かな味覚を育んでいくことが重要である。また、国民の食生活が、自然の恩恵の上に成り立っており、食料の生産から消費等に至る食の循環が環境へ与える影響に配慮する必要がある。

このため、我が国の伝統ある優れた食文化や地域の特性を生かした食生活の継承・発展、環境と調和のとれた食料の生産とその消費等が図られるよう十分に配慮しつつ施策を講じる。

その際、食料の生産から消費等に至るまでの食の循環は多くの人々の様々な活動に支えられていることから、我が国の食料需給の状況を十分理解するとともに、都市と農山漁村の共生・対流や生産者と消費者との交流を進め、消費者と生産者の信頼関係を構築していくことが必要であり、「食料・農業・農村基本計画」（令和2年3月31日閣議決定）も踏まえ、農山漁村の活性化と食料自給率・食料自給力の維持向上に資するよう施策を講じる。

（7）食品の安全性の確保等における食育の役割

食品の安全性の確保は、国民の健康と健全な食生活の実現に当たって基本的な問題であり、国民の関心は非常に高い。

また、食品の提供者が食品の安全性の確保に万全を期すだけでなく、食品を消費する立場にある国民においても、食品の安全性を始めとする食に関する知識と理解を深めるよう努めるとともに、自分の食生活について、自ら適切に判断し、選択していくことが必要である。

このため、国際的な連携を図りつつ、国民の食に関する知識と食を選択する力の習得のため、食に関する幅広い情報を多様な手段で、国民が理解し、十分に活用できるよう提供するとともに、教育の機会を充実させるなど、行政や関係団体、国民等との間の情報・意見交換が積極的に行われるよう施策を講じる。

第2　食育の推進の目標に関する事項

1．目標の考え方

食育基本法に基づく取組は、国民の心身の健康の増進と豊かな人間形成、食に関する感謝の念と理解等の基本理念の下に推進されるものである。

このような考え方にのっとり、食育を国民運動として推進するためには、国や地方公共団体を始め、多くの関係者の理解の下、共通の目標を掲げ、その達成を目指して連携・協働して取り組むことが有効である。また、より効果的で実効性のある施策を展開していく上で、その成果や達成度を客観的で具体的な目標値により把握できるようにすることが必要である。

このため、食育推進基本計画においては、国民運動として食育を推進するにふさわしい定量的な目標値を主要な項目について設定することとし、その達成が図られるよう基本計画に基づく取組を推進するものとする。

第4次食育推進基本計画においては、SDGsの考え方を踏まえた食育の推進や重点事項に対応した食育の推進の観点から、第3次食育推進基本計画を踏まえ、①目標を達成しておらず、引き続き目指すべき目標、②目標は達成したが、一層推進を目指すべき目標、③今日新たに設定する必要がある目標を設定する。

また、食育は、食育基本法の目的や基本理念を踏まえて、個人、家庭、地域等の実態や特性等に配慮して推進されるべきものであり、安易に目標値の達成のみを追い求めることのないよう留意する必要がある。

2．食育の推進に当たっての目標

（1）食育に関心を持っている国民を増やす[1]

　食育を国民運動として推進し、成果を挙げるためには、国民一人一人が自ら実践を心掛けることが必要であり、そのためにはまず、より多くの国民に食育に関心を持ってもらうことが欠かせない。このため、引き続き、食育に関心を持っている国民を増やすことを目標とする。

　具体的には、令和2年度は83.2％となっており、引き続き、令和7年度までに90％以上とすることを目指す。

（2）朝食又は夕食を家族と一緒に食べる「共食」の回数を増やす[1]

　家族が食卓を囲んで共に食事をとりながらコミュニケーションを図ることは、食育の原点である。共食を通じて、食の楽しさを実感するだけでなく、食や生活に関する基礎を伝え、習得する機会にもなり、引き続き、取組を推進していくことが重要である。

　また、家庭において、子供とその保護者が一緒になって早寝早起きや朝食をとることなどを通じて、基本的な生活習慣づくりへの意識を高め、子供が生涯にわたって健全な心身を培い豊かな人間性を育んでいく基盤づくりを行っていくことが重要である。

　「新たな日常」への対応に伴う暮らし方や働き方の変化により、家族と過ごす時間にも変化が見られる。こうした状況は、朝食又は夕食を家族と一緒に食べる頻度が低い人にとって、共食の回数を増やす契機の1つになると考えられる。

　このため、仕事と生活の調和（ワーク・ライフ・バランス）等の推進にも配慮しつつ、引き続き、朝食又は夕食を家族と一緒に食べる「共食」の回数を増やすことを目標とする。

　具体的には、令和2年度は週9.6回となっており、引き続き、令和7年度までに週11回以上とすることを目指す。

（3）地域等で共食したいと思う人が共食する割合を増やす[1]

　近年では、高齢者の一人暮らし、ひとり親世帯、貧困の状況にある子供等が増えるなど、様々な家庭環境や生活の多様化により、家族との共食が難しい人も増えている。家族との共食は難しいが、共食により食を通じたコミュケーション等を図りたい人にとって、地域や所属するコミュニティ（職場等を含む）等を通じて、様々な人と共食する機会を持つことは重要である。

　新型コロナウイルス感染症の拡大防止のため食事の際に会話することを控えることが求められるなど、短期的には地域等での共食を積極的に推進することは困難な状況であるものの、共食は本来、会話やコミュニケーションが増えること、食事がおいしく楽しく感じられること等のメリットがあり、多くの国民がそのメリットを感じていることから、おおむね5年間という計画期間を通して、「新しい生活様式」に対応しつつ、地域等で共食したいと思う人が共食する割合を増やすことを目標とする。

　具体的には、令和2年度は70.7％となっており、令和7年度までに75％以上とすることを目指す。

（4）朝食を欠食する国民を減らす

　朝食を毎日食べることは、栄養バランスに配慮した食生活や基本的な生活習慣を身に付ける観点から非常に重要であるため、引き続き、子供の朝食欠食をなくすことを目標とする。

　具体的には、令和元年度に4.6％（「全く食べていない」及び「あまり食べていない」）となっている子供の割合を、令和7年度までに0％とすることを目指す[2]。

　当該目標については、健康上の理由から朝食摂取が困難な子供に配慮し、安易に目標値の達成のみを追い求めることのないよう留意する。

　また、20歳代及び30歳代の若い世代は、朝食欠食の割合が依然として高く、加えて、次世代に

1　農林水産省による「食育に関する意識調査」について、令和2年度から調査方法を調査員による個別面接聴取から郵送調査に変更した。同調査において、数値を把握している目標は、（1）、（2）、（3）、（4）のうち若い世代、（6）のうち「主食・主菜・副菜を組み合わせた食事」を実践する国民、若い世代、（7）、（8）、（10）、（11）、（12）、（14）、（15）。なお、（10）については、農林水産省による「食生活及び農林漁業体験に関する調査」で把握していたが、令和2年度に同調査を「食育に関する意識調査」に統合し調査している。
2　文部科学省による「全国学力・学習状況調査」で把握

食育をつなぐ大切な担い手でもあるため、引き続き、若い世代の朝食欠食を減らすことを目標とする。

具体的には、令和2年度は21.5%となっており、引き続き、令和7年度までに15%以下とすることを目指す[1]。

（5）学校給食における地場産物を活用した取組等を増やす

学校給食に地場産物を使用し、食に関する指導の「生きた教材」として活用することは、地域の自然、文化、産業等に関する理解を深めるとともに、生産者の努力や食に関する感謝の念を育む上で重要である。

また、学校給食における地場産物の活用は、地産地消の有効な手段であり、地場産物の消費による食料の輸送に伴う環境負荷の低減や地域の活性化は、持続可能な食の実現につながる。さらに、地域の関係者の協力の下、未来を担う子供たちが持続可能な食生活を実践することにもつながる。

このため、子供たちへの教育的な観点から、栄養教諭による地場産物に係る食に関する指導の取組を増やすことを目標とするとともに、引き続き、生産者や学校給食関係者の努力が適切に反映される形で、学校給食において地場産物を使用する割合を増やすことを目指す。

具体的には、栄養教諭による地場産物に係る食に関する指導の平均取組回数を、令和元年度の月9.1回から、令和7年度までに月12回以上とすることを目指す[2]。

また、学校給食において都道府県単位での地場産物を使用する割合について、現場の努力を適切に反映するとともに、地域への貢献等の観点から、算出方法を食材数ベースから金額ベースに見直し、その割合を現状値（令和元年度）から維持・向上した都道府県の割合を90%以上とすることを目指す[3]。

加えて、都道府県内において、当該都道府県産の農林水産物の供給が不足している場合にあっては、当該都道府県産に限らず国内産の農林水産物を活用していくことも、我が国の自然や食文化、食料安全保障、自然の恩恵と農山漁村から都市で

働く多くの人に支えられた食の循環等への関心を高めることができ、学校給食に地場産物を使用する目的に鑑みれば有効である。既に、学校給食における国産食材を使用する割合については、全国平均で令和元年度は87%と高い数値となっているが、政策目的の重要性に鑑み、引き続き、こうした高い数値を維持・向上することを目標とする。

具体的には、国産食材を使用する割合（金額ベース）を現状値（令和元年度）から維持・向上した都道府県の割合を90%以上とすることを目指す[3]。

（6）栄養バランスに配慮した食生活を実践する国民を増やす

生涯にわたって心身の健康を確保しながら、健全な食生活を実践するためには、国民一人一人が栄養バランスに配慮した食事を習慣的にとることが必要である。このため、国民にとってもわかりやすく、食事全体における栄養バランスを表している「主食・主菜・副菜を組み合わせた食事」を栄養バランスに配慮した食事の目安とし、そのような食生活を実践する国民を増やすことを、引き続き目標とする。

具体的には、令和2年度は36.4%となっており、令和7年度までに50%以上とすることを目指す[1]。

また、生涯にわたって健全な心身を培うためには、若い世代から健全な食生活を実践することが必要なことから、栄養バランスに配慮した食生活を実践する20歳代及び30歳代の若い世代を増やすことを、引き続き目標とする。

具体的には、令和2年度は27.4%となっており、令和7年度までに40%以上とすることを目指す[1]。

あわせて、栄養バランスに配慮した食生活の実践を促すため、健康寿命の延伸を目指す「健康日本21（第二次）」の趣旨を踏まえ、栄養・食生活に関する目標として掲げられている、食塩摂取量の減少、野菜の摂取量の増加及び果物類を摂取している者の増加を目標とする。

具体的には、令和元年度でそれぞれ1日当たり

1　194ページの注釈1を参照
2　文部科学省による「学校における地場産物に係る食に関する指導の取組状況調査」で把握
3　文部科学省による「学校給食における地場産物・国産食材の使用状況調査」で把握

の食塩摂取量の平均値10.1g、野菜摂取量の平均値280.5g、果物摂取量100g未満の者の割合61.6%となっている現状値を、令和7年度までに、それぞれ1日当たりの食塩摂取量の平均値8g以下、野菜摂取量の平均値350g以上、果物摂取量100g未満の者の割合を30%以下とすることを目指す[1]。

（7）生活習慣病の予防や改善のために、ふだんから適正体重の維持や減塩等に気をつけた食生活を実践する国民を増やす[2]

生活習慣病の予防や改善には、日常から望ましい食生活を意識し、実践することが重要である。しかし、エネルギーや食塩の過剰摂取等に代表されるような栄養素等の偏り、朝食欠食等の食習慣の乱れ、それに起因する肥満、やせ、低栄養等、生活習慣病につながる課題は、いまだ改善するまでには至っていない。

このため、ふだんから適正体重の維持や減塩等に気を付けた食生活を実践している者を増やすことを、引き続き目標とする。

具体的には、令和2年度は64.3%となっており、引き続き、令和7年度までに75%以上とすることを目指す。

（8）ゆっくりよく噛んで食べる国民を増やす[2]

国民が健やかで豊かな生活を送るには、口腔機能が十分に発達し、維持されることが重要である。健康寿命の延伸のために噛み方や食べる速さにも着目し、口腔の健康や口腔機能の獲得・維持・向上と関連させた食育が重要となっていることから、引き続き、ゆっくりよく噛んで食べる国民を増やすことを目標とする。

具体的には、令和2年度は47.3%となっており、引き続き、令和7年度までに55%以上とすることを目指す。

（9）食育の推進に関わるボランティアの数を増やす[3]

食育を国民運動として推進し、国民一人一人の食生活において実践してもらうためには、食生活の改善等のために全国各地で国民の生活に密着した活動に携わる食生活改善推進員等のボランティアが果たしている役割は重要である。

一方、人口減少や高齢化の進行により、ボランティアの数は減少する可能性があり、ボランティア活動の活発化に向けた環境の整備が引き続き必要である。

このため、食育の推進に関わるボランティアの数を増やすことを目標とする。

具体的には、令和元年度に36.2万人となっており、引き続き、令和7年度までに37万人以上とすることを目指す。

（10）農林漁業体験を経験した国民を増やす[2]

食に関する関心や理解の増進を図るためには、広く国民に農林水産物の生産に関する体験活動の機会を提供し、農林水産業についての意識や理解を深めてもらうことが重要である。特に、農林漁業体験を経験した子供は、食べ物を生産する現場をしっかり見たことにより、食べ物を大切にする意識や食べ物への関心を持つようになり、食べ残しが少なくなること等が報告されており、子供の頃の農林漁業体験は重要である。

国民の更なる食や農林水産業への理解増進を図る観点から、「新たな日常」に対応しつつ、子供を始めとした幅広い世代に対する農林漁業体験の機会の提供を拡大していくことが必要である。

このため、引き続き、農林漁業体験を経験した国民（世帯）を増やすことを目標とする。

具体的には、令和2年度に65.7%となっており、令和7年度までに70%以上とすることを目指す。

（11）産地や生産者を意識して農林水産物・食品を選ぶ国民を増やす[2]

農林漁業者や農山漁村人口の著しい高齢化や減少及び耕地面積の減少という事態に直面する中、できるだけ多くの国民が我が国の農林水産業の役割を理解し、自らの課題としてその将来を考え、それぞれの立場から主体的に支え合う行動を引き出していくことが必要である。

このため、産地や生産者を意識して農林水産物・食品を選ぶ国民を増やすことを目標とする。

1　厚生労働省による「国民健康・栄養調査」で把握
2　194ページの注釈1を参照
3　農林水産省による把握

例としては、地元産品や、被災地の産品など自分が応援したい地域の産品や、応援したい生産者を意識して選ぶことが想定される。

具体的には、令和2年度に73.5％となっており、令和7年度までに80％以上とすることを目指す。

（12）環境に配慮した農林水産物・食品を選ぶ国民を増やす[1]

食料の生産から消費等に至る食の循環において、温室効果ガスの排出、化学農薬・化学肥料の過剰投入、食品廃棄物等、地球の資源量や環境に与える影響を配慮しない生産や消費により環境への負荷が生じ得る。国民の食生活が自然の恩恵の上に成り立つことを認識し、環境に配慮した農林水産物・食品を選ぶことは、環境への負荷を減らし、持続可能な食料システム（フードシステム）の構築につながる。

このため、環境に配慮した農林水産物・食品を選ぶ国民の割合を増やすことを目標とする。例としては、化学農薬や化学肥料の使用を避けることを基本とした有機農産物・食品や輸入に伴う輸送に係る二酸化炭素の排出量が抑制される国産飼料を活用した畜産物、過剰包装でなくゴミが少ない商品など、環境への負荷をなるべく低減することに配慮して農林水産物・食品を選ぶことが想定される。

具体的には、令和2年度に67.1％となっており、令和7年度までに75％以上とすることを目指す。

（13）食品ロス削減のために何らかの行動をしている国民を増やす[2]

食品ロスは、年間612万トン（事業系328万トン、家庭系284万トン（平成29年度推計））発生していると推計されている。

持続可能な開発目標（SDGs）のひとつに、「持続可能な生産消費形態を確保する」ことが掲げられ、「2030年までに小売・消費レベルにおける世界全体の一人当たりの食料の廃棄を半減させ、収穫後損失などの生産・サプライチェーンにおける食料の損失を減少させる」ことがターゲットとなるなど、食品ロス削減は国際的にも重要な課題

であり、国民一人一人が食品ロスの現状やその削減の必要性について認識を深め、自ら主体的に取り組むことが不可欠である。

このため、引き続き、食品ロス削減のために何らかの行動をしている国民を増やすことを目標とする。

具体的には、令和元年度は76.5％となっており、引き続き、令和7年度までに80％以上とすることを目指す。

（14）地域や家庭で受け継がれてきた伝統的な料理や作法等を継承し、伝えている国民を増やす[1]

四季や地理的な多様性による特色を有し、地域の伝統的な行事や作法と結び付いた我が国の豊かで多様な食文化は、世界に誇ることのできるものである。しかし、近年、核家族化の進展や地域のつながりの希薄化、食の多様化により、日本の食文化の特色が徐々に失われつつある。「和食；日本人の伝統的な食文化」がユネスコの無形文化遺産に登録され、その継承のため必要な措置をとることが重要である。

このため、伝統食材を始めとした地域の食材を生かした郷土料理や伝統料理、地域や家庭で受け継がれてきた料理や味、箸使い等の食べ方・作法を受け継ぎ、地域や次世代（子供や孫を含む）へ伝えている国民を増やすことを目標とする。

具体的には、令和2年度は50.4％となっており、令和7年度までに55％以上とすることを目指す。

また、日本の食文化の特徴である地域の多様な食文化を体現している郷土料理の継承状況は、令和元年度の調査で、「教わったり、受け継いだことがある」（17.1％）、「教えたり、伝えたりしている」（9.4％）と、次世代に確実に継承されているとは言い難い結果であった。地域や家庭で受け継がれてきた郷土料理を調理し、様々な場面で食べることにより、将来にわたり、着実に料理や味、食文化を次世代へ継承していくことが重要であることから、郷土料理や伝統料理を食べる国民の割合を増やすことを目標とする。

具体的には、郷土料理や伝統料理を月1回以上食べている国民の割合を、令和2年度の44.6％

1　194ページの注釈1を参照
2　消費者庁による「消費者の意識に関する調査」で把握

から、令和7年度までに50%以上とすることを目指す。

(15) 食品の安全性について基礎的な知識を持ち、自ら判断する国民を増やす[1]

健全な食生活の実現に当たっては、食品の選び方や適切な調理・保管の方法等について基礎的な知識を持ち、その知識を踏まえて行動していくことが重要であり、引き続き、食品の安全性に関して、基礎的な知識に基づき自ら判断する国民を増やすことを目標とする。

具体的には、令和2年度は75.2%となっており、引き続き、令和7年度までに80%以上とすることを目指す。

(16) 推進計画を作成・実施している市町村を増やす[2]

食育を国民運動として推進していくためには、全国各地で、その取組が推進されることが必要であり、食育基本法においては、都道府県及び市町村に対して、食育推進計画を作成するよう努めることを求めている。

いまだに食育推進計画が作成されていない市町村があることから、引き続き、食育推進計画を作成・実施している市町村の割合を100%とすることを目指す。

食育推進計画を既に作成・実施している市町村については、その効果的な実施に資するよう、食育推進計画の見直し状況等の把握に努める。

第3　食育の総合的な促進に関する事項

1．家庭における食育の推進
(1) 現状と今後の方向性

食に関する情報や知識、伝統や文化等については、従来、家庭を中心に地域の中で共有され、世代を超えて受け継がれてきた。

家庭においては、基本的な生活習慣づくりへの意識を高め、生涯にわたって切れ目なく、心身の健康の増進と豊かな人間性を育む基盤づくりを行うことが重要である。

また、家庭での共食は食育の原点であり、食を楽しみ、家族とのつながりを大切にする食育を推進していくことが重要である。家族との共食については、全ての世代において、家族とコミュニケーションを図る機会の1つである等、重要と考えられている一方で、若い世代における実際の共食の頻度は少ない傾向にあり、若い世代を含む20～50歳代では、仕事の忙しさが困難な要因の一つとなっている。

加えて、朝食を食べる習慣には、規則正しい就寝・起床などの基本的な生活習慣による影響が考えられ、親世代の朝食を食べない習慣が、朝食を食べない家庭環境に影響している可能性があることも考えられる。

さらに、「新たな日常」への対応として、テレワークが増加し、通勤時間が減少していることにより、家庭で料理や食事をする機会が増加している。こうした状況は、家族で食について考え、食生活を見直す機会となっていると考えられる。

これらを踏まえ、食育活動を通じて学んだことが家庭で共有されること等により、家庭においても食育に関する理解が進むよう、引き続き取組を行うことが必要である。

また、成育過程にある者及びその保護者並びに妊産婦に対し必要な成育医療等を切れ目なく提供するための施策の総合的な推進に関する法律（平成30年法律第104号。以下「成育基本法」という。）が令和元年12月に施行されたこと等を踏まえ、引き続き、妊産婦や乳幼児に対する栄養・食生活の支援を行うことが重要である。

(2) 取り組むべき施策

国は以下の施策に取り組むとともに、地方公共団体等はその推進に努める。

（子供の基本的な生活習慣の形成）

朝食をとることや早寝早起きを実践することなど、子供の基本的な生活習慣づくりについて、個々の家庭や子供の問題として見過ごすことなく、社会全体の問題として捉えることが重要である。子供の基本的な生活習慣づくりや生活リズムの向上に向けて、地域、学校、企業を含む民間団体等が家庭と連携・協働し、子供とその保護者が一緒に生活習慣づくりの意識を高め、行動するための取組を推進する。

1　194ページの注釈1を参照
2　農林水産省による把握

また、乳幼児期を含む子供の頃からの基本的生活習慣づくりに資するよう、科学的知見を踏まえながら、引き続き、優れた「早寝早起き朝ごはん」運動の推進に係る文部科学大臣表彰、保護者向け啓発資料の作成等を始めとする「早寝早起き朝ごはん」国民運動、「健やか親子21（第2次）」等により全国的な普及啓発を推進する。

特に、生活圏の拡大や行動の多様化等により生活リズムが乱れやすい環境にある中高生以上への普及啓発を推進する。

（望ましい食習慣や知識の習得）

子供が実際に自分で料理をつくるという体験を増やしていくとともに、親子料理教室等による食事についての望ましい習慣を学びながら食を楽しむ機会を提供する活動を推進する。

また、学校を通じて、保護者に対する食育の重要性や適切な栄養管理に関する知識等の啓発に努めるとともに、各地域で実施している食育に関する保護者向けプログラムを始めとした様々な家庭教育に関する情報をホームページに掲載し、様々な学習機会等での活用を促す。

さらに、栄養教諭の食に対する高い専門性を最大限生かすとともに、学校はもとより、スクールソーシャルワーカー等、福祉の専門性を有する者とも積極的に連携を行いながら、貧困家庭やひとり親家庭等、様々な困難を抱える児童生徒の家庭に対しても、食に関する支援や働きかけを行っていく。

このような活動等に際し、主食・主菜・副菜を組み合わせ、栄養バランスに配慮した食事を組み立てる力を伸ばす食育を推進する。

（妊産婦や乳幼児に対する食育の推進）

妊娠期や授乳期においても、健康の保持・増進を図ることは極めて重要である。妊産婦の望ましい食生活の実現に向けて、各種指針やガイドライン等を活用した食育の取組を推進する。

加えて、乳幼児期は成長や発達が著しく、生涯にわたる健康づくりの基盤となる重要な時期であることから、授乳や離乳の支援に関する基本的な考え方等を示したガイドラインを活用した食育の取組を推進する。

また、成育基本法を踏まえ、成育過程（出生に始まり、新生児期、乳幼児期、学童期及び思春期の段階を経て、おとなになるまでの一連の成長の過程）にある者及び妊産婦に対する食育を推進する。あわせて、疾病や障害、経済状態等、個人や家庭環境の多様性を踏まえた栄養指導等による母子保健の取組を推進する。

（子供・若者の育成支援における共食等の食育推進）

様々な子供・若者の育成支援に関する行事、情報提供活動等において、食育への理解を促進する。

特に、家族や友人等と一緒に食卓を囲んで共に食事をとりながらコミュニケーションを図る共食を、「新しい生活様式」に対応しながら推進するとともに、食に関する学習や体験活動の充実等を通じて、家庭と地域等が連携した食育を推進する。

（在宅時間を活用した食育の推進）

仕事と生活の調和（ワーク・ライフ・バランス）が推進されていることや働き方や暮らし方の変化により通勤時間が減少したこと等により、自宅で料理や食事をすることも増えていることを踏まえ、家族との共食や栄養バランス、食文化、食品ロスなど、食に関する意識を高めることにつながるよう食育を推進する。

2．学校、保育所等における食育の推進
（1）現状と今後の方向性

社会状況の変化に伴い、子供たちの食の乱れや健康への影響が見られることから、学校、保育所等には、引き続き、子供への食育を進めていく場として大きな役割を担うことが求められている。例えば、様々な学習や体験活動を通し、食料の生産から消費等に至るまでの食の循環を知り、自然の恩恵として命をいただくことや食べ物が食卓に届くまでの全ての人に感謝する気持ちを育むことは重要である。また、子供への食育は家庭へのよき波及効果をもたらすことを期待できるため、農林漁業体験の機会の提供等を通じた食育の推進に努めることが求められている。

学校においては、学童期、思春期における食育の重要性を踏まえ、給食の時間はもとより、各教科や総合的な学習の時間等、農林漁業体験の機会の提供等を通じて、積極的に食育の推進に努め、子供たちの食に対する意識の変容の方向性や食に対する学びの深化の程度等を、食を営む力として

評価していくことが求められている。

学校給食における地場産物・国産食材を使用する割合については、様々な取組を進めるも、第3次食育推進基本計画作成時の値からほぼ横ばいで推移している。地域によっては、域内農産物の入手が困難であったり、価格が高い、一定の規格を満たした農産物を不足なく安定的に納入することが難しいなどにより使用量・使用品目の確保が困難であること等も一因となっている。そのような現状がある中、生産者や学校給食関係者の様々な努力により当該数値を維持してきた。

一方、給食現場と生産現場の互いのニーズが把握されていない等の課題も存在しており、地場産物・国産食材の使用割合の向上には、供給者側の取組並びに学校設置者及び学校等の取組の双方が重要である。このため、目標に記載した重要性を関係者が共通認識として持ち、両者の連携・協働が促進されるような施策の展開が重要であり、目標についても両者の努力が適切に反映される形とすることが必要である。

給食における地場産物使用等の取組により、地域の文化・産業に対する理解を深め、農林漁業者に対する感謝の念を育むことが重要であり、そのためには、給食における地場産物等の安定的な生産・供給体制の構築を図ることが求められている。

加えて、栄養教諭・管理栄養士等を中核として、保護者や地域の多様な関係者との連携・協働の下で、体系的・継続的に食育を推進していくことが一層重要となっている。

また、新型コロナウイルス感染症の拡大に伴う食生活の変化など子供たちの食をめぐる状況が変化する中で、バランスのとれた食生活を実践する力を育むため、健康教育の基盤となる食育の推進を担う栄養教諭の役割はますます重要になってきており、学校栄養職員の栄養教諭への速やかな移行を図るなど栄養教諭の配置促進を進めることが重要である。

（2）取り組むべき施策

国は以下の施策に取り組むとともに、地方公共団体等はその推進に努める。

（食に関する指導の充実）
学校においては、体育科（保健体育科）、家庭科（技術・家庭科）及び特別活動はもとより、そ

れ以外の各教科等においてそれぞれの特質に応じ、令和2年度より順次実施される新学習指導要領や本計画に基づき、学校教育活動全体を通じて主体的に行動できる子供を育成するための食育を組織的・計画的に推進する。

栄養教諭は、学校の食に関する指導に係る全体計画の策定、教職員間や家庭との連携・調整等において中核的な役割を担う職であり、各学校における指導体制の要として、食育を推進していく上で不可欠な教員である。栄養教諭・管理栄養士等を中核として、関係者が連携した体系的・継続的な食育を推進する。

全ての児童生徒が、栄養教諭の専門性を生かした食に関する指導を等しく受けられるよう、栄養教諭の役割の重要性やその成果の普及啓発等を通じて、学校栄養職員の栄養教諭への速やかな移行に引き続き努める。また、栄養教諭配置の地域による格差を解消すべく、より一層の配置を促進する。

学校教育活動全体で食育の推進に取り組むためには、各学校において食育の目標や具体的な取組についての共通理解を持つことが必要である。このため、校長や他の教職員への研修の充実等、全教職員が連携・協働した食に関する指導体制を充実するため、教材の作成等の取組を促進する。

また、食に関する指導の時間が十分確保されるよう、栄養教諭を中心とした教職員の連携・協働による学校の食に関する指導に係る全体計画の作成を推進する。

さらに、給食の時間等での栄養教諭による指導、校内放送、教材作成・配布等を充実する。また、学校における農林漁業体験の推進、食品の調理に関する体験等、生産者等と子供たちとの交流促進、地産地消の推進等、食の循環を担う多様な主体のつながりを広げ深める食育を推進する。あわせて、各都道府県の創意工夫を促すため、都道府県ごとの栄養教諭の配置状況や学校給食における地場産物等の使用割合の見える化を図る。

加えて、効果的な食育の推進を図るために、各地域において、校長のリーダーシップの下、栄養教諭を中核として、学校、家庭、PTA、関係団体等が連携・協働した取組を推進するとともに、その成果を広く周知・普及する。

（学校給食の充実）
児童生徒が食に関する正しい知識や望ましい食

習慣を身に付け、適切な栄養の摂取による健康の保持増進が図られるよう、引き続き、十分な給食の時間の確保及び指導内容の充実を図る。

また、各教科等の農林水産業や環境、健康等を含む食に関する指導と関連付けた活用がされるよう献立内容の充実を図るなど、学校給食を「生きた教材」として活用することで、食育を効果的に推進する。

さらに、食生活が自然の恩恵や食に関わる人々の様々な活動の上に成り立っていることについて、児童生徒の理解を深め、感謝の心を育むよう、学校給食への地場産物活用に向けて、市町村が中心となり、食材需要に対応できる生産供給体制の構築などの供給者側の取組並びに地場産物の生産供給体制や地域の実情を踏まえた学校設置者及び学校等の取組の双方が重要であり、密接に連携・協働することが必要である。そのため、給食現場と生産現場の互いのニーズを調整する「地産地消コーディネーター」の養成や各地域への派遣など、生産側と学校側の連携・協働を推進するための取組を引き続き行い、多様な優良事例の普及の横展開を図る。

加えて、引き続き米飯給食を着実に実施するとともに、児童生徒が多様な食に触れる機会にも配慮する。また、地場産物や国産食材の活用及び我が国の伝統的な食文化についての理解を深める給食の普及・定着等の取組を推進するとともに、児童生徒が世界の食文化等についても理解を深めることができるよう配慮する。

地場産物の活用は、生産地と消費地との距離が縮減されることにより、その輸送に係る二酸化炭素の排出量も抑制される等、環境負荷の低減にも寄与するものであり、SDGsの観点からも推進する。

加えて、学校給食の一層の充実を図るため、関係各省と連携しながら、全国学校給食週間に係る取組の充実を図る。

（食育を通じた健康状態の改善等の推進）

栄養教諭は、学級担任、養護教諭、学校医、学校歯科医等と連携して、保護者の理解と協力の下に、児童生徒への指導において、やせや肥満が心身の健康に及ぼす影響等、健康状態の改善等に必要な知識を普及するとともに、偏食のある子供、やせや肥満傾向にある子供、食物アレルギーを有する子供、スポーツをしている子供等に対しての

個別的な相談指導を行うなど、望ましい食習慣の形成に向けた取組を推進する。

（就学前の子供に対する食育の推進）

乳幼児期は成長や発達が著しく、生涯にわたる健康づくりの基盤となる重要な時期である。就学前の子供が、成長や発達の段階に応じて、健康な生活を基本とし、望ましい食習慣を定着させるとともに、食に関する体験を積み重ねていくことができるよう、保育所、幼稚園及び認定こども園等において、保護者や地域の多様な関係者との連携・協働により食に関する取組を推進する。

その際、保育所にあっては「保育所保育指針」に、幼稚園にあっては「幼稚園教育要領」に、認定こども園にあっては「幼保連携型認定こども園教育・保育要領」に基づき、食育を教育及び保育の一環として位置付けている。食育の指導に当たっては、施設長や園長、保育士・幼稚園教諭・保育教諭、栄養士・栄養教諭、調理員等の協力の下に食育の計画を作成し、各施設において創意工夫を行うものとする。

また、特に保育所及び認定こども園にあっては、その人的・物的資源を生かし、在籍する子供及びその保護者のみならず、地域における子育て家庭からの乳幼児の食に関する相談への対応や情報提供等に努めるほか、地域の関係機関等と連携しつつ、積極的に食育を推進するよう努める。

取組を進めるに当たっては、保育所にあっては、健康な生活の基本としての「食を営む力」の育成に向け、その基礎を培うことを目標とし、子供が生活と遊びの中で意欲をもって食に関わる体験を積み重ねていくことを重視する。その際、自然の恵みとしての食材や、調理する人への感謝の気持ちを育み、伝承されてきた地域の食文化に親しむことができるよう努める。

また、児童福祉施設における食事の提供に関するガイドラインを活用すること等により、乳幼児の成長や発達の過程に応じた食事の提供や食育の取組が実施されるよう努めるとともに、食に関わる保育環境についても配慮する。

幼稚園においては、先生や友達と食べることを楽しむことを指導する。その際、①幼児の食生活の実情に配慮し、和やかな雰囲気の中で教師や他の幼児と食べる喜びや楽しさを味わうこと、②様々な食べ物への興味や関心を持つようにすることなど、進んで食べようとする気持ちが育つよう

配慮する。

さらに、幼保連携型認定こども園にあっては、学校と児童福祉施設の両方の位置付けを有し、教育と保育を一体的に行う施設であることから、食育の実施に当たっては、保育所と幼稚園双方の取組を踏まえて推進することとする。

加えて、保育所、幼稚園、認定こども園における各指針、要領に基づいて、生活と遊びを通じ、子供が自ら意欲をもって食に関わる体験を積み重ねていく取組を進めるとともに、子供の親世代への啓発も含め、引き続き、就学前の子供に対する食育を推進する。

3．地域における食育の推進
（1）現状と今後の方向性

心身の健康を確保し、生涯にわたって生き生きと暮らしていくためには、人生の各段階に応じた一貫性・継続性のある食育を推進することが求められる。

日本人の最大の死亡原因となっている生活習慣病を予防し、健康寿命を延伸する上では健全な食生活が欠かせない。このため、生活習慣病の予防及び改善や健康づくりにつながる健全な食生活の推進等、家庭、学校、保育所、生産者、企業等と連携・協働しつつ、地域における食生活の改善が図られるよう、適切な取組を行うことが必要である。

また、主食・主菜・副菜がそろう栄養バランスに優れた「日本型食生活」の実践の推進も重要である。

特に、若い世代から健康な生活習慣を身に付ける必要があり、食物や情報へのアクセスなど、健康な生活習慣を実践しやすい食環境づくりが重要である。そのためには、食品関連事業者等による健康に配慮した商品等の情報提供等を推進し、健康に配慮した食事や健康づくりに資する情報を入手しやすい食環境の整備が求められている。さらに、多くの国民が一日のうち多くの時間を過ごす職場（企業等）における健康の保持・増進の取組が重要である。

様々な家庭の状況や生活が多様化することにより、家庭での共食が困難な人が増加するとともに、健全な食生活の実現が困難な立場にある者も存在する。このため、新型コロナウイルス感染症の感染拡大防止のため共食の機会が減少している中にあっても、感染防止策を講じた上で、希望す

る人が共食できる場の整備が必要である。また、食品ロスの削減の取組とも連携しながら貧困等の状況にある子供等に食料を提供する活動等、地域で行われる様々な取組が一層重要となっている。家庭における食育の推進に資するよう、関係省庁が連携して地域における食育を促進し、支援する。

加えて、近年多発する大規模災害に対する備えの観点から、食料備蓄を推進するなど災害に備えた食育の推進が必要となっている。

（2）取り組むべき施策

国は以下の施策に取り組むとともに、地方公共団体等はその推進に努める。

（「食育ガイド」等の活用促進）

「食育ガイド」や「食事バランスガイド」について、食をめぐる環境の変化等も見据え、国民一人一人が自ら食育に関する取組を実践できるよう、関係機関や関係団体はもとより、家庭や学校、小売や外食、職場等を通じて国民への普及啓発に努める。

また、国民の食生活の改善を進めるとともに、健康増進や生活の質的向上及び食料の安定供給の確保等を図るための指針として公表した「食生活指針」について、引き続き普及啓発を進める。

これらについては、食に関する指針や基準の改定等や本計画の第1の1．（2）持続可能な食を支える食育の推進の考え方も考慮しつつ、必要に応じて見直しを行う。

（健康寿命の延伸につながる食育の推進）

「健康日本21（第二次）」や「スマート・ライフ・プロジェクト」の推進等、生活習慣病の予防及び改善や健全な食生活、健康づくりのための身体活動の実践につながる食育を推進する。

特に、20歳以上の糖尿病が強く疑われる者及び可能性が否定できない者は約2,000万人と推計されていることから、生活習慣病の重症化予防も重要である。糖尿病については、ひとたび発症すると治癒することはなく、症状が進行すると腎臓の障害等の様々な合併症を引き起し、生活の質を低下させることから、日頃より、適切な食事管理を中心とした取組を推進する。

また、減塩は血圧を低下させ、結果的に循環器疾患を減少させると考えられる。日本人の食塩摂

取量は減少傾向にあるが、ほとんどの人は必要量をはるかに超える量を摂取していることから、引き続き、食塩摂取量の減少に向けた取組を推進する。

加えて、減塩を軸に、健康に資する食育に対しての無関心層への啓発を含め、適切な栄養・食生活情報の提供方法の開発など自然に健康になれる食環境づくりを、産学官等が連携して推進する。

「『野菜を食べよう』プロジェクト」、「毎日くだもの200グラム運動」、その他生産者団体が行う消費拡大策やそれにつながる生産・流通支援等や「スマート・ライフ・プロジェクト」等の取組を通じて、減塩及び野菜や果物の摂取量の増加を促進する。

食育を通じて、生活習慣病の予防等や健康寿命の延伸を図るため、保健所、保健センター等において、管理栄養士が食育に関する普及や啓発活動を推進するとともに、市町村等が行っている健康診断に合わせて、一人一人の健康状態に応じた栄養等指導の充実を図る。

また、複数の学会による民間認証である「健康な食事（スマートミール）・食環境」認証制度の活用など、外食や中食でも健康に資する食事の選択がしやすい食環境の整備のために、食品関連事業者や消費者に対して周知を図る。

さらに、「栄養ケア・ステーション」等の民間主導の取組や、食生活改善推進員や食育ボランティア等の活動を推進する。

（歯科保健活動における食育推進）
健康寿命の延伸には、健全な食生活が大切であり、よく噛んでおいしく食べるためには口腔機能が十分に発達し維持されることが重要である。このため、歯科口腔保健の推進に関する法律（平成23年法律第95号）に基づき、摂食・えん下等の口腔機能について、乳幼児期における機能獲得から高齢期における機能の維持・向上等、生涯を通じてそれぞれの時期に応じた歯と口の健康づくりを通じた食育を推進しており、その目標として、12歳児でう蝕のない者や60歳で24歯以上の自分の歯を有する者、80歳で20歯以上の自分の歯を有する者、60歳代における咀嚼良好者の割合の増加などを掲げている。

具体的には、80歳になっても自分の歯を20本以上保つことを目的とした「8020（ハチマル・ニイマル）運動」やひとくち30回以上噛むこと

を目標とした「噛ミング30（カミングサンマル）」等の推進を通じて、乳幼児期から高齢期までの各ライフステージに応じた窒息・誤えん防止等を含めた食べ方の支援等、地域における歯と口の健康づくりのための食育を一層推進する。

（栄養バランスに優れた日本型食生活の実践の推進）
高齢化が進行する中で、生活習慣病の予防による健康寿命の延伸、健康な次世代の育成の観点から、健全な食生活を営めるよう、関係府省が、地方公共団体等と連携しつつ、食育を推進する。

ごはん（主食）を中心に、魚、肉、牛乳・乳製品、野菜、海藻、豆類、果物、お茶など多様な副食（主菜・副菜）等を組み合わせ、栄養バランスに優れた「日本型食生活」の実践を推進するため、内容やメリット等をわかりやすく周知し、誰もが気軽に取り組めるよう推進する。

また、これらの推進に当たっては、年代、性別、就業や食生活の状況等に応じて国民の多様なニーズや特性を分析、把握した上で類型化し、それぞれの類型に適した具体的な推進方策を検討し、実施する。

さらに、健康で豊かな食生活を支える役割を担う食品産業において、「日本型食生活」の推進に資するメニューや商品に関する消費者への情報提供等の取組を促進するとともに、米に関して企業等と連携した消費拡大運動を進める。

こうした「日本型食生活」の実践に係る取組と併せて、学校教育を始めとする様々な機会を活用した、幅広い世代に対する農林漁業体験の機会の提供を一体的に推進し、食や農林水産業への国民の理解を増進する。

（貧困等の状況にある子供に対する食育の推進）
「子供の貧困対策に関する大綱」（令和元年11月閣議決定）等に基づき、フードバンク等と連携し子供の食事・栄養状態の確保、食育の推進に関する支援を行う。

また、ひとり親家庭の子供に対し、放課後児童クラブ等の終了後に学習支援や食事の提供等を行うことが可能な居場所づくりを行う。

さらに、「子供の未来応援国民運動」において、民間資金による基金の活用等を通じて、貧困の状況にある子供たちに食事の提供等を行う子供食堂等を含むNPO等に対して支援等を行う。

加えて、経済的に困難な家庭への食品等の提供や子供の居宅を訪問するなどして子供の状況把握・食事の提供等を行う、子供宅食等の取組に関する支援を実施する。

（若い世代に関わる食育の推進）

栄養バランスに配慮した食生活の実践について、若い世代はその他の世代よりも割合が低く、男性は将来の肥満が懸念されることや女性はやせの者が多いなど、食生活に起因する課題が多い。

このような状況を踏まえ、若い世代が食育に関心を持ち、自ら食生活の改善等に取り組んでいけるよう、マスコミ及びインターネット、SNS（ソーシャルネットワークサービス：登録された利用者同士が交流できるWebサイトの会員制サービス）等デジタル化への対応により、若い世代に対して効果的に情報を提供するとともに、地域等での共食によるコミュニケーションを通じて、食に関する理解や関心を深められるように食育を促進する。

また、一日のうち多くの時間を過ごす職場等で朝食や栄養バランスに配慮した食事を入手しやすくする等、健全な食生活を実践しやすい食環境づくりを促進する。

（高齢者に関わる食育の推進）

高齢者には、咀嚼能力の低下、消化・吸収率の低下、運動量の低下に伴う摂取量の低下等の課題がある。特に、これらは個人差が大きく、高齢者の多くが何らかの疾患を有しているという特徴が挙げられることから、年齢だけでなく、個人の状態に応じた取組を推進することが重要である。

健康寿命の延伸に向けて、高齢者に対する食育の推進においては、個々の高齢者の特性に応じて生活の質（QOL）の向上が図られるように食育を推進する必要がある。また、増大する在宅療養者に対する食事支援等、地域における栄養ケアサービスの需要増大に対応できるよう、管理栄養士の人材確保等に取り組む。

加えて、高齢者の孤食に対応するため、「新しい生活様式」を踏まえながら、他の世代との交流も含めた地域ぐるみの様々な取組が促進されるよう、優良事例の紹介等の情報提供を行う。

さらに、地域の共食の場等を活用した、適切な栄養管理に基づく健康支援型配食サービスを推進し、地域高齢者の低栄養・フレイル予防にも資す

る、効果的・効率的な健康支援につなげる。

（食品関連事業者等による食育の推進）

食品関連事業者等は、様々な体験活動の機会の提供や、健康に配慮した商品やメニューの提供等に、「生活習慣病予防その他の健康増進を目的として提供する食事について（目安）」等も活用しつつ、積極的に取り組むよう努める。あわせて、地域の飲食店や食品関連事業者等の連携を通じて、主食・主菜・副菜を組み合わせた食事や地域の食文化を反映させた食事を入手しやすい食環境づくりに取り組むよう努める。

また、健康で豊かな食生活を支える役割を担う食品関連事業者等においては、減塩食品や健康に配慮したメニュー開発などの健康寿命の延伸に資する取組を行うことが重要である。そのため、地域の農林水産物を活用し、地域の食文化や健康等にも配慮した持続的な取組（ローカルフードプロジェクト（LFP））の創出を推進する。食品関連事業者等は、消費者に対して、商品やメニュー等食に関する情報提供、工場・店舗の見学、調理体験、農林漁業体験、出前授業の開催等の多様な取組を行うことを推進する。

加えて、「地域高齢者等の健康支援を推進する配食事業の栄養管理に関するガイドライン」を踏まえた健康支援型配食サービスの推進により、地域高齢者の低栄養やフレイル予防に資する効果的・効率的な健康支援につなげ、高齢者等に向けた健康な食事の普及を図る。また、介護食品の普及促進に努める。

さらに、国産農林水産物等を活用した介護食品等の開発支援やスマイルケア食等の普及促進に努める。

また、野菜や果物摂取を促すため、カット野菜、カットフルーツ等新たな需要に向けて、加工設備への支援を行い、とりわけ現在食べていない人が手に取りやすい食環境づくりに取り組む。

これらの活動を支援するため、国及び地方公共団体において必要な情報提供等を行う。

（専門的知識を有する人材の養成・活用）

国民一人一人が食に関する知識を持ち、自らこれを実践できるようにするため、大学、短期大学、専門学校等において、食育に関し専門知識を備えた管理栄養士、栄養士、専門調理師等の養成を図るとともに、食育の推進に向けてその多面的

な活動が推進されるよう取り組む。

　また、地域において、食育の推進が着実に図られるように、都道府県や市町村における管理栄養士等の配置を推進するとともに、高度な専門性を発揮できる管理栄養士の育成を図る。

　あわせて、食生活に関する生活習慣と疾患の関連等、医学教育の充実を推進するとともに、適切な食事指導、ライフステージに応じた食育の推進等、歯学教育の充実を図る。

（職場における従業員等の健康に配慮した食育の推進）

　従業員等が健康であることは、従業員の活力向上や生産性の向上等の組織の活性化をもたらし、結果的に企業の業績向上につながると期待されている。

　従業員等の健康管理に資する健康経営が広がっていることも契機とし、企業の経営層がコミットした職場の食環境整備が進むよう、関係者と連携・協働を深め、健康づくりに取り組む企業への支援が広がるよう、必要な情報提供を行う。

（地域における共食の推進）

　高齢者の一人暮らしやひとり親世帯等が増えるなど、家庭環境や生活の多様化により、家族との共食が難しい場合があることから、地域において様々な世代と共食する機会を持つことは、食の楽しさを実感するだけでなく、食や生活に関する基礎を伝え習得する観点からも重要である。「新しい生活様式」に対応した形で推進する必要があり、屋外で農林漁業体験等と併せて実施するなどの工夫が考えられる。

　このため、食育推進の観点から、子供食堂や通いの場など地域での様々な共食の場づくりを進める活動の意義を理解し、適切な認識を有することができるよう、国及び地方公共団体は必要な情報提供及び支援を行う。

（災害時に備えた食育の推進）

　近年、頻度を増す大規模災害等に備え、防災知識の普及は重要である。国の物資支援による食料品の提供や、地方公共団体、民間企業等における食料品の備蓄に加え、家庭での取組も重要であり、普及啓発を推進する。

　また、家庭においては、水、熱源、主食・主菜・副菜となる食料品等を最低でも３日分、できれば１週間分程度備蓄する取組を推進する。主に災害時に使用する非常食のほか、ローリングストック法（普段の食料品を少し多めに買い置きし、消費した分を補充する方法）による日常の食料品の備蓄を行い、各家庭に合った備えをするよう情報発信を行う。特に、災害時には、物流機能が停滞する可能性もあることから、高齢者を始め、食べる機能が弱くなった方、食物アレルギーを有する方等に配慮した食品を備えておくことが重要である。

　加えて、栄養バランスへの配慮や備蓄方法など、災害時の食の備えの重要性について、家庭のみならず、学校教育の現場、食品小売店等においても、必要な知識の普及啓発を推進する。

　地方公共団体は、被災者が災害発生時も健全な食生活の実践ができるよう、家庭における食料品の備蓄について普及啓発を行うほか、災害時の栄養・食生活支援に関して、その体制や要配慮者への支援体制などに関する地域防災計画への記載やマニュアルの整備等を通じ、関係者が共通の理解の下で取り組めるよう努める。

４．食育推進運動の展開
（１）現状と今後の方向性

　食育の推進に当たっては、今後とも国、地方公共団体、教育関係者、農林漁業者、食品関連事業者、ボランティア等、食育に係る多様な関係者や食育に新たな広がりをもたらす多方面の分野の関係者が主体的かつ多様に連携・協働して地域レベルや国レベルのネットワークを築き、明るく楽しく多様な食育推進運動を国民的な広がりを持つ運動として全国的に展開していく必要がある。

　食育の推進に関わる食生活改善推進員等の食育ボランティアは、令和元年度時点で36.2万人にのぼり、今後とも地域での食育推進運動の中核的役割を担うことが期待される。

　また、若い世代等、食育に対し無関心な層に食育への関心を持ってもらうことが課題であるため、幅広い食育関係者が参画する「全国食育推進ネットワーク」を通じた食育推進の取組に関する情報等の発信力の強化が必要である。

　特に、若い世代は働く世代でもあることから、企業等（職場）においても食育を推進することが、若い世代が食に関する知識を深め、健全な食生活を実践できるようになる一つの方策でもある。このため、企業等（職場）における食育の推

進事例や企業等（職場）側のメリットを発信していくことが重要となっている。

加えて、デジタル技術の活用により「新たな日常」の中でも新しい広がりを創出する食育の推進が求められている。

また、一部の都道府県では域内の市町村食育推進計画の作成割合が低い状況であることから、食育推進計画の作成・実施の促進が必要であり、地域で多様な関係者が課題を共有し、各特性を活かして連携・協働して実効的に食育を進めることが重要である。

（2）取り組むべき施策
国は以下の施策に取り組むとともに、地方公共団体等はその推進に努める。

（食育に関する国民の理解の増進）

食をめぐる諸課題や食育の意義・必要性等について広く国民の理解を深め、あらゆる世代や様々な立場の国民が、自ら食育に関する活動を実践できるよう、「新たな日常」の中でもライフステージに応じた具体的な実践や活動を提示して理解の増進を図り、全国において継続的に食育推進運動を展開する。

また、年代、性別、就業や食生活の状況等に応じて国民の多様なニーズや特性を分析、把握した上で類型化し、それぞれの類型に適した具体的な推進方策を検討し、実施するとともに、地方公共団体、関係団体、教育関係者、農林漁業者、食品関連事業者、ボランティア等、食育関係者による国民の多様なニーズに対応した取組を支援する。

その際、世代区分やその置かれた生活環境や健康状態等によっても必要な情報が異なる場合があることに配慮するとともに、各種広報媒体等を通じて提供される食に関する様々な情報に過剰に反応することなく、国内外の科学的知見や伝統的な知恵に基づき、的確な判断をすることが重要であるとの認識が国民に十分理解されるよう留意しつつ取り組むこととする。

（ボランティア活動等民間の取組への支援、表彰等）

食育を国民に適切に浸透させていくために、国民の生活に密着した活動を行っているボランティア活動の活発化とその成果の向上に向けた環境の整備を図り、地域での食育推進の中核的役割を担

うことができるよう支援する。

その際、食生活改善推進員を始め、各種ボランティアの草の根活動としての食育活動を、学校等との連携にも配慮して促進する。

また、教育関係者、農林漁業者、食品関連事業者、ボランティア等の民間等の食育関係者が自発的に行う活動が全国で展開されるよう、関係者間の情報共有を促進するとともに、優れた活動を奨励するため、民間等の食育活動に対する表彰を行う。

（食育推進運動の展開における連携・協働体制の確立）

食育推進運動の展開に当たっては、教育関係者、農林漁業者、食品関連事業者、ボランティア等、食育に係る多様な関係者による主体的な取組を促すとともに、国や地方公共団体も含めた関係者による広範かつ横断的な連携・協働を呼びかけ、関係者相互間の情報及び意見の交換が促進されるように実施する。

また、国民にとって身近な地域において、新たな食育の推進が図られるよう、地方公共団体の食育推進会議を設置・活性化し、食育推進計画の中で地域の地産地消に関する目標や本計画を踏まえた目標を設定する等、地域の関係者の協力による取組を推進する。

（食育月間及び食育の日の取組の充実）

毎年6月を「食育月間」と定め、関係者の緊密な連携・協働を図りつつ、食育推進運動を重点的かつ効果的に実施することにより、国民の食育に対する理解を深め、食育推進活動への積極的な参加を促し、その一層の充実と定着を図る。

特に、「食育月間」中、国は、地方公共団体、民間団体等の協力を得て、「食育推進全国大会」を毎年開催して、食育について国民への直接的な理解促進を図るとともに、関係者相互間の連携が推進されるよう実施する。

「食育月間」の実施に当たって、食育推進を担当する大臣は、同月間で重点的に実施していくテーマ等を示した実施要綱をあらかじめ定め、関係機関、団体等に通知するとともに公表する。

また、一年を通じて継続的に食育推進運動を展開するため、毎月19日を「食育の日」と定め、「家族そろって食卓を囲む」など実践的なものになるよう十分配慮しつつ取り組む。

（食育推進運動に資する情報の提供）

　様々な分野での食育を推進し、全国的な運動として、全国各地において食育推進運動を促進するため、食育を推進して成果を挙げている地域の事例や手法を収集し、広く情報提供する。

　また、「スマート・ライフ・プロジェクト」において、生活習慣病予防の啓発活動や、健康寿命を延ばすことを目的とする、優れた取組を行っている企業・団体・自治体を表彰する。

　さらに、食と農のつながりの深化に着目した新たな国民運動を展開し、我が国の食と環境を支える農業・農村への国民の理解の醸成を図っていく中で、食育推進にもつながる情報等を消費者へ発信する。

（全国食育推進ネットワークの活用）

　「新たな日常」やデジタル化に対応した食育など、最新の食育活動の方法や知見を食育関係者間で情報共有するとともに、異業種間のマッチングによる新たな食育活動の創出や、食育の推進に向けた研修を実施できる人材の育成等に取り組む。

　加えて、食育の取組を分かりやすく発信し、食品関連事業者や食育に関心のある企業が共通して使用することにより効果的に食育を推進することができる啓発資材の周知を図る。

（「新たな日常」やデジタル化に対応する食育の推進）

　デジタルトランスフォーメーション（デジタル技術の活用による社会の変革）が一層進展する中で、SNS活用やインターネット上でのイベント開催及び動画配信、オンラインでの非接触型の食育の展開などを推進する。

　また、個人がいつでも手軽に使える優れた食育アプリ等について情報提供を行い、国民の行動変容を促す。

5．生産者と消費者との交流の促進、環境と調和のとれた農林漁業の活性化等

（1）現状と今後の方向性

　食育の推進、特に食に対する感謝の念を深めていく上で、食を生み出す場としての農林漁業に関する理解が重要であり、「食」と「農林水産業」のつながりの深化を図ることが求められている。

　そのような中、農林漁業体験は、農林水産物の生産現場に対する関心や理解、食生活が自然の恩恵や食に関する人々の様々な活動により成り立つことについての理解を深める上で、引き続き重要である。

　農林漁業体験に参加していない理由の中では「体験する方法が分からない」という意見が多いことから、参加方法等の周知や優良事例の横展開等を通じ、更なる参加者の増加に取り組む必要がある。

　農林水産物の生産、食品の製造及び流通等の現場は、地域で食育を進めていく上で食に関する体験機会を提供する貴重な場であり、人々のふれあいや地域の活性化を図るためにも、これを支える農山漁村コミュニティの維持・再生が必要である。

　加えて、農林水産業・食品産業の活動が自然資本や環境に立脚していることから、その持続可能性を高めるよう、環境と調和のとれた食料生産とその消費にも配慮した食育を推進する。

　我が国では、食料や飼料等の多くを輸入に頼る一方で、毎年大量の食品ロスが発生しており、国、地方公共団体、食品関連事業者・農林漁業者、消費者など多様な主体が連携し、国民運動として食品ロスの削減を推進する。また、その際には、様々な家庭環境や生活の多様化に対応し、貧困の状況にある子供等に食料を提供する活動にも資するよう取り組む必要がある。

（2）取り組むべき施策

　国は以下の施策に取り組むとともに、地方公共団体等はその推進に努める。

（農林漁業者等による食育の推進）

　農林漁業に関する体験活動は、農林水産物の生産現場に関する関心や理解を深めるだけでなく、国民の食生活が自然の恩恵の上に成り立っていることや食に関わる人々の様々な活動に支えられていることなどに関する理解を深める上で重要であることから、農林漁業者等は、学校、保育所等の教育関係者を始めとした食育を推進する広範な関係者等と連携・協働し、幅広い世代に対して教育ファーム等農林漁業に関する多様な体験の機会を積極的に提供するよう努める。

　その際、食に関する体験活動をより充実させるため、オンラインでの活動を実体験と組み合わせる等新たな取組を進めることが必要である。

　これらの活動を支援するため、国や地方公共団

体において必要な情報提供等を行う。

（子供を中心とした農林漁業体験活動の促進と消費者への情報提供）

子供を中心として、農林水産物の生産における様々な体験の機会を拡大し、食に対する関心と理解を深める必要があることから、農林漁業体験活動を促進するため、情報提供の強化、受入体制の整備等を進める。その際、子供の学びや生産者のやりがいにつながるような異世代交流が進むよう配慮する。

また、子供の農山漁村体験については、「まち・ひと・しごと創生総合戦略」に基づく「子ども農山漁村交流プロジェクト」の一環として、送り側（学校等）への活動支援や情報提供、受入側（農山漁村）の体験プログラムの充実・強化などの受入体制整備への支援を行うなど、送り側、受入側双方への体系的・総合的な支援を関係省庁が連携して行う。

さらに、国民の体験活動への関心を高めるため、SNSなど様々な媒体の活用により周知し、食料の生産から消費等に至るまでの継続した体験につながるよう、関係機関等の連携を深める。

（都市と農山漁村の共生・対流の促進）

農泊やグリーン・ツーリズムを通じた都市住民と農林漁業者の交流を促進するため、都市住民への農山漁村の情報提供と農山漁村での受入体制の整備等を推進する。

（農山漁村の維持・活性化）

食を生み出す場である農山漁村は、農林漁業者だけでなく、多様な地域住民により支えられていることから、関係府省が連携した上で、①農業の活性化や地域資源の高付加価値化を通じた所得と雇用機会の確保、②安心して地域に住み続けるための条件整備、③地域を広域的に支える体制・人材づくりや農村の魅力の発信等を通じた新たな活力の創出の「三つの柱」に沿った施策を総合的かつ一体的に推進することにより、維持・活性化を図る取組を推進する。

（地産地消の推進）

直売所等における地域の農林水産物の利用促進を図るため、多様な品目の生産・供給体制の構築及び加工品の開発を推進するとともに、学校、社食等施設の給食における地域の農林水産物の安定的な生産・供給体制を構築し、地域の農林水産物の利用拡大を図る。また、農林漁業者と加工・販売業者、外食・中食業者など地域の多様な関係者が参画して、地域資源を活用した持続的な取組（ローカルフードプロジェクト（LFP））の創出を推進する。

また、食と農のつながりの深化に着目した新たな国民運動を展開し、地域の農業・農村の価値や生み出される農林水産物の魅力を伝える取組や、「地理的表示保護制度」（GI保護制度）[1]の登録推進や認知度向上を図る取組等、地産地消の推進にもつながる取組を実施する。

さらに、食品循環資源の再生利用等の促進に関する法律（平成12年法律第116号）の再生利用事業計画（食品リサイクル・ループ）制度の活用等により、地域で発生した食品循環資源を再生利用して得られた肥料や飼料を利用して生産された農林水産物の地域での利用を推進する。

（環境と調和のとれた持続可能な食料生産とその消費にも配慮した食育の推進）

SDGs時代にふさわしい農林水産業・食品産業を育成するためには、環境と調和した生産方法で作られた農林水産物・食品を消費することが、消費者の幸福や満足度の向上につながるとともに、その評価が農山漁村に還元され、環境と経済の好循環が生まれるという社会システムへの転換が必要であり、消費者に持続可能な農林水産物の価値を伝えるため、消費者の役割の自覚と日々の購買行動の変化を促す取組を推進していくことが必要である。

我が国の食料・農林水産業の生産力向上と持続性の両立をイノベーションで実現する「みどりの食料システム戦略」の策定に向けて検討が進められている。引き続き、有機農業をはじめとした持続可能な農業生産や持続可能な水産資源管理等、生物多様性と自然の物質循環を健全に維持し、自然資本を管理し、又は増大させる取組に関して、

1　伝統的な生産方法や気候・風土・土壌などの生産地等の特性が、品質等の特性に結びついている産品の名称（地理的表示）を知的財産として登録し保護する制度

国民の理解と関心の増進のため普及啓発を行う。例えば、学校給食での有機食品の利用など有機農業を地域で支える取組事例の共有や消費者を含む関係者への周知が行われるよう、有機農業を活かして地域振興につなげている地方公共団体の相互の交流や連携を促すネットワーク構築を推進する。

持続可能な食料システム（フードシステム）につながるエシカル消費を、「あふの環プロジェクト」を活用して、関係省庁や参画する企業・団体と連携・協働して推進する。

多様な食の需要に対応するため、大豆等植物タンパクを用いる代替肉の研究開発等、食と先端技術を掛け合わせたフードテックの展開が産学官連携の下進められており、新たな市場を創出する中で、その理解醸成を図る。

（食品ロス削減に向けた国民運動の展開）

我が国においては、食料を海外からの輸入に大きく依存する一方、年間612万トン（平成29年度推計）の食品ロスが発生している。これは、国連世界食糧計画（WFP）による食料援助量約420万トンの約1.5倍に相当する。

このような現状を踏まえ、令和元年10月に食品ロスの削減の推進に関する法律（令和元年法律第19号）が施行され、国、地方公共団体、事業者、消費者等の多様な主体が連携し、国民運動として食品ロスの削減を推進していくこととされた。政府としては、法律に基づき、関係省庁が連携しつつ、様々な施策を推進していく。

特に、食品ロスの約半分は家庭からの排出であることを踏まえ、国民がそれぞれの立場で食品ロスの削減に「もったいない」という精神で、自発的に取り組んでいくため、食品ロス削減の重要性についての理解と関心を増進するための教育や普及啓発を推進する。加えて、食品ロス削減に配慮した購買行動や、外食時における食べ残しが発生しないよう、料理の食べきりや、食品衛生面に配慮した食べ残しの持ち帰りについて、事業者からの理解・協力を得ながら普及啓発を図る。

（バイオマス利用と食品リサイクルの推進）

地域で発生・排出されるバイオマスの計画的な活用に向けて、「バイオマス活用推進基本計画」（平成28年9月16日閣議決定）に基づき、効率的な収集システムの確立、幅広い用途への活用、

バイオマス製品等の標準化・規格化など、バイオマスを効果的に活用する取組を総合的に実施する。

また、食品リサイクルについて、食品関連事業者、再生利用事業者及び農林漁業者等の関係主体の連携の強化を通じて、特に取組の少ない地域を中心に、飼料化を含めた食品リサイクルの取組を促進する。

加えて、食品廃棄物の発生抑制や再生利用等の必要性等を普及啓発するため、ホームページ等を通じた情報提供を実施する。

さらに、家庭や外食における食品の廃棄状況等を把握するための調査や、食品産業における食品廃棄物等の発生量や再生利用等の実施状況を把握するための調査を実施するとともに、必要な取組を進める。

6. 食文化の継承のための活動への支援等
（1）現状と今後の方向性

長い年月を経て形成されてきた我が国の豊かで多様な食文化は、世界に誇ることができるものである。

戦後、和食の基本形である一汁三菜の献立をベースに、ごはん（主食）を中心に、魚、肉、牛乳・乳製品、野菜、海藻、豆類、果物、お茶など多様な副食（主菜・副菜）等を組み合わせ、栄養バランスに優れた「日本型食生活」が構築され、国民の平均寿命の延伸にもつながった。

しかしながら、長期的には経済成長に伴う所得の向上等を背景として、国民のライフスタイル、価値観、ニーズが多様化する中で、「日本型食生活」や、家庭や地域において継承されてきた特色ある食文化や豊かな味覚が失われつつある。

このような社会構造の変化に伴い、食の多様化が進む中で、引き続き伝統的な食文化を次世代に継承していくため、食育活動を通じて国民の理解を深めるべく、次世代を担う子供や子育て世代を対象とした取組を始め、地域の多様な食文化を支える多様な関係者による活動の充実が必要である。

特に、「和食；日本人の伝統的な食文化」が、「自然の尊重」という日本人の精神を体現し、①多様で新鮮な食材とその持ち味の尊重、②健康的な食生活を支える栄養バランス、③自然の美しさや季節の移ろいの表現、④正月などの年中行事との密接な関わり、という4つの特徴を持つ食に関

する社会的慣習としてユネスコの無形文化遺産に登録されたことも踏まえ、和食文化の保護・継承を本格的に進める必要がある。

また、和食は、栄養バランスのとれた食生活に資するものであり、循環器疾患死亡等のリスクが低いとの報告もあることから、このような健康面でのメリットも発信していくことが必要である。さらに、地域の風土を活かした和食文化の保護・継承は、地域活性化及び環境への負荷低減に寄与し、持続可能な食の実現に貢献することが期待されるとともに、他国の多様な食文化や食習慣への理解にも資することが期待される。

（2）取り組むべき施策

国は以下の施策に取り組むとともに、地方公共団体等はその推進に努める。

（地域の多様な食文化の継承につながる食育の推進）

「和食；日本人の伝統的な食文化」のユネスコ無形文化遺産の登録の趣旨を踏まえ、国民の関心と理解が深まるようにするため、地方公共団体、教育関係者、食品関連事業者等からなる各都道府県の体制を構築・活用し、各地域の郷土料理の調査・データベース化及び活用、SNS等を活用した国内外への情報発信等デジタルツール活用を推進することにより地域の多様な食文化の保護・継承を図るとともに、管理栄養士等や地域で食にまつわる活動を行う者を対象とした研修等による和食文化の継承活動を行う中核的な人材の育成に取り組む。

また、調査研究の促進等による食の文化的価値の明確化とその普及・発信が必要であり、和食の栄養バランスの良さや持続可能な食への貢献について、国内外への発信を強化し、理解を深める。

さらに、和食文化の保護・継承に当たっては、食育に関わる国、地方公共団体、教育関係者、農林漁業関係者、食品関連事業者、ボランティア等、多様な関係者が密接に連携し、産学官一体となって効果的に進める。

加えて、手軽に和食に接する機会を拡大するため、簡便な和食商品の開発や情報発信等、産学官協働の取組を推進し、「いいにほんしょく」の語呂合わせで「和食の日」として定められている11月24日を中心に学校給食における取組等も含め、国民に対する日本の食文化の理解増進を図

る。

また、郷土料理や伝統野菜・発酵食品を始めとする伝統食材等の魅力の再発見や「日本型食生活」の実践を促すため、地域における地方公共団体、農林漁業者、食品関連事業者等が連携した食育活動を推進する。

さらに、我が国の食文化の理解の助けとなるものであるため、お茶の普及活動を行っている団体等の多様な主体と連携・協力するなど、お茶に関する効果的な食育活動を促進する。

（ボランティア活動等における取組）

食生活改善推進員等のボランティアが行う料理教室や体験活動等において、地域の郷土料理や伝統料理を取り入れることにより、食文化の普及と継承を図る。

（学校給食等での郷土料理等の積極的な導入や行事の活用）

我が国の伝統的な食文化について子供が早い段階から興味・関心を持って学ぶことができるよう、学校給食を始めとした学校教育活動において郷土料理の歴史、ゆかり、食材などを学ぶ取組を推進する。

さらに、各地の食関連行事や文化関連行事等も活用し、我が国の伝統的な食文化や地域の郷土料理等とその歴史や文化的背景等を学ぶ機会の提供を促進する。その一環として、毎年度開催している国民文化祭を活用し、地域の郷土料理やその歴史等を全国に発信する。

（専門調理師等の活用における取組）

我が国の食事作法や伝統的な行事等、豊かな食文化を醸成するため、高度な調理技術を備えた専門調理師等の活用を図る。

7．食品の安全性、栄養その他の食生活に関する調査、研究、情報の提供及び国際交流の推進
（1）現状と今後の方向性

健全な食生活の実践には、科学的知見に基づき合理的な判断を行う能力を身につけた上で、食生活や健康に関する正しい知識を持ち、自ら食を選択していくことが必要である。国民の食に関する知識と食を選択する力の習得のためには、食に関する国内外の幅広く正しい情報をSNS等の多様な手段で提供するとともに、教育機会の充実を図

ることが必要である。

一方、SNSの普及等により、食に関する様々な情報があふれ、信頼できる情報を見極めることが難しいといった状況もあり、健全な食生活の実践に当たっては、国際的な研究を含めた最新の科学的知見に基づく客観的な情報の提供が不可欠である。また、情報の提供に当たっては、国民自身がその内容を理解し、自律的に健全な食生活の実践につなげられるよう配慮が必要である。

国は、各種関連団体等と連携を深めながら、食品の安全性、栄養成分等の食品の特徴、食習慣その他の食生活に関する国内外の調査、研究、情報の提供等がなされるよう、適切な取組を行うとともに、我が国の食育の理念や取組等を積極的に海外へ発信していくことが必要である。

（2）取り組むべき施策

国は以下の施策に取り組むとともに、地方公共団体等はその推進に努める。

（生涯を通じた国民の取組の提示）

国は、子供から高齢者まで、生涯を通じた食育を推進するため、一人一人の国民が自ら食育に関する取組が実践できるように、「食育ガイド」を活用するとともに、国民のニーズや特性を分析、把握した上で、それぞれの対象者に合わせて具体的な推進方策を検討し、適切な情報を提供する。

（基礎的な調査・研究等の実施及び情報の提供）

食育に関する国民の意識や食生活の実態等について調査研究及び分析を行うとともに、その成果を広く公表し、関係者の活用に資する。

また、食育に関する関心と理解を深めるために、必要な情報を容易に入手することができるよう、総合的な情報提供を行う。

（リスクコミュニケーションの充実）

国、地方公共団体、各種団体が連携しつつ、食品の安全性についてのリスクコミュニケーションを積極的に実施する。

特に、国民の関心の高いテーマについては、科学的知見に基づいた正確な情報提供によって、消費者を始めとする関係者間での意見交換会を開催し、理解の増進に努める。

（食品の安全性や栄養等に関する情報提供）

国民が健全な食生活を実践するために必要な食品の安全性や栄養等に関する様々な情報について、国民が十分に理解し活用できるよう考慮しつつ、SNSなどの様々な媒体や各種イベント、食育ツールなどを活用し、国民にとってわかりやすく入手しやすい形で情報提供する。

地域において地方公共団体、関係団体やNPO等が行う意見交換会等への取組を支援する。

また、「健康日本２１（第二次）」による健康づくり運動として、国内外の科学的知見に基づく食生活の改善に必要な情報の普及啓発を図る。

さらに、摂取すべきエネルギーや栄養素等の量を定めた「食事摂取基準」を定期的に作成・公表し、その活用を促進するとともに、食品成分の基礎データを収載した「日本食品標準成分表」の充実を図り、幅広く提供する。

また、国民健康・栄養調査を実施し、食育推進の基礎的なデータとして、その成果を活用するとともに、肥満や糖尿病等の生活習慣病を効果的に予防することや、食物アレルギー対策をするためには、食生活や栄養と健康に関する医学的知見・科学的根拠の蓄積が必要であることから、関係府省や関係研究機関が連携しつつ、様々な分野にわたるデータの総合的な情報収集や解析等を推進するとともに、その成果を公表し周知する。

農林漁業や食料の生産、流通、消費に関する統計調査を実施し、公表する。

（食品表示の理解促進）

令和２年度から全面施行された食品表示法（平成25年法律第70号）に基づく新たな食品表示制度について、消費者の更なる食品表示の活用に向け、原料原産地表示、栄養成分表示等を含め、戦略的な普及啓発に取り組む。

（地方公共団体等における取組の推進）

地方公共団体や関係団体等は、本計画の内容を踏まえながら、地域の実情に沿った情報や当該団体等の活動内容に即した情報を収集・整理し、より多くの国民が関心を持ち、また、活用できるよう、その提供に努める。

（食育や日本食・食文化の海外展開と海外調査の推進）

我が国の食育の理念や取組等を積極的に海外に

発信し、「食育（Shokuiku）」という言葉が日本語のまま海外で理解され、通用することを目指す。

また、「食育ガイド（英語版）"A Guide to Shokuiku"」について、インターネット等を活用して海外に対する食育推進の普及啓発を図る。

さらに、オンライン配信も利用しながら、海外に向けて日本食・日本の食文化について情報発信する。

加えて、海外において行われてきた食生活の改善等に関する取組について、その具体的な手法と成果を調査し、その活用を図る。

このほか、2020 年東京オリンピック競技大会・東京パラリンピック競技大会におけるホストタウンを通じた異文化交流等の機会を積極的に活用し、食を通じた相互の理解を深めつつ、日本食や日本の食文化の海外展開を戦略的に推進するため、官民合同の協議会を通じて、関係者が連携した取組を推進する。

（国際的な情報交換等）

国際的な情報交換等を通じて、食育に関する研究の推進や知見の相互活用等を図るため、海外の研究者等を招へいした講演会の開催や海外における食生活等の実態調査等を進める。

また、国際的な機関の活動に協力するとともに、これを通じて積極的な情報の共有化を推進する等、国際的な連携・交流を促進する。

さらに、国際的な飢餓や栄養不足の問題等に対して、国民の認識を深めるために、その実態や国際的な機関による対策等の情報を積極的に提供するほか、栄養改善事業の国際展開に取り組む。

第4　食育の推進に関する施策を総合的かつ計画的に推進するために必要な事項

1．多様な関係者の連携・協働の強化

食育に関連する施策を行っている主体は、国の関係府省庁や地域に密着した活動を行っている地方公共団体、教育、保育、社会福祉、医療及び保健の関係者、農林漁業の関係者、食品の製造、加工、流通、販売、調理等の関係者、料理教室、その他の食に関わる活動等の関係者、更には様々な民間団体やボランティア等に至るまで多様かつ多数である。

また、「第1 食育の推進に関する施策についての基本的な方針」や「第3 食育の総合的な促進に関する事項」で述べたように、食育は幅広い分野にわたる取組が求められる上、様々な家族の状況や生活の多様化といった食育をめぐる状況の変化を踏まえると、より一層きめ細やかな対応や食育を推進しやすい社会環境づくりが重要になっている。

したがって、食育に関する施策の実効性をこれまで以上に高めていくためには、食育に係る多様な関係者や食育に新たな広がりをもたらす多方面の分野の関係者が、その特性や能力を生かしつつ、主体的に、かつ、互いが密接に連携・協働して、地域レベルや国レベルの緊密なネットワークを築き、多様な取組を推進していくことが極めて重要であるため、「全国食育推進ネットワーク」も活用しつつ、その強化に努める。

2．地方公共団体による推進計画に基づく施策の促進とフォローアップ

食育基本法第17条及び第18条においては、都道府県及び市町村に対し、国の基本計画を基本として、都道府県及び市町村の区域内における食育推進計画を作成するよう努めることを求めており、令和元年度までに全都道府県及び87.5％の市町村において食育推進計画の作成がなされた。

食育推進計画を既に作成した都道府県及び市町村においては、食育推進計画に基づき、また、第4次食育推進基本計画を基本として、新たな計画の作成や改定を行い、その食育推進会議を活用しながら多様な主体との連携・協働を推進することが求められる。

このため、国は、都道府県及び市町村における食育の推進が一層充実するよう、食育推進計画を把握しつつ適切な支援を行う。

一方、全国各地で地域に密着した食育に関する活動が推進されるためには、食育推進計画の作成がなされていない市町村についても可能な限り早期に作成することが求められる。

このため、国は都道府県とともに、市町村における食育推進計画の作成が促進されるよう積極的に働きかけ、地産地消を始めとする地域での食育の推進がより一層充実するよう必要な資料や情報を提供するとともに、技術的な支援にも努めていくなど、適切な支援を行う。

また、都道府県及び市町村は、食育に関する活動を行う教育関係者、農林漁業者、食品関連事業者、ボランティアや関係機関等の協力も得つつ、地域において多様な関係者の連携・協働の下、食

育を推進する中核となる人材の育成と地域の特性に応じた実効性の高い食育の推進に一層取り組むことが期待される。

国は、そのための情報の提供等適切な支援を行う。

3．積極的な情報提供と国民の意見等の把握

食育は、個人の食生活に関わる問題であることから、子供から成人、高齢者に至るまで、国民一人一人による理解と実践を促進することが何よりも重要である。

このため、ライフステージのつながりを意識しつつ、生涯にわたって大切にしたい食育について具体的な取組を促す「食育ガイド」や効果的な情報発信を行う「全国食育推進ネットワーク」の活用も含め、多様な手段を通じて積極的な情報提供を行うよう努める。

また、食育に対する国民の関心や意識を高めていくためには、対象者の特性や多様なニーズも考慮しつつ、国民の意見や考え方等を積極的に把握し、できる限り施策に反映させていくことが必要であることから、その促進に努める。

4．推進状況の把握と効果等の評価及び財政措置の効率的・重点的運用

食育に関する施策を計画的に推進するためには、その推進状況を把握しつつ取り組むとともに、限られた予算を有効活用することが必要である。特に「1．多様な関係者の連携・協働の強化」で述べたように、食育は幅広い分野に関わり、多様な関係者による一体的な取組が必要であることに鑑みると、その必要性は一層大きいと考えられる。

このため、本計画に基づく施策の総合的かつ計画的な推進を図るとともに、目標の達成状況を含めたその推進状況について、毎年度、適切に把握し、その効果等を評価し、広く国民にも明らかにするとともに、評価を踏まえた施策の見直しと改善を図る。また、厳しい財政事情の下、限られた予算を最大限有効に活用する観点から、引き続き、選択と集中の強化、施策の重複排除、府省庁間連携の強化、官民の適正な役割分担と費用負担、執行状況の反映等の徹底を図る。

5．基本計画の見直し

国内外の社会経済情勢は常に変化しており、今後、食育をめぐる状況も大きく変わることも十分考えられるため、基本計画については、計画期間終了前であっても必要に応じて見直しの必要性や時期等を適時適切に検討する。

また、基本計画の見直しに当たっては、「4.推進状況の把握と効果等の評価及び財政措置の効率的・重点的運用」において述べた施策の成果の検証結果を十分活用する。

参考3 第4次食育推進基本計画

食生活指針

　食生活指針は、一人一人の健康増進、生活の質（QOL）の向上、食料の安定供給の確保などを図ることを目的として、平成12（2000）年3月に当時の文部省、厚生省、農林水産省が策定しました。

　その後、食育基本法の制定、「健康日本21（第二次）」の開始、「和食；日本人の伝統的な食文化」のユネスコ無形文化遺産登録等の食生活に関する幅広い分野での施策に進展があったことを受け、平成28（2016）年6月に一部が改正されました。

（http://www.maff.go.jp/j/syokuiku/shishinn.html）

1.食事を楽しみましょう。

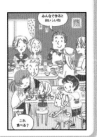

●毎日の食事で、健康寿命をのばしましょう。
●おいしい食事を、味わいながらゆっくりよく噛んで食べましょう。
●家族の団らんや人との交流を大切に、また、食事づくりに参加しましょう。

2.1日の食事のリズムから、健やかな生活リズムを。

●朝食で、いきいきした1日を始めましょう。
●夜食や間食はとりすぎないようにしましょう。
●飲酒はほどほどにしましょう。

3.適度な運動とバランスのよい食事で、適正体重の維持を。

●普段から体重を量り、食事量に気をつけましょう。
●普段から意識して身体を動かすようにしましょう。
●無理な減量はやめましょう。
●特に若年女性のやせ、高齢者の低栄養にも気を付けましょう。

4.主食、主菜、副菜を基本に、食事のバランスを。

●多様な食品を組み合わせましょう。
●調理方法が偏らないようにしましょう。
●手作りと外食や加工食品・調理食品を上手に組み合わせましょう。

5.ごはんなどの穀類をしっかりと。

●穀類を毎食とって、糖質からのエネルギー摂取を適正に保ちましょう。
●日本の気候・風土に適している米などの穀類を利用しましょう。

6.野菜・果物、牛乳・乳製品、豆類、魚なども組み合わせて。

●たっぷり野菜と毎日の果物で、ビタミン、ミネラル、食物繊維をとりましょう。
●牛乳・乳製品、緑黄色野菜、豆類、小魚などで、カルシウムを十分にとりましょう。

7.食塩は控えめに、脂肪は質と量を考えて。

●食塩の多い食品や料理を控えめにしましょう。食塩摂取量の目標値は、男性で1日8g未満、女性で7g未満とされています。
●動物、植物、魚由来の脂肪をバランスよくとりましょう。
●栄養成分表示を見て、食品や外食を選ぶ習慣を身につけましょう。

8.日本の食文化や地域の産物を活かし、郷土の味の継承を。

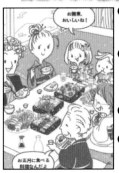

●「和食」をはじめとした日本の食文化を大切にして、日々の食生活に活かしましょう。
●地域の産物や旬の素材を使うとともに、行事食を取り入れながら、自然の恵みや四季の変化を楽しみましょう。
●食材に関する知識や調理技術を身につけましょう。
●地域や家庭で受け継がれてきた料理や作法を伝えていきましょう。

9.食料資源を大切に、無駄や廃棄の少ない食生活を。

●まだ食べられるのに廃棄されている食品ロスを減らしましょう。
●調理や保存を上手にして、食べ残しのない適量を心がけましょう。
●賞味期限や消費期限を考えて利用しましょう。

10.「食」に関する理解を深め、食生活を見直してみましょう。

●子供のころから、食生活を大切にしましょう。
●家庭や学校、地域で、食品の安全性を含めた「食」に関する知識や理解を深め、望ましい習慣を身につけましょう。
●家族や仲間と、食生活を考えたり、話し合ったりしてみましょう。
●自分たちの健康目標をつくり、よりよい食生活を目指しましょう。

「食事バランスガイド」

　「食事バランスガイド」は、1日に「何を」、「どれだけ」食べたらよいかを考える際の参考にしていただけるよう、食事の望ましい組合せとおおよその量をイラストで分かりやすく示したものです。

　健康で豊かな食生活の実現を目的に策定された「食生活指針」（平成12（2000）年3月）※を具体的に行動に結びつけるものとして、平成17（2005）年6月に厚生労働省と農林水産省が決定しました。

（※　平成28（2016）年6月一部改正）

　この「食事バランスガイド」は、健康な方々の健康づくりを目的に作られたものです。糖尿病、高血圧などで医師または管理栄養士から食事指導を受けている方は、その指導に従ってください。

（http://www.maff.go.jp/j/balance_guide/index.html）

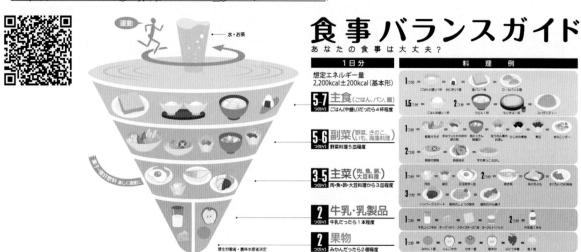

　「食事バランスガイド」を活用していただけるよう、農林水産省では、それぞれの世代に向けた解説書等を作成しています。

（http://www.maff.go.jp/j/balance_guide/b_sizai/kaisetusyo.html）

《親子向け》
親子で一緒に使おう！食事バランスガイド

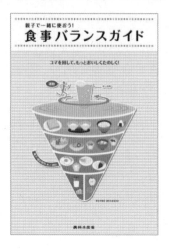

《シニア向け》
シニア世代の健康な生活をサポート食事バランスガイド

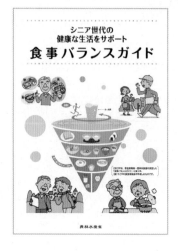

「食育ガイド」

　幼児から高齢者に至るまで、生涯にわたりライフステージに応じた具体的な食育の取組の実践の最初の一歩として、できることから始めるためのガイドです（全30ページ）。
（http://www.maff.go.jp/j/syokuiku/guide/guide_201903.html）

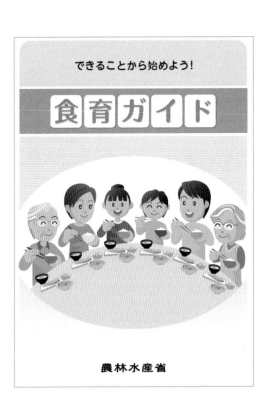

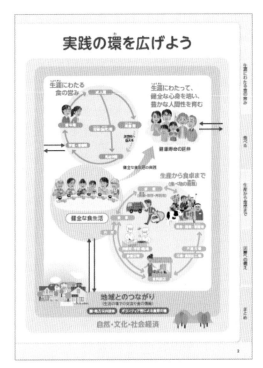

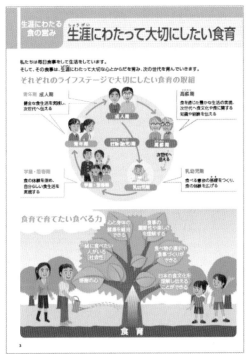

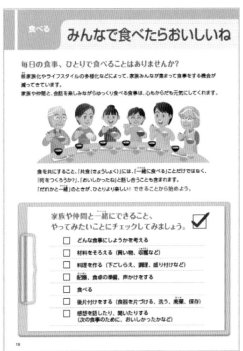

「食育」ってどんないいことがあるの？
～エビデンス（根拠）に基づいて分かったこと～

　平成29（2017）年度に農林水産省では、食育分野に詳しい研究者等の協力の下、「栄養バランスに配慮した食生活」、「朝食を毎日食べること」等に取り組むことのメリットをエビデンス（根拠）に基づき整理したパンフレットを作成しました。

　平成30（2018）年度には、共食に関するエビデンス（根拠）を取り上げるとともに、農林漁業体験に関するエビデンス（根拠）については平成29（2017）年度の内容を更に充実させ、Part2として取りまとめました。

　令和元（2019）年度には、第1弾、第2弾のパンフレットを統合した「統合版」を取りまとめました。

（http://www.maff.go.jp/j/syokuiku/evidence/index.html）

「食育」ってどんないいことがあるの？～エビデンス（根拠）に基づいて分かったこと～統合版

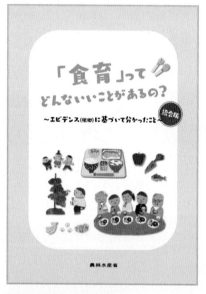

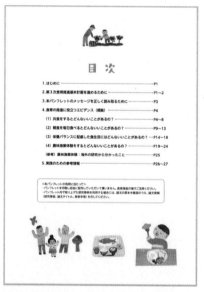

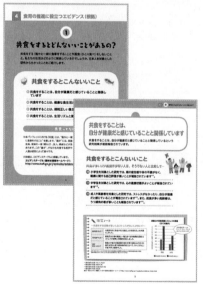

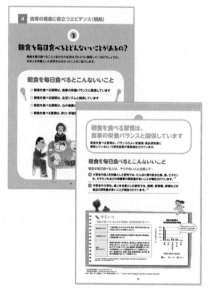

索　引

「食育白書」についてのご質問等は、下記までお願いします。

農林水産省消費・安全局消費者行政・食育課
　電話（代表）：03-3502-8111（内線4578）
　ダイヤルイン：03-6744-2125
　Ｈ　Ｐ：https://www.maff.go.jp/j/syokuiku/wpaper/r4_index.html

令和5年版　食育白書

2023年6月27日　発行　　　　　　　　　　　　定価は表紙に表示してあります。

編　集　　農　林　水　産　省
　　　　　〒100-8950
　　　　　東京都千代田区霞が関1-2-1
　　　　　電　話　（03）3502-8111（代表）
　　　　　URL　https://www.maff.go.jp/

発　行　　日　経　印　刷　株　式　会　社
　　　　　〒102-0072
　　　　　東京都千代田区飯田橋2-15-5
　　　　　電　話　（03）6758-1011

発　売　　全　国　官　報　販　売　協　同　組　合
　　　　　〒105-0001
　　　　　東京都千代田区霞が関1-4-1
　　　　　日土地ビル1F
　　　　　電　話　（03）5512-7400

※落丁・乱丁はお取り替え致します。

ISBN978-4-86579-372-7